ALEXANDRA STROSS

DAS HEILUNGS- SPIEL

Impressum:

ISBN: 9781790364954

© 2018
Alle Rechte vorbehalten
Mag.ª Alexandra Stross
Mühlenweg 42, 5271 Moosbach

www.alexandrastross.com

Satz, Korrektorat: Barbara Krojer
Cover: Eugen Stross

Inhaltsverzeichnis

EINLEITUNG

Seit etwas mehr als vierzehn Jahren konsultieren mich Menschen mit chronischen Beschwerden, die aktiv etwas zu ihrer Gesundung beitragen wollen. Ich unterstütze sie mit Rat und Tat auf ihrem Weg, zeige ihnen konkrete Schritte auf, die sie umsetzen können, und habe immer wieder die Gelegenheit zu beobachten, was sie erfolgreich sein oder scheitern lässt. Mittlerweile bin ich mir ziemlich sicher, dass der Faktor, der nicht nur die meisten Heilungen verhindert, sondern auch die Krankheit verursacht, eigentlich immer die Angst ist. Sie macht krank, indem sie einen davon abhält, die Lebensaufgabe zu leben, Konflikte auszutragen oder gewisse Dinge zu verändern. Und sie bringt einen dazu, destruktive Verhaltensweisen an den Tag zu legen. So führt zum Beispiel die Furcht, nicht geliebt zu werden, dazu, sich aufzuopfern, und wenn jemand trinkt oder gar Drogen nimmt, finden sich massive Ängste in der Vorgeschichte. Selbstverständlich können begleitend auch andere Konflikte auftreten, doch Angst ist immer dabei und sehr maßgeblich.

Auch im Heilungsprozess spielt sie von Anfang an eine große Rolle. Schon bei der Auswahl einer bestimmten Therapieform beeinflusst sie die Entscheidung und sie ist der wichtigste Grund, warum bestimmte Maßnahmen nicht lange genug konsequent genug durchgezogen werden, um einen Erfolg damit zu erzielen.

Wer kennt das nicht, man sucht – womöglich sogar länger – nach der hilfreichen Methode, endlich seine Beschwerden loszuwerden. Man wird fündig und schlägt einen bestimmten Weg ein. Anfangs schaut es vielleicht sogar gut aus, doch plötzlich reagiert der Körper auf eine Art, mit der man nicht gerechnet hat. Es kann auch sein, dass man etwas hört oder liest oder man scheinbar aus heiterem Himmel auf Gedanken kommt, die eindeutig gegen das sprechen, wofür man sich vor nicht allzu langer Zeit sehr enthusiastisch entschieden hat. Dann geht man lieber auf Nummer sicher und hört auf.

Eine Angstreaktion, die selten als eine solche gedeutet wird. Stattdessen denkt man: *War doch nicht das Richtige, Gott sei Dank habe ich es gemerkt, bevor größerer Schaden entstanden ist.*

Schnell zurück auf gewohntes Terrain, das alte Leid ist ja glücklicherweise schon so schön vertraut. Dort verharrt man dann wieder bis zum nächsten halbherzigen Versuch, mit dem exakt gleichen Verlauf.

Die Idee dieses Buches ist es ganz und gar nicht, der Angst die Schuld zuzuschieben und sich ihr geschlagen zu geben, sondern die Wichtigkeit aufzuzeigen, sie mit ihren verschiedenen Gesichtern zu erkennen, um ihr ihre Macht zu entreißen. Aus sich selbst heraus verfügt sie über wenig Lebenskraft, sie kann nur überleben, weil wir ihr immer wieder glauben, sie großzügig füttern und ihr oft sogar dankbar sind, dass sie uns die passenden Ausreden liefert, um uns weiter klein zu fühlen.

Generell scheint es uns nicht bestimmt zu sein, wichtige Projekte von Anfang bis zum Ende durchzustehen, ohne dabei genau mit dem konfrontiert zu werden, was wir fürchten. Das hat jeder von uns schon erlebt und doch bewerten wir es nicht als normal, sondern als Zeichen dafür, dass wir uns auf einem falschen Weg befinden. Immer wieder lassen wir uns an wichtigen Weggabelungen zur Umkehr bewegen und sind anschließend enttäuscht, nicht dort angekommen zu sein, wo wir hinwollten.

Womöglich ist es sogar der Auftrag, der hinter allem steht: zu lernen, unserer Angst immer wieder ins Gesicht zu lachen. Wenn dem so wäre, wären die verschiedenen Herausforderungen, die uns dazu zwingen, für unsere Seele nur Mittel zum Zweck der Weiterentwicklung.

Wie auch immer, in jedem Fall ist auf dem Heilungsweg aber jeder eingeladen, der Unsicherheit mit all ihren großen und kleinen Geschwistern das Steuer zu entreißen und genau dort weiterzumachen, wo es unmöglich erscheint.

„Wie kann ich es schaffen, diese Angst loszuwerden?", werde ich ganz oft gefragt und meine Antwort ist: „Gar nicht."

Sie lässt sich nicht unterdrücken und jeder Versuch stärkt sie nur, weil man sich selbst ja wieder klein macht, indem man vor ihr zu fliehen versucht, und sich damit die eigene Machtlosigkeit eingesteht.

Soll sie doch kommen, die Angst, und sagen, was sie zu sagen hat. Das nimmt ihr schonmal ganz viel Wind aus den Segeln. In der Folge empfiehlt es sich dann, ihr Qualitäten zur Seite zu stellen, die sehr viel kraftvoller sind, nämlich Freude und Kreativität.

Wer das kann, der kann alles schaffen, egal ob er gesund, erfolgreich oder allumfassend glücklich sein möchte. Einen von vielen Wegen, wie das gelingt, möchte ich dir mit diesem Buch zeigen.

Ich möchte ein Spiel mit dir spielen, dich weg von deinen eigenen Problemen in eine andere Welt führen, in der du entdecken wirst, wie leicht es dir fallen kann, Lösungen zu finden. Das Wissen um diese Fähigkeit und die dabei gewonnene Routine kannst du dann ganz einfach mit zurück in deinen Alltag nehmen.

Ich will deine Fantasie wecken, damit deine Aufmerksamkeit nicht tunnelförmig an ganz wenigen Alternativen hängen bleibt, sondern du wieder Kontakt zur unendlichen Fülle an Möglichkeiten bekommst. Ich möchte dir zeigen, wie machtvoll dein Geist ist und um wie viel einfacher du die Dinge beeinflussen kannst, als du es dir vorstellen kannst.

Am Ende wirst du deinen Blick nicht mehr automatisch auf die schwierigen Seiten deiner Herausforderungen lenken, sondern die Wachstumschancen darin erkennen und freudig annehmen. Es wird dir in Fleisch und Blut übergehen, dass das die zuverlässigste und schnellste Art ist, um Schwierigkeiten in Luft aufzulösen.

Wenn du also Lust hast, über deine Ängste hinauszuwachsen und auf einem Weg, der dir vielleicht bisher schwierig erschienen ist, mehr Freude zu empfinden, dann kann dich dieses Buch dabei unterstützen.

Und jetzt lass uns loslegen.

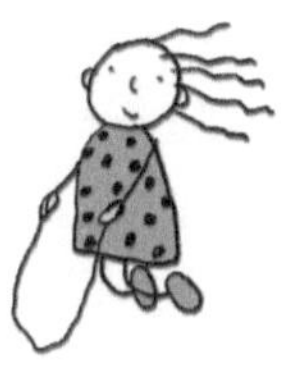

DIE SPIELREGELN

Das Wichtigste bei jedem Spiel sind natürlich die Regeln. Wer sie nicht kennt, wird keine Freude am Spielen haben. Die Regeln, die du auf die Aufgabenstellungen im Buch anwenden solltest, kannst du allesamt auf die Herausforderungen deines Lebens übertragen. Am Ende des Buches wird dir das leichtfallen.

Lies sie dir zunächst einmal nur durch.

Regel Nr. 1)
Aus jeder Situation – egal wie unangenehm und aussichtslos sie momentan erscheinen mag – gibt es unzählige Auswege.

Halte dich nicht mit altbekannten lähmenden Floskeln à la „Da kann man nichts machen" auf. Dadurch disqualifizierst du dich für das Spiel. Ab jetzt bist du ein Spieler und was wäre es für ein Spiel, wenn du sämtliche mögliche Lösungen auf dem Silbertablett präsentiert bekämest? Es ist dein Job, sie zu finden, und je schwieriger das ist, umso mehr wird es dir gefallen und umso mehr wirst du profitieren.

Regel Nr. 2)
Alles ist paradox.

Also widersprüchlich, halb richtig, halb falsch. Somit natürlich auch jede einzelne der Regeln.

Regel Nr. 3)
Es geht in dem Spiel nicht um dich und doch einzig und allein um dich.

Sofort kannst du etwas anwenden, was du gerade gehört hast. Ein scheinbarer Widerspruch muss kein Widerspruch sein. Beides ist gleichzeitig wahr. Hier ist mit „Es geht nicht um dich" gemeint, dass nichts, was passiert, einen Selbstzweck verfolgt, es hat immer eine Bedeutung für das große Ganze. So bist du sicher nicht geboren worden, um einfach nur glücklich zu werden, sondern um andere zu bereichern, was du aber wiederum nur dann kannst, wenn du selbst glücklich bist. Ebenso begegnest du keinen Herausforderungen, damit du etwas lernst. Aber dass du es tust, ist notwendig, damit sich dein Wissen in deinen Taten spiegeln und auf dein Umfeld auswirken kann.

Regel Nr. 4)
Gegensätze tendieren immer zum Ausgleich.

Gemäß den vorangegangenen Regeln sind Gegensätze immer nur scheinbar und wollen sich vereinen. Deine Aufgabe ist es, das aktiv zu tun. Machst du es nicht, nimmt dir das Leben das Steuer aus der Hand und führt den Ausgleich herbei. Zum Beispiel indem dich verfolgt, was du vermeiden willst, und indem du erleben darfst, was du verurteilst. Ein Loch zu graben, steht eben nicht im Widerspruch zum geplanten Bau eines Turmes, sondern es ist eine notwendige Voraussetzung. Niemand wird je etwas Hohes erschaffen können, ohne sich zuerst in die Tiefe zu wenden. Genauso wenig, wie man weit werfen oder springen kann, ohne sich erst aus der Gegenrichtung den Schwung zu holen.

Regel Nr. 5)
Ein höheres Spiellevel erreichst du, indem du vorübergehend auf eine niedrigere Stufe zurückgehst.

Diese Regel ergibt sich selbsterklärend aus den vorangegangen.

Regel Nr. 6)
Wenn du an einer Stelle festsitzt, hast du eine Aufgabe zu lösen vergessen.

Du stehst stets an der richtigen Stelle. Wenn du davon ausgehst, dass das Leben sich geirrt hat, hast wahrscheinlich du dich geirrt. Wenn du dich dort, wo du stehst, nicht mehr wohlfühlst, sieh dich bereitwillig danach um, was es für dich noch zu lernen gilt, und beschließe aktiv, noch solange zu bleiben, bis das erledigt ist. Verzichte vollständig darauf, nach Argumenten zu suchen, warum du hier nicht hingehörst, und verurteile andere nicht, die sich in einer ähnlichen Lage befinden. Mit beiden Gewohnheiten nagelst du dich nur umso stärker fest.

Regel Nr. 7)
Achte auf die Angst, sie ist dein wichtigster Wegweiser.

Kein Gefühl zeigt dir so gut wie deine Angst, was es für dich zu lernen gilt und welche nächsten Schritte zu setzen sind. Gehst du weiter, wenn sie kommt, weist sie dir den Weg zu Freiheit und Glück. Wenn du dich von ihr vom Weg abbringen lässt, nimmt sie dir jede Chance. Auch das hat wieder mit den Gegensätzen zu tun. Intuitiv willst du zunächst meiden, was dich heilt, wenn du dich hineinbegibst.

Regel Nr. 8)
Alle deine Gefühle sind gut, vor allem die negativen.

Das Spiel soll alle Arten von Emotionen in dir wecken, nicht nur die, die dir auf den ersten Blick angenehm erscheinen. Wenn du den Anspruch hast, dich stets gut zu fühlen, nährst du nur wieder deine Angst und du wirst niemals eine gute Spielerin oder ein guter Spieler werden.

Regeln Nr. 9)
Du kannst das Spiel nicht auf deine Art spielen.

Halte dich einfach an die Regeln des Spiels und stell keine eigenen auf. Wenn du das versuchst, wird es kein Heilungsspiel sein, sondern du wirst dich weiterhin in deiner ganz persönlichen Leidensspirale drehen. Gib jedes Recht-haben-wollen auf und lass all deine Überzeugungen los. Freue dich über jede Gelegenheit, die Dinge auf neue Art zu sehen und auszuprobieren.

Regel Nr. 10)
Das Spiel ist alles und alles ist das Spiel.

Das Spiel wird von deinem Denken Besitz ergreifen. Wenn du einmal eingestiegen bist, gibt es keine Zeit mehr, in der du spielst, und eine, in der du nicht spielst. Du spielst dein Leben und alles, was dir fortan begegnet, ist eine erneute Einladung zu spielen.

Regel Nr. 11)
Nur du selbst kannst dir schaden. Negative Auswirkungen jeglicher Art ergeben sich nur durch deinen eigenen Beschluss.

Diese Regel ist die umfangreichste. Sie wird durch die nachfolgende Regel Nr. 12 noch ergänzt.

Nur durch viel Übung wird es dir gelingen, sie nach und nach zu verinnerlichen.

Zunächst besagt sie, dass dir nichts im Außen gefährlich werden kann. Immer nur du selbst. Du spielst auf einem von dir selbst durch deine Gedanken und Überzeugungen erschaffenen Spielplatz, der ein Spiegelbild deines Inneren darstellt.

Restlos alles verhält sich so, wie du glaubst, dass es sich verhält. Für keinen Fehler, den du machst, wirst du bezahlen müssen, wenn du das nicht glaubst. Ganz im Gegenteil. Das Leben will dich nicht davon abhalten, Dinge zu erproben und Erfahrungen zu machen, und es erwartet keine Perfektion von dir. Nichts, was von außen kommt, kann dir deinen Weg verbauen, außer du bist überzeugt davon, dass es so ist. Unabhängigkeit von störenden äußeren Einflüssen erreichst du allein durch eine Veränderung deines Denkens.

Regel Nr. 12)
Völlig unabhängig von der Ausgangsposition ist stets alles möglich. Eventuelle vorhandene Einschränkungen sind von dir erschaffen und nur von dir zu beseitigen.

Mit dieser Regel schließt sich der Kreis. Sie ist eigentlich nur eine kleine Ergänzung zu der ersten. Wenn du dich nicht dazu entschließen kannst, an diese Regel zu glauben und sie nach und nach zu integrieren, werden alle anderen hinfällig und es wird für dich keinen Sinn machen, das Spiel zu spielen. Jegliches Argument, das in deinem Geist gegen ein geplantes Vorhaben auftaucht, solltest du schriftlich festhalten, um ihm einen Platz außerhalb von dir zu geben. Anschließend kannst du ganz leicht ebenso schlagkräftige Begründungen finden, warum genau das Gegenteil wahr ist.

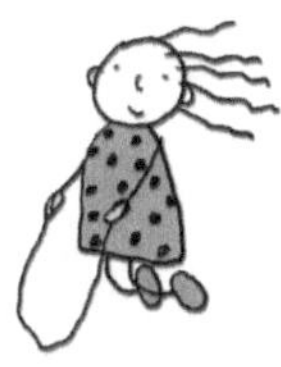

EXTRA-SPIELTIPP FÜR DICH:

Das ist ein wichtiges Kapitel, zu dem du oft zurückblättern wirst. Vielleicht möchtest du es dir mit einem Post-it kennzeichnen oder sogar einscannen und ausdrucken.

Mach dir keine Sorgen, wenn du die Regeln im Moment noch nicht zur Gänze verstehst, das wirst du bei der praktischen Anwendung von ganz alleine lernen. Auch merken musst du sie dir erst einmal noch nicht. Bei jedem Beispiel, das wir gemeinsam durchgehen, werde ich dich explizit darauf aufmerksam machen, welche Regeln es im jeweiligen Fall besonders zu beachten gilt.

Keinesfalls soll dich das Spiel unter Stress setzen, sondern es soll größtmöglichen Spaß bereiten.

So funktioniert das Spiel

In diesem Kapitel erkläre ich dir die Grundzüge des Spiels, alles, was es für dich zu tun gibt, und wie du davon profitieren wirst. Du bist also sehr viel mehr, als nur der Leser dieses Buches, du bist aktiver Teil davon. Das Ziel des Spiels ist das gleiche, wie das jedes anderen Spiels auch. Junge Lebewesen, egal ob Mensch oder Tier, proben beim Spielen den Ernstfall. Sie schulen Körper und Geist, ihre Koordination, Kondition und ihre Reaktion und sie üben Verhaltensweisen ein, die in bestimmten Situationen sinnvoll sind. Kein junger Kater würde den ersten Revierkampf mit einem älteren Artgenossen einigermaßen heil überstehen, wenn er nicht unzählige Male im Spiel mit den Geschwistern die dazugehörigen Abläufe trainiert hätte. Wenn er Glück hat, sind seine Muskeln und sein Selbstbewusstsein dabei so gewachsen, dass er sich durch seine souveräne Ausstrahlung einige dieser Auseinandersetzungen sogar sparen kann.

Jedes Spiel ist also höchst sinnvoll und kann vielleicht sogar das Überleben sichern. Hier geht es darum, die Fähigkeit zu entwickeln, konstruktiv mit den verschiedensten Herausforderungen des Lebens im Allgemeinen, aber auch speziell mit den vielen Stolpersteinen auf dem Heilungsweg umzugehen. Du wirst dich im Rahmen des Buches aus der Perspektive des Unbeteiligten mit verschiedensten Problemstellungen befassen und dabei viele Herangehensweisen erlernen, die du nach und nach auf dein eigenes Leben übertragen wirst. Das wird ganz von alleine passieren, ohne dass du dich anstrengen oder darauf konzentrieren musst. Stell dich einfach ganz locker den Aufgaben, ganz ohne irgendwelche Ansprüche. Wenn du möchtest, kannst du die Erkenntnisse, die du dabei über dich selbst erlangst, einfach in einem Heftchen mitnotieren.

Ich werde dir Geschichten von real existierenden Menschen mit unterschiedlichen Konflikten erzählen. Es ist sehr gut möglich, dass du dich in einigen davon wiedererkennen wirst. Natürlich habe ich bewusst welche ausgewählt, die mir in meiner Praxis so oder so ähnlich besonders oft begegnen, weil ganz Viele Derartiges erleben. Zum leichteren Verständnis möchte ich meine Erklärungen gleich mit einem Beispiel unterstützen. Stell dir Renate vor, die gesundheitliche Probleme entwickelt hat, weil ihr ihre Arbeit keinen Spaß mehr macht und sie zudem sogar noch von Kollegen gemobbt wird. Bei den Aufgaben später werde ich dir natürlich viel mehr erzählen, damit du ein gutes Gefühl für die Hauptperson bekommst, aber zur Erklärung sind diese kurzen Informationen durchaus ausreichend.

Zunächst einmal liest du dir den Fall also nur durch.

Dann lade ich dich dazu ein, dir den Fortgang der jeweiligen Geschichte auszumalen, und zwar in zwei verschiedene Richtungen. Einmal stellst du dir vor, wie alles noch viel schlimmer wird, wie alles schiefgeht, was nur schiefgehen kann, und sich die größten Befürchtungen des Helden oder der Heldin alle bestätigen. Du zeichnest also ein richtiges Worst-Case-Szenario. Der Fall von Renate könnte schlimmstenfalls vielleicht so weitergehen, dass die Kollegen auch noch den Chef gegen sie aufhetzen, indem sie ihr Fehler anlasten, die sie gar nicht gemacht hat. Sie wird schließlich gefeuert und weil sie sich so ungerecht behandelt fühlt, bekommt sie zu ihren ohnehin schon vorhandenen Beschwerden auch noch Depressionen hinzu und kann sich keinen neuen Job suchen. Das wird ihrem Mann zu viel und er verlässt sie, die Kinder werden ihm zugesprochen. Schließlich landet Renate unter der Brücke, weil sie sich ihre Wohnung nicht mehr leisten kann.

Das ist aber schon ein bisschen übertrieben, meinst du? Ganz genau, genau so soll es sein, das ist ein wichtiger Bestandteil unseres Spiels. Warum genau das so wichtig ist, wirst du bis zum Endes dieses Kapitels noch erfahren.

Danach machst du das genaue Gegenteil. Du zeigst dich so optimistisch, wie ein Mensch nur sein kann, weigerst dich gleichsam, überhaupt nur zur Kenntnis zu nehmen, dass es da ein Problem gibt. Maximal handelt es sich um eine klitzekleine Herausforderung, für die innerhalb kürzester Zeit eine geniale Lösung gefunden werden kann und die im Endeffekt sogar bereichernd ist, weil die Beteiligten danach besser dran sind als zuvor.

Diese Version könnte bei Renate so aussehen, dass sie nach einem Gespräch mit einer guten Freundin die Kraft findet, die Gemeinheiten einfach zu ignorieren und die Abteilung ganz spontan mit einem üppigen Frühstück zu überraschen. Bei dieser Gelegenheit bringt sie zum Ausdruck, wie stolz sie ist, Teil des Teams zu sein, und dass sie sich immer über Verbesserungsvorschläge freut. Die Kollegen sind völlig geplättet und die allgemeine Meinung über Renate dreht sich vollkommen. Von nun an ist sie sehr beliebt, wird ausdrücklich für ihre sozialen Kompetenzen gelobt und schließlich zum Teamleiter befördert. „Zufällig" wird dann auch noch ihr Chef versetzt, Renate setzt man vorübergehend als Abteilungsleiterin ein und sie bewährt sich auf dem Posten so gut, dass sie ihn behalten darf. Durch all diese Erlebnisse wächst ihr Selbstwert und ihre gesamte Ausstrahlung ändert sich. Sie geht jeden Tag gerne zur Arbeit und sukzessive werden auch ihre Beschwerden immer besser. Ein halbes Jahr später ist sie rundum gesund und glücklich.

Selbstverständlich gäbe es noch Tausende anderer Varianten, wie es weitergehen könnte. Du kannst dir so viele ausdenken, wie auch immer du möchtest, aber ich lade dich ein, für jeden Fall mindestens ein Horror-Szenario und ein Happy-End zu schreiben. Dir alles nur gedanklich auszumalen und es nicht schriftlich festzuhalten, ist übrigens besser als nichts, wird für dich aber nicht die gleiche Wirkung haben, wie wenn du hier mehr Energie investierst. Was du in ein Projekt hineinsteckst, steht immer in einem gesunden Verhältnis zu dem, was du am Ende herausholen wirst.

Ab dem Zeitpunkt, an dem ich dir die Regie für die Geschichte übergebe, entscheidest du alleine über das Drehbuch für die weitere Entwicklung. Gut möglich, dass es notwendig sein wird, noch weitere Figuren dazu zu holen. Solche, die den Protagonisten unterstützen, oder auch solche, die ihm noch weitere Steine in den Weg legen. Oder du lässt deinen Helden von seiner inneren Stimme leiten. Die meisten Menschen haben ja gleich mehrere davon und sie sind durchwegs nicht alle hilfreich. Mindestens eine zeigt sich gerne übervorsichtig. Sie ist der Grund, warum wir nicht da stehen, wo wir wollten oder könnten, weil sie uns mit ihren permanenten Warnungen, was nicht alles passieren könnte, immer wieder verunsichert. Ihre Formulierungen sind stets so gewählt, dass sie mit nur einem halben Satz unsere größten Ängste weckt.

Auch wenn es manchmal so scheint, es sind nicht wirklich die besorgten Freunde und Verwandten im Außen, die an uns zweifeln und uns zurückhalten. Sie sind nur eine äußere Spiegelung des Teils in uns, mit dem wir das selbst machen.

Wenn du möchtest, kannst du dir bei deinem Drehbuch helfen, wenn du von einer extremen Form all deiner eigenen Macken und Unzulänglichkeiten ausgehst. Zumindest am Anfang des Spiels, also bei den ersten Fällen. Was würdest du tun, wenn du an der Stelle des im Fallbeispiel beschriebenen Menschen stehen würdest? Was wären deine größten Ängste und welche Fehler würdest du befürchten zu begehen? Wärst du beispielsweise eher übervorsichtig und würdest wichtige Chancen verpassen oder neigst du dazu, unüberlegt nach vorne zu preschen und Dinge zu tun, die du hinterher bereust? Nimm einfach alle Aspekte deiner Persönlichkeit, die dir in die Quere kommen könnten, überzeichne sie noch ein wenig und schiebe sie deinen Spielfiguren zu. Denn selbstverständlich kann es dir am Anfang schwerfallen, Figuren zu erfinden und dir Geschichten auszudenken. Vielleicht bist du ja nicht geübt darin. Es wird dir aber helfen, es auf diese Art zu trainieren, weil du damit eine Art von Kreativität in dir erweckst, die es dir ermöglicht, nach und nach immer schneller und besser unterschiedliche Sichtweisen auf deine Probleme und auch die passenden Lösungen dafür zu finden.

Indem du Figuren erschaffst, die dir ähnlich sind, lernst du dich selbst besser kennen und führst dir alle möglichen

Stolpersteine vor Augen, die bei der Lösung deiner eigenen Schwierigkeiten auftreten könnten.

Später kannst du dann auch Personen kreieren, die dich an Bekannte oder Verwandte erinnern, die dich manchmal richtig zur Weißglut bringen können. Bei genauerem und ehrlichem Hinsehen wirst du dann aber wahrscheinlich feststellen, dass deren nervtötende Eigenschaften doch auch etwas mit dir selbst zu tun haben. Ungeliebte Menschen erinnern uns ja gerne an die Seiten von uns selbst, die wir nicht so gerne wahrnehmen. Ja, ich weiß, dass du das weißt, ich erwähne es ja nur, weil man es so gerne zwischendurch vergisst.

Die weit verbreitete esoterische Meinung, man würde mit dem Betrachten von negativen Varianten die Aufmerksamkeit in eine völlig falsche Richtung lenken und die Wahrscheinlichkeit erhöhen, dass unangenehme Dinge passieren, empfinde ich übrigens gemäß der Spielregel Nr. 2 nur als halbrichtig. Weil man sich versagt, in Worte zu kleiden, was einem im Geiste ja doch herumspukt, schafft man es nicht aus der Welt. Je mehr man seine Befürchtungen verdrängt, umso mehr Macht können sie entfalten. Außerdem gibt es auch die Interpretation, dass man sich mit dem Durchspielen von Situationen durchaus oft das Erleben ersparen kann. Denk an den jungen Kater, den ich vorher angesprochen habe.

Für maßgeblich, ob das gelingt, halte ich die innere Einstellung. Es ist ein riesen Unterschied, ob man panisch den halben Tag Horrorfilme vor dem inneren Auge vorbeiziehen lässt oder sich relativ neutral damit auseinandersetzt, mit welchen Hindernissen man womöglich zu rechnen hat und wie man im Fall der Fälle damit umgehen könnte. Auch der Zeitfaktor spielt eine Rolle. Dreht man die negativen Gedanken unendlich im Kopf herum, wird sich das wenig förderlich auswirken, unter anderem auch deswegen, weil man vor lauter Grübeln gar nicht mehr ins Handeln kommt. Macht man sich aber kurz und bündig die möglichen Stolpersteine bewusst, wird das sehr förderlich sein.

Und schließlich gibt es ja noch die Regel Nr. 4, die besagt, dass Gegensätze immer zum Ausgleich tendieren. Demzufolge muss es ins Gegenteil umschlagen, wenn man sich über längere Zeit nur in eine Richtung orientiert. Wer verbissen versucht, alles zu hundert Prozent richtig zu machen, wird starr und das Leben wird ihn schütteln. Wirklich frei ist dagegen, wer alle Möglichkeiten als Chancen ansehen kann und mit einem Horror-Szenario genauso konstruktiv umgehen kann wie mit einem Traumziel. Es gilt im Spiel – und damit auch im Leben – keineswegs, Fehler zu vermeiden, damit kein Unglück passiert. Vielmehr geht es darum, sich neugierig auszuprobieren, immer wieder die eigenen Grenzen zu durchbrechen, Überzeugungen zu hinterfragen und das Vertrauen zu etablieren, dass man das Leben nicht kontrollieren muss, weil es sich niemals irrt.

Und schließlich möchte ich dich in diesem Zusammenhang auch noch an die Regel Nr. 9 erinnern. Spiel nicht auf deine Art, sondern so, wie es vorgegeben wird.

Insofern lade ich dich ein, die vorgeschlagenen Übungen einfach auszuprobieren, anstatt sie zu analysieren oder auf mögliche Schwachstellen zu untersuchen. Dass etwas in deinen Augen vielleicht noch verbesserungswürdig ist, heißt nicht, dass du nicht trotzdem eine Menge daraus lernen kannst, und jeder Perfektionsanspruch, den du stellst, sei es an dich selbst oder an deine Umgebung, wird dich eher ausbremsen als dir nützen. Im Sinne des Yin-Yang ist Perfektion in diesem Universum gar nicht möglich, also suche gar nicht erst danach.

Für das Spiel bedeutet das auch: Kümmere dich nicht darum, wie gut du darin bist, dir Geschichten auszudenken, mach es einfach, so gut du kannst, und halte vielleicht auch erst relativ wahllos alles fest, was dir in den Sinn kommt.

Eine ganz wichtige Sache habe ich bisher noch gar nicht erwähnt: Im Worst-Case-Szenario werden die Spielregeln natürlich nicht berücksichtigt. Wir gehen davon aus, dass sämtliche handelnde Personen sie nicht kennen. Schließlich könnte sich das Drama gar nicht verschlimmern, wenn man sich an sie halten würde. Es ist heilsam, mit der Unkenntnis der Figuren zu spielen und gerne auch darüber zu schmunzeln. Wir alle haben ja unsere blinden Flecken und manchmal tun wir auch Dinge, die wir nachher bereuen, obwohl wir es eigentlich besser gewusst hätten. Wie es dazu kommt, darüber kann man nur spekulieren. Manchmal habe ich den Eindruck, dass wir auch im richtigen Leben Rollen spielen und manchmal einfach nicht von einem uns unbekannten Drehbuch abweichen können. Wichtig ist auch zu wissen, dass jede Rolle gleich wichtig ist. Jede gute Geschichte zeigt uns, dass der Dumme und sogar der Bösewicht maßgeblichen Beitrag daran haben, dass der Held über sich hinauswachsen kann. Es fällt uns oft schwer zu glauben, dass das in der realen Welt genauso ist, doch es ist davon auszugehen.

Figuren zu erschaffen, die Fehler machen und damit vielleicht auch Schaden anrichten, dann im Folgenden aber auch eine Lösung zu zeichnen, kann dir dabei helfen, mit dir selbst nachsichtiger zu sein und deinen Fokus nicht auf das zu lenken, was falsch gelaufen ist, sondern auf das, was man tun könnte, um die Lage wieder zu verbessern. Dich mit deinen eigenen Schwächen auszusöhnen, ist übrigens die Grundvoraussetzung dafür, sie in Stärken zu verwandeln. Und es ist immer befreiend, vermeintliche Unzulänglichkeiten mit einem Lächeln zu betrachten, egal ob es die eigenen sind oder ob man sie im Außen entdeckt.

Wenn ich selbst Geschichten schreibe, nenne ich die Figuren, die die Regeln nicht kennen und ständig dabei sind dazuzulernen, ganz gerne „Schülerfiguren". Sie sind denen gegenüber, die – zumindest in manchen Bereichen – bereits fortgeschrittenere Lektionen bearbeiten, absolut ebenbürtig und handeln stets in bester Absicht.

Im Alltag begegnen wir den Macken lebendiger Schülerfiguren in Form von Mitmenschen, die uns herausfordern. Wir tun so, als hätten ihre Schwächen nicht das Geringste mit uns zu tun, ärgern uns fürchterlich über sie und fühlen uns hilflos.

Eine Möglichkeit, diese Gewohnheit mitsamt ihren unangenehmen Auswirkungen ins Gegenteil zu kehren, ist es, Geschichten zu spinnen, so wie ich es dir hier vorschlage. Gerade auch solche, in denen eine Menge schiefläuft. Wir kreieren selbst die Figuren, denen wir im Leben nicht begegnen wollen und die nichtsdestotrotz auch Züge unserer eigenen Persönlichkeit tragen. Wir verschließen die Augen nicht mehr, sondern schauen dem Problem direkt ins Gesicht, lachen vielleicht darüber und kehren es ins Gegenteil. Wir entkommen so Stück für Stück unserer größten Falle, nämlich der Kritiksucht, und verbessern so automatisch unseren Selbstwert und all unsere Beziehungen. Und wir wechseln den Schauplatz. Beißen uns nicht mehr da fest, wo wir glauben, dass das Problem beheimatet wäre, und entdecken, dass es viele Ebenen gibt, auf der eine Auflösung möglich ist.

Doch wenden wir uns nun vom Horror-Szenario ab und der Version der Geschichte zu, die du ebenfalls schreiben sollst, nämlich der, in der sich alle Herausforderungen in Wohlgefallen auflösen und alle Beteiligten profitieren. Hier gibt es in der Regel eine Schlüsselfigur, nennen wir sie „Meister". Sie kann ein anderer Mensch sein, eine weise Freundin, Großmutter, Mutter, Vater oder sämtliche weitere Familienmitglieder, ein Therapeut oder anderer Berater, ein sprechendes Tier, ein unsichtbares geistiges Wesen oder eine dem Helden selbst innewohnende Stimme. Du gibst dieser Schlüsselfigur ein Aussehen und einen Charakter und schreibst ihr ihre Rolle auf den Leib. Gleichzeitig findest du gemeinsam mit ihr und dem Helden eine wunderbare Möglichkeit, die vorgegebenen Schwierigkeiten aufzulösen. Auch hier kannst du wieder so viele Charaktere in dein Drehbuch hineinnehmen, wie du möchtest, der Grundtenor der Geschichte ist jedoch absolut positiv. Es steht dir völlig frei, ob du handelnde Personen aus deinem Horror-Szenario wieder einbindest, die sich hier dann wandeln dürfen, oder ob du alles von Grund auf neu gestaltest und ganz andere Protagonisten erschaffst. Übrigens muss das, was du schreibst, nicht realistisch sein, beziehungsweise stellt sich die generelle Frage, was „realistisch" überhaupt ist. Seit ich mich mit Gesundheit, Spiritualität, der Kraft des Geistes und all diesen Themen beschäftige, habe ich so vieles gelesen und gehört, was ich niemals für möglich gehalten hätte.

Im Rahmen eines Seminars von Gregg Braden habe ich ein Video gesehen, in dem eine Gruppe von asiatischen Ärzten gemeinsam innerhalb weniger Minuten einen Tumor bei einem Patienten heilten. Was sie taten, wurde nicht erklärt, man sah und hörte nur, dass sie im Kreis um den Kranken herumstanden und immer wieder wiederholten: „Es ist bereits geschehen, es ist bereits geschehen." Während sie das taten, hielt einer von ihnen eine Ultraschallsonde an die Bauchdecke des Mannes, unter der sich der Tumor befand, und man konnte in Echtzeit über Video und den Bildschirm des Ultraschallgeräts beobachten, wie der Tumor sehr schnell immer kleiner wurde und sich dann ganz auflöste, so dass absolut nichts mehr davon zu sehen war. Meine persönliche Vermutung ist, dass sich die Ärzte während ihrer Beschwörung die ganze Zeit das erwünschte Enderergebnis vorstellten, nämlich einen völlig gesunden Bauch.

Sehr beeindruckt hat mich auch die Lebensgeschichte des bekannten Autors und Filmemachers Clemens Kuby, der durch einen Sturz vom Dach einen Trümmerbruch in der Wirbelsäule erlitt und die Diagnose erhielt, für den Rest seines Lebens querschnittgelähmt zu sein. Viele Monate verbrachte er in der Klinik, war lange Zeit sogar mit Hilfe einer speziellen Vorrichtung in Bauchlage mit dem Gesicht nach unten aufgehängt, sodass er zu absoluter Untätigkeit verdammt war und nur den Boden sah. Doch er nutzte diese Zeit, um seinen Geist zu schulen und sich all das vorzustellen, was er nach seiner Genesung erleben wollte. In den Bildern, die er vor seinem geistigen Auge immer und immer wieder erscheinen ließ, saß er nicht im Rollstuhl, sondern konnte ganz normal laufen. Ich habe schon öfter gehört, dass es durch die Kraft des Geistes zu ganz außergewöhnlichen Heilungen kommen kann, die man eigentlich als Wunder bezeichnen muss. Was ich jedoch wirklich für unmöglich gehalten hätte, war das, was mit Clemens Kuby passierte. Er konnte schließlich nämlich tatsächlich wieder laufen – und zwar obwohl sein Röntgenbild nach wie vor ganz deutlich einen zertrümmerten Wirbel zeigte. Rein physikalisch war es also nicht möglich, dass er gehen konnte, und dennoch kann er es bis heute. Scheinbar kann der Geist also die Materie nicht nur beeinflussen, er kann sich auch ganz einfach darüber hinwegsetzen.

Und in einer Talkshow habe ich einmal eine Frau gesehen, die einen so großen Tumor hatte, dass die Ärzte sie nicht mehr behandeln wollten und zum Sterben nach Hause schickten. Auch sie wurde gesund, indem sie sich laut eigener Aussage nahezu ununterbrochen vorstellte, wie mehrere Delphine in ihrem Körper den Tumor auffraßen.

In der Zwischenzeit habe ich durch meine Tätigkeit auch viele erstaunliche Geschichten aus nächster Nähe erlebt, würde die meisten von ihnen jedoch keinesfalls als Wunder bezeichnen, da der Körper über enorme Regulationskräfte verfügt, sofern man ihn nicht daran hindert sie einzusetzen, indem man ihm weiterhin schadet oder sich geistig am Leid festhält.

Um Missverständnisse zu vermeiden, möchte ich aber auch ganz klar sagen, dass ich nicht der Meinung bin, dass Menschen, die nicht gesund werden, etwas falsch machen oder nicht alles geben. So eine Aussage kann man nicht generalisiert treffen. Manchmal mag es sicher so sein, dass wichtige Punkte, die für eine Genesung maßgeblich wären, übersehen wurden, und manchmal scheint eine Heilung einfach nicht auf dem Seelenplan zu stehen. Wie viel tatsächlich im Einzelfall möglich ist, weiß der Betroffene aus meiner Sicht tief in seinem Inneren.

Es ist also keineswegs notwendig, dass du über medizinisches Wissen oder Coachingkenntnisse verfügen musst, um dir vorstellen zu können, wie die Fallbeispiele weitergehen könnten. Setze deiner Fantasie keine Grenzen, schreib einfach, was dir einfällt, und verschwende deine Zeit nicht damit, dir vorzubeten, dass du für so etwas kein Talent hast. Ich wette nämlich, dass das gar nicht stimmt und dass du überhaupt kein Problem damit hast, dir ein Horror-Szenario auszumalen. Erstaunlicherweise fällt es uns nämlich allen recht leicht, negative geistige Bilder zu entwerfen. Vermutlich liegt es daran, dass es in unserer Gesellschaft üblich ist, den Fokus auf dem Haar in der Suppe haben, und schließlich empfangen wir ja auch über alle Kanäle hauptsächlich Schreckensmeldungen und nur ganz weniges, was das Herz erwärmt. Also ist es höchste Zeit, das zu ändern und die Vorstellungskraft auch in die konstruktive Richtung zu schulen, was theoretisch kein bisschen schwerer ist, wir sind es so nur nicht gewöhnt.

Ich werde dich dabei unterstützen, indem ich dir am Ende meiner Erzählung jeweils etliche Fragen stellen werde, die dir helfen, die wesentlichen Details zu erkennen, die du in deinen beiden Fortsetzungen unbedingt berücksichtigen solltest. Außerdem weise ich dich darauf hin, welche Spielregeln zur Lösung des Beispiels relevant sind, falls du dir selbige noch einmal in Erinnerung rufen willst. Ich werde dir aber auch sagen, wie viele Seiten du überblättern solltest, wenn du zunächst auf eigene Faust loslegen möchtest und meine Tipps gar nicht brauchst. Du selbst kannst dir immer helfen, indem du dir die Frage stellst, welche deiner Eigenschaften und Fähigkeiten du in einer ähnlichen Situation einsetzen könntest und was du dir wünschen würdest, wenn du in der Lage wärst.

Die Meisterfigur ist diejenige, deren Ratschläge und Verhalten möglichst regelkonform sein sollten und die ihr Wissen und ihr Verständnis für die größeren Zusammenhänge mit dem Protagonisten der Geschichte teilt. Wenn sich für dich jetzt die Frage stellt, ob nicht einfach der Held oder die Heldin ohne einen Helfer den Konflikt bewältigen kann, möchte ich dir Folgendes dazu sagen: Es geht bei dem Spiel ja darum, dir eine generelle Problemlösungsstrategie anzueignen und sie nach und nach völlig selbstverständlich in deinem eigenen Alltag anzuwenden. Selbstverständlich liegen in Wahrheit alle Antworten auf unsere Fragen in uns selbst, doch ganz oft haben wir keinen Zugang dazu, weil wir zu stark mit einem Problem identifiziert und emotional aufgeladen sind. Nichts kann uns dann besser helfen, als ein Gespräch mit einer Person, die nicht mit uns ins Drama fällt und einen nüchternen Blick auf die Dinge wirft. Wer wüsste nicht, dass es hundertmal leichter ist, jemand anderem einen klugen Ratschlag zu geben, als für sich selbst zu erkennen, was zu tun ist? So unglaublich es auch klingt, es ist viel leichter, sich der Vielzahl von Möglichkeiten, mit einer schwierigen Situation umzugehen, bewusst zu werden, wenn man wenigstens so tut, als wäre jemand anderer betroffen oder als würde man jemand anderen um Rat fragen. Wenn ich ein Problem habe und mir momentan nicht klar ist, was ich zur Verbesserung der Lage beitragen kann, formuliere ich entweder schriftlich eine Frage an meine geistigen Helfer oder stelle mir vor, eine Klientin würde mir davon erzählen und ich müsste ihr weiterhelfen. So komme ich wesentlich schneller zu konstruktiven Antworten, als wenn ich mich nur frage, was ICH jetzt tun soll, obwohl ich natürlich trotzdem selbst die Lösungsquelle bin. In ganz vielen Fällen führt ein Umweg schneller zum Ziel und es lohnt sich aus meiner Sicht auf jeden Fall, sich im Leben ein Team an Helfern zusammenzustellen – real existierende ebenso wie solche aus der geistigen Welt, die ruhig auch selbst erdacht sein können.

Eine helfende Meisterfigur gehört also zur absolut unentbehrlichen Grundausstattung, im Leben genauso wie hier im Buch. Damit man stets auf Hilfe zählen kann, sollte man natürlich auch gerne für andere da sein. Helfen und helfen lassen ist sozusagen DAS Motto des (Lebens-)Spiels.

Neben den Tipps und Fragen am Ende eines jeden Beispiels stelle ich dir natürlich für jeden Fall ein von mir entworfenes Horror-Szenario sowie ein Happy-End zur Verfügung, mit denen du deine Versionen dann vergleichen kannst. Mein Vorschlag an dich wäre jedoch der, sie erst dann zu lesen, wenn du selbst schon mit dem Schreiben fertig bist. Manchmal wird es so sein, dass die Auflösung, die ich beschreibe, sehr nahe an der Entwicklung dran ist, die der Klient, der mich inspiriert hat, tatsächlich durchlaufen hat. Manchmal werde ich ein wenig übertreiben und das eine oder andere Mal auch tiefer in die Fantasiekiste greifen, um dir zu zeigen, auf wie viele unterschiedliche Arten du an die Aufgabenstellung herangehen kannst. Außerdem ist es mir wichtig, dich immer wieder daran zu erinnern, dass alles möglich ist und dass es niemals nur einen Weg zum Ziel gibt. Erkennen kann man das, wenn man wirklich daran interessiert ist, eine Wachstumschance in der Herausforderung zu sehen und sich auszuprobieren. Es gibt keinen anderen Weg herauszufinden, wie man sich tatsächlich mit den gesetzten Schritten fühlt und was dabei herauskommt.

Wirklich kontraproduktiv ist dagegen das, was leider in mindestens 90 von 100 Problemfällen passiert: Es wird über den unbequemen Ist-Zustand lamentiert, anstatt Strategien für einen konstruktiven Umgang damit zu entwerfen. Man scheint nicht glauben zu können, dass man selbst die Macht hat, etwas daran zu verändern, dreht sich im Kreis, fühlt sich hilflos und ausgeliefert. In vielen Fällen werden sogar durchaus brauchbare Vorschläge von außen verworfen, sei es aus Angst, Bequemlichkeit, Rechthaberei oder der Lust am Leid, das ja auch Vorteile mit sich bringt, wie zum Beispiel die gesteigerte Aufmerksamkeit des Umfelds.

Wie dem auch sei, wir wollen uns nicht damit beschäftigen, warum manche Menschen es nie schaffen werden, sich aus ihrer Misere zu befreien und ihr Potential zu entfalten. Es ist sogar uninteressant, warum du oder ich es in der Vergangenheit selbst nicht geschafft haben, denn wir alle haben mit Sicherheit solche Phasen hinter uns. Konzentrieren wir uns lieber darauf, von nun an konsequent konstruktiv mit Stolpersteinen umzugehen und ein wachsendes Feld an Lösungen zu erschaffen, das dem verbreiteten Problem- und Mangeldenken entgegenwirkt.

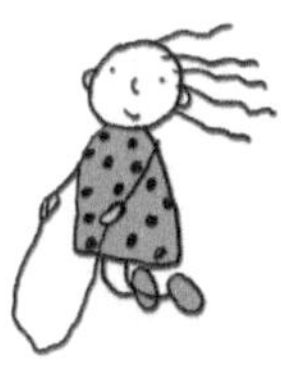

Achtung, Stolpersteine!

Wie bereits erwähnt, werde ich am Ende eines jeden Fallbeispiels die klassischen Stolpersteine ansprechen, die einer guten Auflösung der Situation und deiner Freude an dem gesamten Spiel im Wege stehen könnten. Hier habe ich mich sehr stark von den unzähligen Argumenten meiner Klienten inspirieren lassen, mit denen sie mir erklären, warum sie meine Vorschläge nicht umsetzen können. Genau mit diesen Argumenten nageln sie sich selbst in ihrer momentanen Situation fest. Sie wollen Recht haben, mir beweisen, dass sie besser wissen als ich, was gut für sie ist. Doch damit wollen sie das Spiel auf ihre Art spielen und widersetzen sich einer der wichtigsten Regeln. Erinnerst du dich an sie? Wenn nicht, blättere noch einmal kurz zurück zu Regel Nr. 9. Durch Starrheit kannst du höchstens neue Probleme erschaffen, aber keine lösen.

Auch in diesem Kapitel könnte man bereits in die eine oder andere Falle tappen. Hast du es schon einmal erlebt, dass du mit der Familie oder mit Freunden ein neues Brettspiel ausprobieren wolltest, ihr gemeinsam die Anleitung durchbesprochen habt und einer aus der Runde sich schon bald zu Wort meldete, weil ihm die eine oder andere Spielregel nicht gefiel und er einen besseren Vorschlag hatte? Es gibt tatsächlich Leute, die alles in Frage stellen, selbst dann, wenn es nur um eine Spielerunde geht. Sie haben so wenig Vertrauen ins Leben und in ihre Mitmenschen, dass sie es kaum schaffen, das Ruder einmal selbst ganz aus der Hand zu legen. Generell ist diese Neigung allerdings in jedem angelegt, beim einen mehr und beim anderen weniger.

Wie geht es dir damit? Fällt es dir leicht, fremden Vorgaben zu folgen und dich auf andere zu verlassen? Dinge einfach hinzunehmen, dich flexibel zu zeigen, freudig andere Meinungen anzuhören und Vorschläge auszuprobieren?

Ich vermute, je besser du es kannst, umso besser geht es dir. Die Fähigkeit hierzu spiegelt sich in der Regel im Gesundheitszustand wider und womöglich auch in anderen Lebensbereichen wie zum Beispiel in beruflicher Erfüllung oder fruchtbaren Beziehungen.

Sehr viele der Stolpersteine, die uns im Zusammenhang mit dem Buch begegnen werden, haben also mit Recht haben zu tun. Versuch es bestmöglich loszulassen und dich für andere Herangehensweisen zu öffnen.

Wie ich bereits kurz angedeutet habe, könnte man sich in diesem Kapitel daran stoßen, dass ich dazu einlade, ein wirklich gruseliges Horror-Szenario der Geschichte zu zeichnen. Gerade unter bewussten Menschen ist die Meinung verbreitet, dass man mit negativen Vorstellungen und Gedanken das Unheil erst ins Leben zieht. Meine Meinung diesbezüglich habe ich dir schon kundgetan und dennoch erwähne ich hier noch einmal, dass es dich in Angst versetzen könnte, schlimme Dinge niederzuschreiben. Ich möchte dich auch an die Regel Nr. 11 erinnern. Wenn du glaubst, dass das gefährlich ist, wird es auch so sein.

Wenn du deinen unbewussten Ängsten jedoch Ausdruck verleihst, sie sogar noch überzeichnest, verlieren sie ihre Macht über dich, sehr wahrscheinlich wirst du dann sogar herzlich drüber lachen können, sodass sehr viel weniger Druck auf der Situation lastet.

Das größte Hindernis, das es zu überwinden gilt, ist die Hürde, sich überhaupt auf die Aufgabenstellung einzulassen.

Bringt das alles überhaupt etwas? Lohnt es sich, jetzt von der Couch aufzustehen und sich stattdessen an den Computer zu setzen oder ein Blatt Papier in die Hand zu nehmen? Wird mir überhaupt etwas einfallen? Jetzt lese ich mir das erstmal alles durch.

Solche und ähnliche Gedanken werden mit Sicherheit viele Leser haben. Natürlich kannst du dir erstmal alles durchlesen. Doch je früher du selbst aktiv wirst, umso mehr und umso schneller wirst du profitieren. Wenn du erst am Ende des Buches angelangt bist, wirst du dir leicht denken können, dass du jetzt ohnehin schon verstanden hast, worum es geht, und dass es ein immenser Zeitaufwand ist, jetzt noch alle Beispiele nachzubearbeiten. Außerdem wirst du von meinen Lösungen viel zu stark beeinflusst sein, um dir selbst noch etwas einfallen zu lassen.

Apropos einfallen: Ich garantiere dir, wahrscheinlich wird bei jedem einzelnen der folgenden Fallbeispiele als allererstes der Gedanke in dir auftauchen: *Da fällt mir jetzt aber wirklich nichts ein.*

Es ist erstaunlich, wie schnell wir mit unserem Geist eine Türe verschließen. Wir glauben, es nur in den Bereichen zu tun, die nicht so wichtig sind, doch das ist leider eine Illusion. Wir haben entweder einen flexiblen Geist, der auf Lösungen ausgerichtet ist und Freude an der Herausforderung empfindet, oder eben einen trägen Geist, der immer zweifelt, sogleich mit genialen Argumenten um die Ecke kommt, warum es sich in diesem Fall mit Sicherheit nicht lohnt, aktiv zu werden, und der uns lieber hundertmal zu oft auf der Couch sitzen bleiben lässt, als dass er riskiert, einmal umsonst aufgestanden zu sein. Dieser träge Geist wird sich selbstverständlich auf alle Lebensbereiche auswirken, bei weitem nicht nur auf die unwichtigen.

Ich behaupte sogar, dass wir alle zu dieser Trägheit neigen und dazu, uns lieber mit halbherzigen Kompromissen zufrieden zu geben, und wir alle sind Meister im Zweifeln. Glaub mir, ich kann ein Lied davon singen. Nimm zum Beispiel dieses Buch. Es ist mein siebtes, die anderen verkaufen sich gut und ich denke mir mindestens einmal am Tag, ob das, was ich hier erschaffe, wirklich jemand lesen wird. Dabei wäre es allein schon den Aufwand wert, es nur für mich selbst zu schreiben, weil es mir Freude macht. Doch statt mich einfach zu freuen, mache ich mir immer wieder selbst mein Vorhaben madig. Ich habe gelernt, mit dem Zweifel umzugehen, mich ihm nicht mehr zu beugen, und umso mehr fasziniert es mich, dass er mich noch täglich besucht.

Oder die Fallbeispiele, die ich zusammengetragen habe. Nach jedem einzelnen, für das ich mich entschieden habe, war ich begeistert. Und schon wenige Minuten später stieg da die Angst in mir auf, ob ich noch eines finden würde. Dabei habe ich in den letzten fünfzehn Jahren hunderte, vielleicht sogar tausende Menschen begleitet und jeder Fall war einzigartig, lehrreich und spannend.

Ich weiß besser als jeder andere, dass meine Ängste in der Regel völlig unbegründet sind, und doch habe ich sie und ich werde sie immer haben. Also begrüße ich sie und gehe weiter. Manchmal gelingt es mir, ihre kraftvolle Energie in Begeisterung umzuwandeln, doch manchmal ist der Start auch holprig und zurückhaltend und erst nach und nach beginnt alles zu fließen. Ich bin mir also durchaus bewusst, dass ich dir einiges abverlange, wenn ich dich einlade, dich hier wirklich einzubringen und dir etwas zu überlegen. Ich weiß, dass du dich oftmals überfordert fühlen wirst, obwohl das – gemessen an dem, was du weißt und kannst – absolut lächerlich ist. Du wirst dich ganz plötzlich müde fühlen und es wird dir klar sein, dass es jetzt viel besser für dich ist, dich ein wenig auszuruhen, als irgendetwas aufzuschreiben, was sowieso niemandem etwas bringt.

Doch man kann es auch ganz anders sehen. Nämlich so, dass die Probleme, von denen du hier lesen wirst, die Probleme von unschätzbar vielen Menschen auf der Welt sind und dass du jedem von ihnen helfen kannst, indem du eine Lösung dafür erschaffst, vielleicht eine, an die niemand vorher je gedacht hat. Indem du sie auf deinem Zettel oder in deinem Computer entstehen lässt, bringst du sie auf die Welt, sodass andere viel leichter einen Zugang dazu finden, weil sie schon existiert. Abgesehen davon wirst du bei genauerer Betrachtung mit ziemlicher Sicherheit feststellen, dass die aufgeführten Herausforderungen eine ganze Menge mit deinen eigenen zu tun haben. Doch was auch immer dich beschäftigt, wo auch immer du vielleicht gerade nicht weiterkommst, es wird dich in jedem Fall voranbringen, zunächst ein bisschen Abstand von dir selbst zu nehmen. Die Probleme der anderen sind ja immer viel leichter zu lösen, weil Betriebsblindheit herrscht, wenn man selbst betroffen ist. Du sammelst wertvolle Erfahrung im kreativen Lösungsdenken und im Überwinden der angesprochenen Trägheit und kannst diese Fertigkeiten dann wieder auf deine eigene Lage übertragen.

Nachdem es bei der ganzheitlichen Heilung immer um das Durchbrechen von wenig sinnvollen Gewohnheiten geht, drehen wir im Rahmen des Heilungsspiels gemeinsam eine absolut sinnlose Gewohnheit um. Anstatt wie die meisten Menschen in den eigenen Belangen auf der Stelle zu treten und Ausreden zu suchen, dafür aber mit Begeisterung Partnern, Verwandten und Bekannten ungefragt mit Ratschlägen hinterherzulaufen, und zwar umso penetranter, je weniger wir selbst anwenden, wovon wir die anderen überzeugen wollen, machen wir es genau umgekehrt: Die genialen Lösungen, die wir uns für andere überlegen, behalten wir so lange für uns, bis wir danach gefragt werden, und in der Zwischenzeit wenden wir sie einfach selber an. Hast du Lust? Alles andere ist doch nur vergeudete Energie.

Ein letzter Tipp noch hierzu: Die besten Ideen hat man nicht beim Nachdenken. Wenn ich nicht weiterweiß, egal ob beim Schreiben oder im „echten Leben", dann gehe ich ins Fühlen. Ich verbinde mich mit den beteiligten Wesen und versuche zu erspüren, wie es ihnen geht, was sie brauchen oder fürchten und wie es sich anfühlt, in die eine oder in die andere Richtung zu gehen, so oder so handelnd einzugreifen.

Wie ernst ist es dir also mit deiner Veränderung? So ernst, dass du dafür problemlos deine bequeme Sitzposition verlassen kannst? So ernst, dass du im weiteren Verlauf vielleicht sogar die eine oder andere Überzeugung hinterfragen würdest?

Ich bin gespannt.

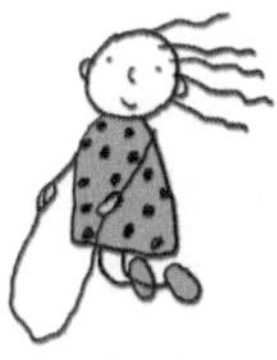

ZUSÄTZLICHE SPIELAUFGABEN:

- Kennst du eine scheinbar wohlmeinende Stimme in dir, die dich – wie von mir beschrieben – oft zurückhält, dich vor sämtlichen Eventualitäten warnt oder dich vielleicht sogar kleinmacht und dir erklärt, warum ausgerechnet du deine Vorhaben sicher nicht umsetzen wirst?

  Wenn ja, kann es dich weiterbringen, sie näher kennenzulernen, ihr einen Namen und ein Gesicht zu geben und dich vielleicht künftig öfter mal mit ihr zu unterhalten. Finde heraus, was genau die größten Ängste dieses Wesens sind und wie du sie ihm nehmen kannst.

  Was kannst du sonst tun, um zu erreichen, dass es deine Pläne unterstützt anstatt boykottiert? Frag einfach nach.

- Vielleicht möchtest du überprüfen, wie du dich bisher verhalten hast, wenn deine Mitmenschen mit Problemen und Fragestellungen an dich herangetreten sind. Warst du motivierend und stärkend? Oder doch eher pessimistisch oder vielleicht überheblich besserwisserisch? Sei ehrlich und entschließe dich bewusst dazu, wie du es künftig handhaben willst.

Der Fall Selina

Selina nahm den Teller von der Küchenanrichte und setze sich damit zum Tisch, auf den Stuhl gleich vorm Fenster. Ein Stück Toastbrot, drei Scheiben Gurke und etwa ein Viertel einer roten Paprika, das war ihr Abendbrot. Also, gerade war es ihr Abendbrot, es war aber auch ihr Mittagessen und ihr Frühstück, seit über einem Jahr. Sie versuchte beim Abbeißen nicht auf ihre Hand zu blicken, weil sie den Anblick nicht ertragen konnte. Diese dürren Gebeine unter der viel zu trockenen, lapprigen Haut, die hervortretenden Adern und diese Blässe. Wie sehr hatte sie früher ihre Hände geliebt. Fast das ganze Jahr über waren sie vom vielen Aufenthalt im Freien gebräunt gewesen, die Nägel waren wunderschön geformt, die Finger feingliedrig und lang, aber keinesfalls zu dünn. Sie musste sich beeilen, es war kurz vor sechs, gleich würde Simon kommen. Sie wollte nicht, dass er sie beim Essen sah. „Ich habe gerade gegessen", sagte sie immer zu ihm, wenn er sie fragte, warum sie nicht mit ihm aß, wenn sie ihm Nudeln kochte, was nicht mehr oft vorkam. Seit drei Monaten gab es auch die wenigen Tage nicht mehr, an denen er nach der Schule zu ihr nach Hause kam. Das Jahr davor hatte er sie stets direkt vor dem Schultor angerufen:

„Wie geht es dir, Mama, soll ich zu Oma gehen?" Und wenn ihre Antwort „Nein, komm ruhig heim" gewesen war, hatte er „Ok, ich beeil mich" erwidert. Jedes Mal hatte sie glauben wollen, er würde sich darüber freuen, und die kleinste Nuance seiner Stimme, die darauf hindeutete, zauberte ihr fast so etwas wie ein kleines Lächeln ins Gesicht. Das Läuten des Telefons riss sie aus ihren Gedanken. Das Display zeigte die Nummer ihrer Mutter, doch sie hatte auch so gewusst, wer es war. Wer sonst sollte sie schon anrufen? Ihre Mutter kam schnell zur Sache, sie musste die wenigen Minuten nützen, die Simon für den Heimweg brauchte.

Kleines, wäre es nicht besser für dich, wenn Simon einfach jeden Tag direkt nach der Schule zu uns kommt? Du müsstest dich dann um nichts mehr kümmern und dich nicht jeden Tag mit der Entscheidung quälen, ob du es schaffst oder nicht."

„Nein, Mama, das geht nicht, das wäre ihm gegenüber nicht fair."

Das betretene Schweigen ihrer Mutter trieb ihr instinktiv die Tränen in die Augen.

„Hat er dich das gefragt?", ihre Stimme brach.

Das „Nein, nein" kam viel zu schnell und war offensichtlich gelogen. Selina schleuderte ihr Handy in die gegenüberliegende Ecke des Wohnzimmers, wo es gegen den Heizkörper knallte, sich seines Akkus entledigte und am Boden liegenblieb. Selina schluchzte. Was war sie bloß für eine Mutter, wenn ihr Sohn versuchte, so wenig Zeit wie möglich zu Hause zu verbringen, und ihr das noch nicht einmal selbst sagen wollte? Jetzt war das eingetreten, vor dem sie sich in all den Jahren noch mehr gefürchtet hatte als vor den Schmerzen: Die Beziehung zu Simon war kaputt. Er vertraute ihr nicht mehr, nahm sie nicht mehr für voll, schonte sie nur wie alle anderen und zog sich von ihr zurück.

Die Ratten verlassen also das sinkende Schiff und wahrscheinlich ist es für alle besser, wenn es mich gar nicht mehr gibt. Eigentlich ist es Simons einzige Chance, irgendwann wieder ein unbeschwertes Leben zu führen. Diesen Gedanken hatte sie sich bisher niemals wirklich auszuformulieren getraut, auch wenn er so oder so ähnlich immer wieder in ihr aufzusteigen drohte. Doch nun gab es keinen Grund mehr, sich noch selbst etwas vorzumachen. Simon war ihr Ein und Alles. Ohne ihn wäre sie im letzten Jahr vermutlich überhaupt nicht mehr aufgestanden. Was sie da führte, war schon längst kein Leben mehr, doch trotzdem kam es nicht in Frage, es loszulassen, weil er dann allein geblieben wäre. Doch was, wenn er sich das tatsächlich schon wünschte? Wenn sie zu einer viel zu großen Belastung für ihn geworden war?

Er war drei, als sein Vater ging, doch schwierig war die Beziehung von Anfang an gewesen.

So wirklich wusste Selina bis heute nicht, warum. Wegen vieler alltäglicher Kleinigkeiten kam es zu kräfteraubenden Diskussionen, und als er ihr schließlich seinen Entschluss auszuziehen mitteilte, sagte er nur: „Es passt einfach nicht zwischen uns."

Sie wusste gar nicht, wie es sich anfühlt, wenn es passte. Ihre Freunde davor waren entweder furchtbar anhänglich gewesen, so dass sie selbst schnell die Flucht ergriffen hatte, oder sie hatten wenig Zeit gehabt, mit Ausflüchten auf Selinas Vorschläge reagiert und sie offensichtlich auf Abstand gehalten. Irgendwie waren einfach alle ihre Beziehungen verkorkst, nicht nur die partnerschaftlichen. Nicht einmal eine richtige beste Freundin hatte es je gegeben. So wie man sich das eben vorstellt: alles miteinander teilen, jedes Geheimnis der Anderen kennen und natürlich immer auf dem Laufenden sein, was bei der Freundin gerade läuft. Früher einmal gab es zwei alte Schulkameradinnen, die sich alle paar Monate mal meldeten und mit denen Selina dann einen Kaffee trinken ging oder auch mal abends eine Pizza essen. Seit sie das Haus nicht mehr verließ, waren die Anrufe langsam versiegt. Selina wusste nicht, ob sie darüber traurig sein sollte, eigentlich machte es kaum einen Unterschied. Ihre Psychotherapeutin wollte immer wieder mit ihr über ihr Verhältnis zu anderen Menschen sprechen, während sie es eigentlich eher vermeiden wollte. Es war fast so, als sollte sie sich zu einem Thema äußern, von dem sie nicht die geringste Ahnung hatte. Und es beschäftigte sie nicht. Ihre Gedanken kreisten ohnehin nur um die Schmerzen, das, was sie essen sollte, ihr schwindendes Körpergewicht und um Simon.

Über die Hilfe ihrer Eltern war sie wirklich froh, mehr noch, sie war davon abhängig. Doch es strengte sie auch an, wenn ihre Mutter sich immer wieder verzweifelt bemühte, irgendein lockeres Gespräch mit ihr zu führen. Was half es, so zu tun, als wäre alles in Ordnung, und wozu in Gottes Namen sollte man darüber sprechen, was die eine Nachbarin von der anderen Nachbarin hielt. Da las sie doch lieber ein Buch. Und ob sie nun dreimal im Jahr mit irgendjemandem ein Pläuschchen darüber abhielt, wer von den alten Kollegen wieder ein Kind bekommen hatte oder sich gerade scheiden ließ, spielte nun auch keine Rolle mehr. Sie verstand nicht ganz, warum die Therapeutin gar so darauf herumritt. Sie schien sich sehr sicher zu sein, dass ihre Krankheit damit zu tun hatte.

Und ja, tatsächlich hatte damals alles mit diesem Eklat an ihrer letzten Arbeitsstelle begonnen. Zumindest indirekt. In der Steuerberatungskanzlei, in der sie seit ihrer Lehrzeit angestellt war, saßen neben ihr noch zwei andere Damen. Eine war in ihrem Alter und die zweite wohl gute zwanzig Jahre älter, obwohl sie alles tat, um jünger zu wirken. Das Verhältnis zwischen ihr und den Kolleginnen war in Ordnung, wenn auch ein wenig distanziert. Doch alles änderte sich, als eine weitere junge Frau auftauchte, die sich sofort blendend mit den anderen beiden verstand. Stück für Stück begannen die drei nun, Selina auszugrenzen, später auch, ihr die Schuld für Fehler zuzuschieben und Informationen zurückzuhalten, die sie für die ordentliche Erledigung ihrer Arbeit benötigt hätte. Man brauchte keine hellseherischen Fähigkeiten, um zu merken, dass sie sich hinter ihrem Rücken über sie lustig machten. Immer öfter wurde sie dann auch von ihrem Chef kritisiert, der nur noch böser wurde, wenn sie ihm erklären wollte, dass in Wahrheit die Kolleginnen für die Missstände verantwortlich waren. Schließlich war Selina über Wochen jeden Morgen mit Bauchschmerzen zur Arbeit gefahren. Immer öfter wurde sie auch von Durchfallattacken geplagt, und als sie sich dazu entschloss, ihren Hausarzt aufzusuchen, ergab eines das andere. Er kannte sie schon seit ihrer Kindheit und erschrak dermaßen über ihren Anblick, dass er sie sofort drei Wochen krankschrieb. Doch am zweiten Tag ihres Krankenstandes begann Selina, neben dem Durchfall auch noch dermaßen massiv zu brechen, dass sie zu kollabieren drohte und ihre Mutter einen Rettungswagen rief. Sie wurde im

Krankenhaus aufgenommen, umgehend mit Infusionen und einem Antibiotikum versorgt und dann trat genau der Kollaps ein, den man zu vermeiden versucht hatte. Selina verlor das Bewusstsein und erlangte es tagelang nicht wirklich wieder. Im Nachhinein sprachen die Ärzte von einer allergischen Reaktion. Doch irgendwie nahm diese kein Ende mehr.

Das Ganze lag nun mehr als drei Jahre zurück und die Veränderungen in Selinas Leben, die danach begannen, waren immer noch dabei, sich sukzessive zuzuspitzen. Immer noch war sie krankgeschrieben und längst hatte sie die Hoffnung aufgegeben, je wieder arbeiten zu können. Sie konnte so gut wie nichts mehr essen, weil fast jedes Nahrungsmittel ähnlich starke Reaktionen auslöste wie die Medikamente damals. Natürlich gab es Unterschiede. Aß sie zum Beispiel eine Kartoffel, war sie bald schon einem Kreislaufkollaps nahe. Sie fühlte sich schwach und zittrig und ihr Puls raste, kurz danach setzte dann Durchfall ein, bei dem sie wesentlich mehr ausschied, als sie zu sich genommen hatte. Nach dem Genuss von Schwarzbrot bekam sie starke Schmerzen, die weit über den Verdauungsapparat hinausgingen. Sogar die Füße taten ihr dann weh und sie konnte kaum gehen. Bei verschiedenen Obstsorten musste sie meistens brechen. Teilweise ging es schon los, wenn sie noch am Kauen war, und in vielen Fällen hielten die Abwehrmechanismen tagelang an. Während sie, unmittelbar nachdem sie vor drei Jahren aus dem Krankenhaus gekommen war, neben ihrem Toastbrot zumindest noch Nudeln, diverse selbstgekochte Suppen, Butter und Tomaten vertragen hatte, konnte sie inzwischen wirklich nur noch sehr kleine Häppchen vom Toast mit Gurke und Paprika länger behalten.

Selinas Körpergewicht lag nun bei 43 Kilogramm bei einer Größe von einem Meter siebzig. Nicht nur, dass sie ihren eigenen Anblick im Spiegel nicht mehr ertragen konnte, sie war auch so schwach, dass sie nur noch in ganz seltenen Fällen ihre Wohnung verließ. Sich fortzubewegen war ihr nur möglich, wenn sie sich zumindest bei jedem zweiten, dritten Schritt irgendwo abstützen konnte. Ihr Blutdruck war gewohnheitsmäßig völlig im Keller, ihr Puls meistens viel zu hoch und überall waren da diese Schmerzen. Nicht immer so stark wie dann, wenn sie doch einmal wieder probiert hatte, ihren Speiseplan zu erweitern, aber doch immer vorhanden. So konnte sie eigentlich kaum für ein paar Minuten vergessen, dass sie krank war. Sie war völlig abhängig von ihren Eltern, die für sie einkaufen gingen, sie zu Ärzten und Therapeuten chauffierten und ihr fast alles abnahmen, was mit Simon zusammenhing. Er verbrachte wesentlich mehr Zeit bei seinen Großeltern als zu Hause. Er bekam dort

täglich ein vernünftiges Mittagessen und erst
nachdem die drei gemeinsam zu Abend gegessen
hatten, ging er zum Schlafen zu seiner Mutter.
Nur beim Frühstück aßen sie gemeinsam, meist
jedoch eher hektisch, weil er mit dem Aufstehen gerne trödelte. Ganz selten kochte sie
nach der Schule oder am Wochenende für ihn,
was sich nach dem Anruf ihrer Mutter nun wohl
auch aufhören würde.

Selbstverständlich hatte sie sich diesem
Zustand in all der Zeit nicht einfach hingegeben. Nahezu ihr komplettes Erspartes hatte
sie in diverse Therapeuten investiert. Von
relativ weit verbreiteten Maßnahmen - wie
Homöopathie, Bioresonanz oder Kinesiologie -
über stark esoterisch anmutende Methoden - wie
geistiges Heilen oder Schamanismus - bis hin
zu Eigenblutspritzen, Akkupunktur und ayur-
vedische Medizin hatte sie wirklich alles
probiert. Einzig und allein die Einnahme von
ganz gewöhnlichen schulmedizinischen Präpara-
ten hatte sie seither strikt abgelehnt. Ihre
Angst davor war einfach viel zu groß. Eine
letzte Möglichkeit, die sie gerade noch mit
ihrem Hausarzt diskutierte, war ein Aufenthalt in einer Klinik, bei dem sie für eine
gewisse Zeit in einen künstlichen Tiefschlaf
versetzt und unter medikamentöser Begleitung
künstlich ernährt werden sollte. Auf diese
Weise wären dann zumindest die körperlichen

Reaktionen, die aus ihrer Panik resultierten, völlig ausgeschlossen. Nicht dass ihr diese Aussicht gefiel, sie hatte nur leider überhaupt keine andere Idee mehr. Noch weiter abzuwarten, würde wenig bringen, das hatte sie lange genug probiert. Immer öfter reagierte sie nun auch schon auf den Paprika und ihr Arzt sagte ihr ständig, dass sie damit rechnen müsste, in ein paar Monaten überhaupt nichts mehr essen zu können. Sie hasste ihn, wenn er das sagte, doch sie wusste auch, dass er Recht hatte und dass er es gut mit ihr meinte.

Immer wieder hatte sie versucht, etwas von dem zu essen, was sie früher ganz selbstverständlich vertragen hatte. Wie bei einem Baby, das seine erste Nahrung zu sich nimmt, hatte sie sich weichgekochte Kartoffeln zerdrückt, ein anderes Mal eine Banane oder sie hatte Karotten zu einer dicken Suppe verarbeitet. Stets nahm sie nur ein einzelnes Lebensmittel zu sich, um sich erstens nicht zu viel zuzumuten und zweitens, um anschließend feststellen zu können, wie sie genau auf was reagierte. Die Reaktionen waren zwar unterschiedlich, doch immer gleich schlimm. Es klappte einfach nicht und spätestens nachdem sie sich zwei Tage den Höllenqualen gestellt hatte, kehrte sie gerne zu Toast mit Gurke und Paprika zurück. In den ersten beiden Jahren hatte auch ihre Mutter nicht aufgegeben. Immer wieder brachte sie Selbstgekochtes mit. Sie recherchierte eifrig im Internet, besorgte die exotischsten Zutaten und redete ihrer Tochter gut zu, es zu probieren. „Wenn du nichts isst, stirbst du sowieso, versuch es wenigstens", sagte sie dann. Manchmal tat Selina das auch, doch wesentlich öfter landete das Experiment direkt im Klo, sobald die Mutter die Wohnung verlassen hatte. Seit einigen Monaten hatte sie nun offensichtlich resigniert, denn sie brachte weder etwas mit, noch versuchte sie weiterhin, Selina zum Essen zu ermutigen. Wahrscheinlich hatte sie für sich beschlossen, das Problem völlig auszublenden, um sich nicht zu sehr aufzureiben. Schließlich war sie nicht mehr die Jüngste und brauchte ihre Kraft für Simon und die Versorgung zweier Haushalte. Einerseits war Selina froh darüber, ihre Ruhe zu haben, andererseits tat es weh, dass außer ihr niemand mehr nach einer Lösung suchte. Sie wusste selbst nicht mehr, ob sie überhaupt noch daran glaubte, dass es eine gab. Und sie war sich nicht sicher, wie lange ihre Motivation noch ausreichen würde.

Doch zunächst gab es eine Entscheidung zu treffen. Natürlich würde sie Simon erlauben, jeden Tag direkt zu seiner Oma zu gehen, wenn er das wollte. Ihre Angst war viel zu groß, ihm im Weg zu stehen, ihn noch mehr zu belasten.

Und morgen würde sie sich bei ihrer Mutter entschuldigen. Denn sie konnte nun wirklich nichts dafür und war in den letzten Monaten und Jahren viel zu oft in den Genuss gekommen, Selinas tiefsitzende Frustration volle Breitseite abzubekommen. Wie man das eben bisweilen macht - mit Menschen, von denen man weiß, dass man sich alles herausnehmen kann, weil ihre Liebe so groß ist.

Es klingelte an Tür. Selina schnäuzte sich, wischte sich die letzten Tränen von der Wange. Dann stand sie auf und hielt sich an der Armlehne der Couch fest, während sie sich nach dem Akku und dem Telefon bückte. Dann ging sie - so schnell es ihr eben möglich war - zur Tür, um ihren Sohn zu empfangen.

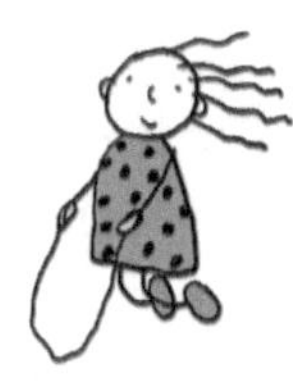

Gut, das war nun also dein erstes Fallbeispiel. Du hast Selina ein wenig kennengelernt und kannst wahrscheinlich nachvollziehen, in welcher Zwickmühle sie sich befindet. Ihre Angst vor den Auswirkungen davon, etwas zu essen, was sie mit extrem hoher Wahrscheinlichkeit nicht vertragen wird, ist genau gleich groß wie die davor, einfach so weiterzumachen. In welche Richtung soll sie also gehen? Auch die Hoffnung, im Außen Hilfe zu finden, hat sie eigentlich schon aufgegeben. Die Lage scheint aussichtslos, zumindest auf den ersten Blick, wie hunderte andere Geschichten, die ich in den letzten Jahren von meinen Klienten gehört habe. Wenn man nicht direkt beteiligt ist, also nicht selbst in der Rolle des Betroffenen oder eines nahen Angehörigen steckt, ist es ein wenig leichter, sich auf die Suche nach möglichen Auswegen zu machen.

Diese Aufgabe kommt nun dir zu. Ich lade dich von Herzen ein, die Geschichte weiterzuerzählen, bevor ich dir meine eigenen Entwürfe präsentieren werde. Ich bitte dich, mit einem Horror-Szenario zu beginnen. Unter anderem deswegen, weil wir so geprägt sind, dass wir stets unverhältnismäßig mehr Ideen davon haben, was alles Schreckliches passieren könnte, als Vorstellungen von herzergreifenden Happy-Ends. Du darfst also mit dem Leichteren beginnen. Der zweite Grund, warum ich diese Reihenfolge vorschlage, ist der, weil du die Herangehensweise später auf deine eigenen Probleme übertragen können sollst, und es befreit ungemein, aufsteigende Befürchtungen zunächst einmal loszuwerden, indem man sie ausformuliert. Sie neigen sonst dazu, das System zu verstopfen und die Kanäle für konstruktive Einfälle zu blockieren. Ich rate dir, auch wenn es um dich geht, erst einmal alle Ängste auf den Tisch zu legen, danach kannst du sie viel besser ausräumen.

Mit diesem Fall habe ich dir etwas vorgelegt, bei dem es nicht schwerfallen sollte, sich ein schlimmes Ende vorzustellen. Ganz im Gegenteil, es bedarf eher einer wirklich großen Wende, um hier das Ruder noch einmal herumzureißen. Die Probleme bestehen schon lange, die Muster sind eingefahren, Kraft ist nahezu keine mehr vorhanden und die Angst vor jeglicher Veränderung ist groß. Wie erwähnt, habe ich ja absichtlich Fälle gewählt, bei denen man leicht nachvollziehen kann, dass der Betroffene sehr verzweifelt ist und sich nicht zu helfen weiß.

In welcher Form du ausformulierst, wie es weitergehen könnte, überlasse ich ganz dir. Vielleicht möchtest du einen richtigen Romanstil wählen, vielleicht auch nur in Stichpunkten aufzählen, was alles passieren könnte. Gleiches gilt für die Rollen, die du vergeben darfst. Welche Figuren möchtest du noch in die Geschichte aufnehmen, die eine Wendung zum Negativen noch beschleunigen können? Kannst du dich noch an die kleinen Reclam-Büchlein mit den klassischen Werken aus dem Deutschunterricht erinnern? Darin gab es stets ein Verzeichnis aller handelnden Personen. Du könntest, wie in einem solchen Verzeichnis, die Figuren kurz mit ihren wichtigsten Eigenschaften umreißen und stichpunktartig festhalten, wie sie sich weiterhin in der Geschichte verhalten werden. Oder du kannst sie wie in einem Buch einführen und ihre Persönlichkeit durch ihre Worte und Handlungen sichtbar machen.

Es geht hier nicht um die Länge des Geschriebenen und auch nicht um Schreibstil oder Wortwahl. Es geht darum, dir bewusst zu machen, was noch kommen könnte. Denn wer hat sich nicht schon in verzweifelten Situationen die Frage gestellt: „Was kommt denn als nächstes?" In Wahrheit will man die Antwort meist nicht wissen, doch es wäre nicht das

Schlechteste, sich damit auseinanderzusetzen, wovor man sich fürchtet.

Und es geht darum, dich in die Hauptfigur hineinzuversetzen, also nicht einfach irgendein Horror-Szenario zu zeichnen, sondern eines, das auf Selina zugeschnitten ist. Du trainierst damit deine innere Stimme und dein Einfühlungsvermögen und wirst mit der Zeit auch immer leichter in dir selbst verborgene Ängste aufspüren können, die dir dein Handeln unbewusst diktieren werden, wenn du nicht weißt, dass sie da sind und worum es ihnen geht.

Insofern möchte ich dir folgende Frage als Hilfestellung mit auf den Weg geben:

- Wovor, glaubst du, fürchtet Selina sich am allermeisten? Was würde sie um jeden Preis versuchen zu vermeiden?

Im Folgenden stelle ich dir meine Version eines Worst-Case-Szenarios vor. Vorsicht, sie könnte starke Gefühle in dir wecken. Wenn du sie jetzt noch nicht lesen möchtest, geh weiter zu Seite 59. Hier findest du die möglichen Stolpersteine, meine Antworten auf die obige Frage und weitere, die dir dabei helfen können, dir ein Happy-End
auszumalen.

Worst-Case-Szenario Selina

Es klingelte an der Haustür. Selina vernahm es wie durch einen Schleier, wie mittlerweile eigentlich fast alles. Sie lag im Bett. Ihre Mutter saß bei ihr und hielt ihre Hand. Nicht nur, um ihr beizustehen, sondern in erster Linie deswegen, damit sie den Arm nicht abwinkeln und den Zugang in ihrer Ellbogenbeuge verlegen konnte. Sie wunderte sich darüber, dass ihr dieser Zusammenhang so klar ins Bewusstsein drang. Eine gelblich trübe Flüssigkeit fand tröpfchenweise, aber doch mit erstaunlicher Geschwindigkeit den Weg in ihre Vene. Warum wurde ihr nicht schlecht davon? Oder war ihr schon schlecht? Auch Schmerzen spürte sie keine, da war nur dieser allgemeine Nebel. Und im Hintergrund immer noch die Angst. Sie war ihnen völlig ausgeliefert. Es fiel ihr schwer, sich zu artikulieren. Ihre Zunge war bleiern und wollte sich nur mit viel Mühe bewegen lassen. Und egal, was sie sagte, der mitleidige Gesichtsausdruck ihrer Mutter schien absolut unveränderlich. Immer wieder strich sie ihr die Haare aus der Stirn, die es gar nicht mehr wagten, hereinzufallen. Wahrscheinlich waren sie so fettig, dass sie vom ewigen Streicheln schon an ihrem Schädel festgeklebt waren. Wann hatte sie sie zuletzt gewaschen? Oder hatte das ihre Mutter getan? Auch wenn Selina sich anstrengte, es wollte ihr einfach nicht einfallen. Und nahezu beständig nickte die Mutter, auch ohne dass Selina etwas sagte, als wollte sie signalisieren: „Ja, ich verstehe dich." Doch verstand sie sie wirklich? Warum reagierte sie dann nicht? Sie hatte ihr doch gesagt, dass sie den Zugang entfernen sollte, er war unangenehm. Außerdem wollte sie keine Infusion, die vertrug sie nicht, als ob sie das nicht wüsste. Auch der Hausarzt war da, wie so oft in letzter Zeit. Im Moment hielt er mehrere Blätter in der Hand und schien kurz zu überfliegen, was darauf geschrieben stand. Dann zog er einen Kugelschreiber aus der Brusttasche seines Hemdes und reichte ihn gemeinsam mit den Blättern ihrer Mutter. Dabei sagte er etwas, was Selina nicht verstand. Ihre Augen wollten ihr zufallen, doch sie wurde das Gefühl nicht los, dass das kein geeigneter Zeitpunkt war, um zu schlafen. Sie war so müde. Plötzlich war da ein Geräusch, das sie nicht zuordnen konnte. Sie war sich sicher, etwas Derartiges noch nie gehört zu haben, zumindest nicht in ihrer Wohnung. Ein eigenartiges Scheppern von Metall und es kam immer näher. Ruckartig ließ ihre Mutter ihre Hand los, richtete sich schnell auf und stellte sich auf der anderen Seite des Bettes direkt an die Wand. So als würde sie hinter dem Bett Schutz suchen, weil auch sie in Schrecken versetzt worden war. Für einen kurzen Moment tauchte die Erinnerung an die Türklingel in Selinas Kopf auf und dann plötzlich sah sie es. Zwei Männer in roten Jacken rollten eine fahrbare Trage in ihr Wohnzimmer und sofort fielen ihr die kräftigen Gurte ins Auge, die daran befestigt waren.

Selina schrie.

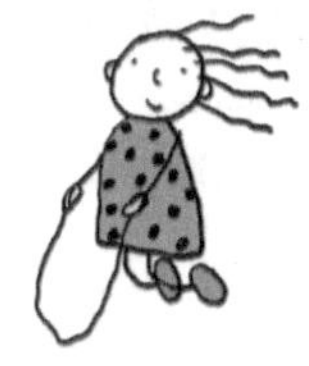

ACHTUNG, STOLPERSTEINE!

Der häufigste Stolperstein, also das, woran sich die meisten Menschen beim Lesen dieses Szenarios stoßen werden, ist, dass es tatsächlich gruselig ist. Es wurde schon mehrmals angesprochen, dass viele dazu neigen, negativen Gefühlen aus dem Weg zu gehen, weil sie sie als schädlich betrachten. Verdrängung von etwas, was gesehen werden will, kann die Folge sein. Viele meiner Klienten glauben zum Beispiel, darunter zu leiden, wenn irgendjemand in ihrer Umgebung negativ gestimmt ist, vielleicht sogar zum Jammern neigt. Dabei kann jede vermeintliche Unannehmlichkeit einen immensen Nutzen bergen, wenn man gewillt ist, ihn zu sehen, anstatt so zu tun, als hätte das, was einen da negativ berührt, gar nichts mit einem selbst zu tun.

Ich mag die Kraft, die Emotionen entfalten können. In jede Richtung. Ich mag es, die Vielzahl an Möglichkeiten zu spüren und keine davon von vornherein auszuschließen. Genauso wie ich es liebe, immer wieder Neues zu tun oder Altes auf neue Art. Ich bin sehr wachsam geworden und achte darauf, wo ich eingefahren bin und nach strikten Überzeugungen handle.

Und ich gebe zu: Auch ich musste mich bei diesem Fallbeispiel zunächst im Handeln ausprobieren. Ich hatte zuerst Stichpunkte ausformuliert. Was könnte passieren? Selina könnte gar kein Essen mehr vertragen, sie könnte gezwungen sein, wieder Medikamente zu nehmen, und vielleicht könnte sie sogar sterben, die Mutter könnte ihr die Verantwortung entreißen und das Kind entziehen.

Während ich das geschrieben habe, fiel mir auf, dass ich nichts dabei fühlte, es berührte mich nicht. Meine Finger juckten und ich wollte es anders schreiben. Doch ich hatte

Angst, dass es zu tiefe Gefühle wecken könnte. Und genau aus diesem Grund tat ich es. Also, aus diesen beiden Gründen. Um diese kraftvollen Gefühle zu wecken und mich meiner Angst zu stellen.

Denn das ist genau, worum es geht. Der Heilungsweg ist nicht immer angenehm und führt nicht zum Ziel, wenn du versuchst, Unannehmlichkeiten aus dem Weg zu gehen.

Doch was ist mit diesem Argument: „Der Heilungsweg ist unangenehm genug, da muss ich mir nicht auch noch grausige Geschichten ausdenken oder welche lesen!"?

Was, wenn dich diese Vorstellung klein hält, weil es in anderen Worten ausdrückt: „Das und das und das kann ich nicht aushalten"? Was, wenn es ein Ausdruck von einem starken Kontrollbedürfnis ist, das dich von Lebendigkeit und Gesundheit ein Stück weit abschneidet? Was, wenn der Heilungsweg einfach nur bunt ist und alles viel einfacher wird, wenn du nicht jede starke Regung als schädlich interpretierst? Was, wenn dir alle Aspekte des Lebens nützen könnten, wenn du es beschließt?

Erinnere dich bitte an folgende Regeln: Nr. 4 besagt, alles strebt nach Ausgleich. Wenn du dem Positiven nachläufst, wird dich das Negative irgendwann einholen. Lass alles zu und sorge selbst für eine gesunde Balance. In Nr. 8 steht, dass alle Gefühle gut sind, auch die negativen, und die Nr. 9 erinnert dich daran, dass im Spiel die allgemeinen Regeln gelten und nicht die von dir erdachten. Unter Nr. 11 kannst du schließlich nachlesen, dass dir nur schadet, was du als schädlich erachtest. Du kannst üben, hier freier zu werden, indem du dich genau mit den Bereichen auseinandersetzt, die du bisher gemieden hast. Und je starrer die Überzeugungen sind, die hinter dieser Meidung stehen, umso tiefer wird es dich heilen.

Ich glaube, dass Selinas Symptomatik ein Ausdruck eines starken Kontrollbedürfnisses ist. Sie grenzt sich ab und es fällt ihr schwer, sich tief auf Beziehungen einzulassen, weil sie Angst hat, in irgendeiner Form dadurch Schaden zu nehmen. Also zieht sie Erfahrungen in ihr Leben, die ihr bestätigen, dass es schwierig ist, mit anderen Menschen auszukommen. Auch auf eine tiefgehende Beziehung mit ihrer Nahrung will sie sich nicht einlassen. Etwas ganz an sich heranzulassen, sogar in ihr Inneres hinein, macht ihr Angst, und so baut sie körperliche Barrieren dagegen auf.

Obwohl sie die Kontrolle über ihr Leben längst an ihren Körper abgegeben hat, befürchtet sie, noch mehr Kontrolle zu verlieren. Ärzte und Medikamente machen ihr besonders große Angst, weil Ärzte sich selten von ihren Patienten sagen lassen, was sie tun sollen, und die Wirkung von Medikamenten kann Selina gar nicht einschätzen, dazu weiß sie zu wenig darüber. Ihre größte Angst geht also vermutlich in die Richtung, noch mehr Kontrolle zu verlieren oder sogar völlig ausgeliefert zu sein.

Ihre zweite große Befürchtung dreht sich wahrscheinlich um das Wohlergehen ihres Sohnes, darum, den Kontakt zu ihm gänzlich zu verlieren und sich vorwerfen zu müssen, als Mutter versagt zu haben.

Nun könnte man noch diskutieren, ob es im Worst-Case-Szenario richtig von Selinas Mutter war, die Verantwortung ganz zu sich zu nehmen. Blieb ihr überhaupt eine Wahl? Was meinst du dazu? Ich bin mir gar nicht sicher, ob man als Außenstehender hier überhaupt ein Urteil fällen kann.

Jedenfalls denke ich, dass es nur in absoluten Ausnahmefällen vertretbar ist, über den Kopf eines anderen Menschen hinweg zu entscheiden. Ebenso vertrete ich die Ansicht, dass eine nachhaltige Gesundung sehr viel Eigeninitiative erfordert und nicht allein durch die Verabreichung von Medikamenten erfolgen kann. Vorübergehend können sie jedoch manchmal hilfreich sein, sofern sie nicht die einzige Maßnahme bleiben.

Und noch ein letztes Mal die Erinnerung: All das Geschriebene entspricht meiner ganz persönlichen Interpretation. Wenn du Selinas Situation völlig anders eingeschätzt und eine Geschichte entworfen hast, die mit meiner nicht das Geringste zu tun hat, ist das genau perfekt.

Eines der wichtigsten Ziele des Spiels ist es, möglichst viele und möglichst verschiedene Szenarien zu erschaffen.

Kommen wir nun zum positiven Ausgang der Geschichte. Hier ein paar wenige, inspirierende Fragen zur Anregung deiner Fantasie:

- Was denkst du, was ein Mensch braucht, um alle ihm noch zur Verfügung stehenden Kräfte zu mobilisieren, um sich aus einer scheinbar ausweglosen Situation zu befreien?

- Wenn Selina deine Freundin wäre, was würdest du dann tun, um sie zu motivieren dranzubleiben?
Gibt es etwas, was du ihr zum Beispiel sagen oder schenken würdest?
Was glaubst du, was ihr sonst helfen könnte?
Versetz dich in sie hinein und erschaffe Figuren für deine Geschichte, die ihr genau das geben, was sie braucht.

Bevor du mit dem Schreiben beginnst, könnte es hilfreich sein, dir die Spielregeln Nr. 6 und Nr. 7 nochmal durchzulesen.

Hier kommt mein Happy-End. Die Abschlussbesprechung in der Art, wie du sie auf den vergangenen Seiten zum Worst-Case-Szenario vorgefunden hast, findest du auf Seite 75, das nächste Fallbeispiel beginnt auf Seite 83.

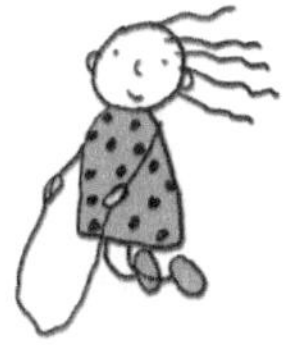

Ein Happy-End für Selina

Selina bereitete das Frühstück zu, für sich und die Jungs. Sebastian, Simons bester Freund, übernachtete schon das zweite Wochenende in Folge bei ihnen. Es war wegen Anton. Als sie die Paprika aufschnitt, musste Selina schmunzeln. Sie war ihr treu geblieben, die alte Freundin, auch wenn es längst nicht mehr ihre einzige war. Dazu kam frisches Obst auf den Tisch, Müsli, Brot, Butter, Käse und – weil Samstag war – für jeden ein weiches Ei von glücklichen Hühnern, die sie einmal in der Woche beim Bauern in der Nachbarortschaft holte. Immer noch war es ein erhebendes Gefühl für sie, Kontakte zu Menschen in der Umgebung zu haben. Es war etwas Besonderes, keine Selbstverständlichkeit. Nach der langen Zeit, in der sie die Wohnung kaum verlassen hatte und mit niemandem sprechen konnte, außer mit Simon und ihren Eltern, war schon ein kurzes Gespräch über die Hühner oder Anton ein Geschenk für sie. Und sie wusste, mit jedem Tag würde es noch mehr Geschenke in ihrem Leben geben. Sie war wieder auf der Spur, wusste, wo sie langwollte und dass sie irgendwann dort ankommen würde. Wann, war völlig nebensächlich, Vorfreude war schließlich die schönste Freude. Wichtig war nur, jeden Tag kleine Schritte auf ihre Ziele zuzugehen und an sich zu glauben. Sie freute sich auf das, was da noch kommen würde.

Am Mittwoch hatte sie ein Vorstellungsgespräch für einen Teilzeitjob im Sekretariat einer Ganztagsschule. Also keine Steuern mehr, dafür Büroarbeit, Anrufe entgegennehmen, Ansprechperson für Eltern, Lehrer und Kinder sein, Stundenpläne erstellen und die Schulbibliothek verwalten. So war es in der Stellenbeschreibung gestanden. Das hörte sich ja schonmal gut an. Wenn es ihr Platz war, würde es klappen. Es konnte kein Zufall sein, dass sie noch am selben Tag über diese Anzeige gestolpert war, als sie für sich beschlossen hatte, dass sie jetzt soweit war, wieder arbeiten zu wollen. Die Bewerbung zu schreiben, war ihr wirklich nicht leichtgefallen. Es war so lange her, dass sie das zuletzt getan hatte. Und trotzdem schien sie genau die richtigen Worte gefunden zu haben, denn nur drei Tage nachdem sie die E-Mail versandt hatte, kam die telefonische Einladung zu dem Gespräch, das jetzt bevorstand.

„In der heutigen Zeit grenzt es an ein Wunder, nach nur einer Bewerbung schon persönlich eingeladen zu werden", hatte ihre Mutter gesagt und natürlich hatte sie recht. Um ihre Nervosität im Zaum zu halten, versuchte Selina sich den ganzen Tag über einzureden, dass all das unglaublich gute Zeichen waren, aber sie war trotzdem ziemlich aufgeregt. Es war eine angenehme Aufregung, verbunden mit ganz viel Freude. Am meisten freute sie sich darüber, dass sie diesen Job wirklich haben wollte. Sie war motiviert und fühlte sich dem gewachsen, den halben Tag von vielen Menschen umgeben zu sein. So lange hatte sie sich gewünscht, dass ihre Tage wieder einen Sinn bekommen würden, doch die Angst, Situationen ausgesetzt zu sein, die sie nicht bewältigen konnte, womöglich in Gegenwart anderer zusammenzubrechen, war wesentlich größer gewesen. Schon die musternden Blicke der Fremden, in denen man deutlich die unausgesprochene Frage „Was ist denn mit der los?" lesen konnte, waren Grund genug für Selina gewesen, um jeglichen Kontakt zur Außenwelt bestmöglich zu meiden. Sie hatte sich so sehr für ihr Aussehen geschämt, auf das sie früher einmal so stolz gewesen war. Jetzt war sie es wieder. Sie hatte ihre schönen Hände wieder, ihre Hosen saßen dort, wo sie hingehörten, und ihr hübsches Gesicht hatte seine weichen Formen zurück. Irgendwann, vielleicht sogar schon bald, würde sie auch wieder eine Beziehung haben. Nicht einmal diese Vorstellung versetzte sie noch in Panik, sondern in angenehme Aufregung. Wenn sie ganz ehrlich war, schwärmte sie im Moment noch ein bisschen für Thomas, wie sie ihn insgeheim nannte. Offiziell war er natürlich Dr. Meltl für sie. Nicht, dass sie sich irgendwelche Hoffnungen machte. Thomas war verheiratet, hatte zwei Kinder im Kindergartenalter und hatte ihr nie auch nur den kleinsten Anlass gegeben zu glauben, dass sie mehr als eine Patientin für ihn war. Und auch wenn er hundertmal Single wäre, ihr Verstand sagte ihr, dass es nicht die beste Idee wäre, eine Partnerschaft mit einem Mann einzugehen, der sie in dem Zustand kennengelernt hatte, in dem sie sich vor einem Jahr befand, als sie sich zum ersten Mal begegneten.

Erst war sie damals geschockt gewesen. Schließlich rechnete sie bei ihrem monatlichen Kontrolltermin beim Hausarzt nicht damit, im Sprechzimmer einem Mann wie Thomas gegenüberzusitzen.

„Wo ist Dr. Heller?", fragte sie in durchaus pampigem Tonfall. Sie war sauer, weil sie nicht darüber informiert worden war, dass ihr Arzt nicht da war. Hätte sie es gewusst, hätte sie den Termin abgesagt. Naja, oder besser gesagt, hätte sie geahnt, einem völlig Fremden gegenüberzusitzen, noch dazu einem so hübschen Fremden, hätte sie sich zumindest die Haare gemacht und ein wenig geschminkt, auch wenn das ihre Attraktivität nicht wesentlich gesteigert hätte.

„Ich vertrete ihn heute." Eine ausführlichere Erklärung gab es nicht.

Na toll, man zeigt sich selbstbewusst. Das kann ja was werden.

Es wurde tatsächlich was. Ein Gespräch, das fast vierzig Minuten dauerte. Zweimal meldete sich die Sprechstundenhilfe über die Gegensprechanlage, um nachzufragen, ob Dr. Meltl Hilfe bräuchte. Ein freundlicher Versuch, ihn darauf aufmerksam zu machen, dass es in der Praxis von Dr. Heller unüblich war, so viel Zeit mit einer Patientin zu verbringen, während etliche andere draußen warteten.

Doch Thomas war nicht aus der Ruhe zu bringen. Er begnügte sich nicht damit, ihr Gewicht zu kontrollieren, ihr eine Vitaminspritze zu verabreichen und besorgt den Kopf zu schütteln. Er war der Erste in all der Zeit, der sie behandelte wie einen völlig normalen Menschen, erst im Gespräch mit ihm wurde ihr das so richtig bewusst. Alle anderen gingen mit ihr um wie mit einem rohen Ei, so als fürchteten sie ständig, Selina könnte beim ersten falschen Wort einen Tobsuchtsanfall oder einen Heulkrampf bekommen. Und – die nächste Erkenntnis traf sie noch viel schmerzhafter – das mit gutem Grund. Oft genug benahm sie sich tatsächlich wie ein wandelndes Pulverfass, vor allem ihren Eltern gegenüber, und offensichtlich war ihr das anzusehen. Sie musste eine wirklich beeindruckende Ausstrahlung haben.

Dr. Meltl war jedenfalls nicht beeindruckt und erklärte ihr freundlich, aber doch sehr bestimmt, dass es völlig normal war, dass sie mittlerweile überhaupt nichts mehr vertrug. Aus diesem Zustand würde sie nur herauskommen, wenn sie baldmöglichst durch die Schmerzen hindurchgehen würde, die ihr Körper bei der Verabreichung ungewohnter Nahrungsmittel produzierte. Sie könnte nur überleben, wenn sie umgehend damit beginnen würde, ihren Speiseplan sukzessive in ganz kleinen, aber beständigen Schritten zu erweitern. Sie sollte vorab ihre Mutter bitten, sie zu unterstützen, wenn sie vor Schmerzen nicht aufstehen könnte, und sich auch schon von vornherein auf die Abwehrreaktionen einstellen. Es gäbe keinen anderen Weg.

Als sie ihm von ihrem Plan erzählte, sich in der Spezialklinik in schlafendem Zustand künstlich ernähren zu lassen, nahm er ihr mit zwei Sätzen auch diese letzte Hoffnung auf eine einigermaßen bequeme Lösung: „Ja, das wird kurzfristig Ihr Körpergewicht erhöhen, doch wenn Sie nach Hause kommen, stehen Sie vor dem gleichen Problem wie jetzt. Sie werden nicht drumherum kommen, sich Ihren Ängsten zu stellen."

Als ihre Mutter Selina an diesem Tag wieder zu Hause abgesetzt hatte, musste sie erst einmal ausführlich ihre Gefühle und Gedankengänge ordnen. Auch wenn sie es nicht gerne zugab, sie wusste, dass es stimmte, was der Arzt gesagt hatte. Jedem anderen wäre sie jetzt wahrscheinlich böse gewesen, doch das wollte ihr nicht gelingen. Dr. Meltl war so nett und er schien sie wirklich für voll zu nehmen.

Schließlich beschloss sie, es ein letztes Mal zu versuchen. Sie räumte sich einen Zeitrahmen von sechs Wochen ein, währenddessen sie alles genauso machen wollte, wie der Arzt es ihr geraten hatte. Ganz ohne Abstriche und egal, wie ihr Körper darauf reagierte. Wenn sich nach diesen sechs Wochen erste Fortschritte zeigen würden, würde sie weitermachen, und wenn nicht, hätte sie es wenigstens noch einmal probiert, bevor sie endgültig kapitulierte. Schließlich hatte sie absolut nichts zu verlieren. Ja gut, im schlimmsten Fall könnte sie einen allergischen Schock bekommen und daran sterben, doch wenn sie es nicht probierte, würde sie in absehbarer Zeit auf jeden Fall sterben.

Am nächsten Tag erzählte sie ihrer Mutter von ihrem Vorhaben, die sich unglaublich darüber freute, zu ihrer eigenen Beruhigung aber auch noch einmal bei Dr. Meltl anrief, um von ihm persönlich zu hören, dass Selinas Plan Hand und Fuß hatte. Natürlich versprach sie ihrer Tochter, dass sie sie zu jeder Tages- und Nachtzeit anrufen könnte, und sie zog gleich los, um Selinas Lebensmittelvorräte ein Stück weit aufzustocken. Noch am selben Abend kochte Selina sich eine Kartoffel und aß eine kleine Scheibe davon gemeinsam mit ihrem Gurken-Paprika-Toast. Genauso hatte Dr. Meltl es ihr geraten: Ja nicht zu viel auf einmal ändern und zum Beispiel sofort eine komplette

Mahlzeit aus einem bisher ungewohnten Lebensmittel zu sich nehmen. Und tatsächlich war das einer von den Fehlern gewesen, die sie in der Vergangenheit oft gemacht hatte. Ein zweiter war der, sofort nach dem Essen mit der lückenlosen Beobachtung zu beginnen, wie ihr Körper denn nun darauf reagierte, und zwar mit dem ständigen Gedanken im Kopf: „Hoffentlich passiert nichts. Hoffentlich geht alles gut."

Auch darüber hatten sie in der Praxis gesprochen und der junge Arzt hatte hier einen ganz anderen Ansatz: „Ihr Körper weiß schon, was er tut. Übergeben Sie ihm die Verantwortung und lassen Sie ihn machen." Das hörte sich ja gut an, allerdings hatte Selina zunächst nicht die geringste Idee gehabt, wie das in der Praxis aussehen könnte. Doch sie hatte verstanden, dass sie sich möglichst anders verhalten sollte als bisher. Also betete sie sich immer dann, wenn die Angst wieder kam und sie merkte, dass sie in die ängstliche Beobachtung ging, selbst vor: „Ich lasse meinen Körper machen, der macht das schon, ich bin voller Vertrauen", und all sowas in der Art. Und auch, wenn sie sich selbst anfangs kein Wort glaubte und ihre Gefühle sie Lügen straften, irgendwann zeigte sich tatsächlich eine Wirkung und sie wurde gelassener. Obwohl sie ihre Gedanken zunehmend unter Kontrolle brachte und sie nur ganz langsam und ohne Eile die Menge an zusätzlichen Nahrungsmitteln erhöhte, bewahrte sie das nicht davor, immer wieder Phasen mit schlimmen Schmerzen durchstehen zu müssen. „Diese sechs Wochen bleibe ich da dran, komme, was da wolle", war in solchen Fällen der Satz, den sie dann beständig zu wiederholen begann. Ihre Sturheit, die man ihr früher oft vorgeworfen hatte und die in den letzten Jahren einer völligen Resignation gewichen war, war plötzlich wieder da und leistete ihr gute Dienste.

Nach Ablauf der sechs Wochen war noch längst nicht alles ausgestanden, doch sie hatte ganze zweieinhalb Kilo zugenommen, konnte problemlos gekochte Kartoffeln und Karotten essen und war gerade dabei, ihren Körper an in Wasser eingeweichte Haferflocken zu gewöhnen. Das waren ganz klare Verbesserungen und die Vereinbarung hatte schließlich gelautet, dass sie nur dann aufgeben würde, wenn alles beim Alten bliebe. Das Weitermachen fiel ihr immer weniger schwer.

Nach acht Monaten fühlte sie sich nahezu völlig gesund und sie konnte fast alles problemlos essen. Heute, weitere vier Monate später, konnte sie kaum beschreiben, wie stolz sie war, aus ihrer so ausweglos scheinenden Situation aus eigener Kraft herausgestiegen zu sein. Sie fühlte sich frei und vielleicht sogar auf eine Art unbesiegbar. So, als ob ihr nichts mehr passieren könnte. Sie wusste jetzt, dass sie viel stärker war, als sie es sich je zugetraut hätte, und dass sie diese Stärke immer wieder aktivieren konnte, wenn es notwendig werden sollte. Und sie hatte erfahren, dass da auch ganz viel Hilfe aus dem Außen war. Nachdem ihr so viele Jahre lang scheinbar keiner helfen konnte, konnte sie sich rückblickend eingestehen, dass sie selbst nicht bereit gewesen war. Sie hatte nicht nach Hilfe gesucht, sondern nach Rettung, nach einem Ausweg, um die eigenen Grenzen nicht durchbrechen zu müssen.

Als ihr wertvollster Begleiter, neben ihrer Mutter und Dr. Meltl, hatte sich Anton erwiesen. Er ließ ihr keine Wahl. Egal, wie sie sich fühlte, mit ihm musste sie morgens und abends eine Stunde nach draußen gehen, und nach der beinahe täglichen anfänglichen Überwindung machte ihr das jedes Mal dann doch genauso viel Freude wie dem kleinen Hund. Eigentlich war Anton ihr Geschenk an Simon gewesen, die Erfüllung seines langjährigen Wunsches, mit der sie ihm sein Zuhause wieder schmackhaft machen und ihn für die Schwere der vergangenen Jahre entschädigen wollte. Sie hatte nicht gedacht, dass das Tier sie selbst so verzaubern würde. Neben ihm konnte man einfach nicht niedergeschlagen sein, weil er einen mit seinen kreativen Ideen immer zum Lachen brachte und er wie ein Tornado durch die Wohnung fegte.

Es schien, als hätte sich alles zum Guten gefügt, genauso, wie früher immer alles irgendwie schlecht ausgegangen war, und doch wusste Selina, dass es kein Zufall war. Es war ihre Entscheidung gewesen, die diese Wendung bewirkt hatte. Die Entscheidung, den Weg mitten durch die größte Angst zu nehmen, anstatt weiter nach Umwegen zu suchen.

„Mama, können wir heute mit Sebastian in den Klettergarten gehen?"

„Mein Papa und ich fahren dort immer hin, es ist überhaupt nicht gefährlich!" Die beiden Jungs waren in die Küche gekommen und hatten es jetzt eilig, ihr ihre Pläne zu unterbreiten.

Da war sie also schon, die nächste Herausforderung. Denn in luftiger Höhe herumzuklettern, gehörte ganz bestimmt nicht zu ihren Lieblingsbeschäftigungen.

Die alte Selina hätte jetzt „Vielleicht ein andermal" gesagt, doch die gab es nicht mehr.

„Ja, warum eigentlich nicht?", antwortete sie und biss in ihr Käsebrot.

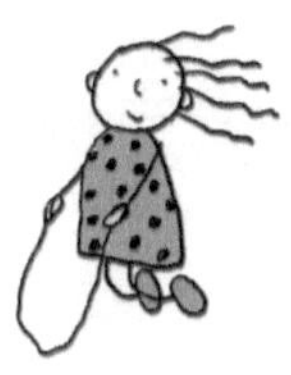

Achtung, Stolpersteine!

Um herauszufinden, mit welchen Stolpersteinen meine Leser bei diesem Happy-End konfrontiert sein könnten, brauche ich mich nur in mein altes Ich von vor etwa 15 Jahren hineinzuversetzen. Mit Sicherheit hätte ich mich nicht daran gemacht, einen eigenen Fortgang der Geschichte zu schreiben. Heute ist es mir fast ein wenig peinlich, es zuzugeben, doch ich will ganz ehrlich zu dir sein: Ich wäre darüber erhaben gewesen. Ich hätte besser gewusst als die Autorin, dass diese Vorgehensweise überhaupt keinen Sinn ergibt. Und, nachdem mir auf Anhieb sicher keine Lösung eingefallen wäre, hätte ich meine wertvolle Zeit nicht damit verschwendet, mir darüber Gedanken zu machen, sondern ich hätte lieber gleich das Totschlagargument aus der Tasche gezogen: „Was soll es da für eine Lösung geben? Das geht sowieso schlecht aus."

Du kannst dir nicht vorstellen, wie froh ich bin, dass ich heute ein wenig anders ticke. Manchmal bin ich immer noch versucht, bei praktischen Übungsvorschlägen in Büchern oder Onlineprogrammen einfach weiterzublättern – oder eben zu klicken – vor allem dann, wenn ich auf den ersten Blick der Meinung bin, mit diesem Thema hätte ich mich schon ausführlich auseinandergesetzt.

Doch weil ich eine gewisse Disziplin zu schätzen gelernt habe und ich mich auch selbst freue, wenn meine Leser die Übungen machen, die ich ihnen vorschlage, lasse ich mich inzwischen gewohnheitsmäßig auf alles ein. *Ein paar Zeilen kann man immer schreiben,* mit diesem Gedanken starte ich und genau nach diesen paar Zeilen findet die Übung keineswegs ihr Ende, sondern sie wird zum Selbstläufer. Jedes Mal schreibe ich wesentlich mehr, als ich zunächst gedacht hätte, und jedes Mal finde ich etwas Neues über mich heraus, selbst dann, wenn ich mich erst kürzlich mit einer ähnlichen Fragestellung beschäftigt habe. Außerdem habe ich lernen dürfen, dass genau die Übungen, gegen die ich ganz spontan einen inneren Widerstand empfinde, sich in der Regel als besonders interessant entpuppen.

Über die Ausrede „Mir fällt wirklich nichts ein" oder „Hier gibt es keine Lösung" braucht man gar nicht allzu viele Worte zu verlieren. Sollte dir tatsächlich etwas Derartiges in den Sinn gekommen sein, gehe ich davon aus, dass du auch in anderen Situationen deines Lebens bisweilen vor verschlossenen Türen stehst. Nämlich vor Türen, die du dir selbst durch dein Denken verschlossen hast. Deine gehirninternen Suchmaschinen werden sicher nicht weiter nach einer Lösung suchen, wenn du von vornherein ausschließt, dass es eine geben kann. Demzufolge wirst du auch keine erblicken können und was, wenn es wirklich wichtig gewesen wäre, eine zu finden? Und wenn du jetzt sagst: „Keine Angst, wenn es wirklich wichtig ist, dann such ich schon danach", sage ich dir ganz offen: Ich glaube dir kein Wort. Denn Gewohnheiten hat man oder man hat sie nicht. Wenn man die scheinbar unwichtigen Kleinigkeiten des Alltags nicht zum Üben nützt, wird man in bedeutsamen Situationen nicht über die notwendigen Kompetenzen verfügen. Jemand, der schon bei kleinen Widerständen die Flinte ins Korn wirft, wird nicht hoch konstruktiv handeln, wenn es um etwas Bedeutsames geht. Abgesehen davon weiß man doch immer erst hinterher, ob etwas wichtig ist oder nicht. Wenn du bisher schnell im Abwinken warst, spür dich doch einmal ein, wie es sich anfühlt, dir folgende Überzeugungen zuzulegen: „Mir fällt immer etwas ein, selbst dann, wenn allen anderen nichts mehr einfällt."

Wäre es nicht cool, jemand zu sein, der so denkt und handelt? Oder wie wäre es mit diesem Glaubenssatz: „Es gibt immer eine Lösung. Wenn´s ein bisschen knifflig ist, macht's umso mehr Spaß, eine zu finden."?

Nur du entscheidest, worauf du dich programmierst und welche Art von Erlebnissen in deinem Leben vorherrschen.

Doch zurück zu meinem ganz persönlichen alten Ich. Beim Durchlesen eines solchen Happy-Ends, hätte ich mit absoluter Sicherheit gesagt: „Ja, genau, weil es so einfach ist. Alles überhaupt kein Problem, ich weiß. Tolle Geschichte, seeehr realistisch." Möglich, dass ich sogar das Buch gleich weggelegt hätte. Wer weiß denn, ob so konstruktiver Scheiß womöglich auch noch abfärbt? Man müsste ja befürchten, anschließend die Welt selbst rosarot zu sehen. Was für ein Unfug! Das Leben ist ein Kampf und meines ganz besonders.

Ganz ehrlich: Gehörst auch du zu den Menschen, die es sich manchmal lieber ein bisschen schwer machen? Nur nicht zu viel erwarten, lieber alles ganz pessimistisch angehen, sonst fliegt man nur höchst schmerzhaft auf die Nase. Schön den Ball flach halten.

Wenn ja, dann nimm es zur Kenntnis und verurteile dich nicht. Erinnere dich daran, dass das hier nur ein Spiel ist. Mit dem einzigen Ziel, möglichst viele Lösungen für einen Fall zu finden, der mit dem echten Leben gar nichts zu tun haben muss. Ich habe dir ja gesagt, du darfst gerne auch den Prinzen auf dem weißen Pferd schicken. Es macht mir nicht das Geringste aus, wenn du findest, dass das hier Märchenstunde ist. Dann lass dich eben auf eine Märchenstunde ein, du schaust dir doch sicher auch bisweilen Filme mit fantasievollen Handlungselementen an. Und darüber, dass es gar nicht leicht ist abzuwägen, was denn nun realistisch ist und was nicht, haben wir ja auch schon gesprochen. Du wirst sicher nicht behaupten, dir wäre noch nie etwas widerfahren, was du davor nicht für möglich gehalten hättest.

Denk wie immer auch an Regel Nr. 9, sie ist wirklich wichtig. Du wirst dich nicht weiterentwickeln, wenn du alles auf deine Art angehst, die sich zwar sicher in vielen Bereichen bewährt hat, dir in anderen aber auch deutlich deine Grenzen aufweist.

Für die ohnehin ganz besonders Offenen unter euch hätte ich auch noch eine inspirierende Überzeugung anzubieten: „Mein Leben ist voller Wunder.“

Wenn sie dir gefällt, eigne sie dir einfach an.

Ein weiterer Stein, über den du möglicherweise stolpern könntest, ist dein Urteil. Es mag vielleicht den einen oder anderen geben, der sich denken könnte, dass Selina spinnt und sich das alles nur einbildet. Und ganz ehrlich, nachdem ich mit meinem eigenen Körper schon ziemlich viel Interessantes erlebt habe und ich nun schon sehr lange Klienten mit chronischen Beschwerden betreue, wäre ich die Letzte, die abstreiten würde, dass man sich Symptome einbilden kann beziehungsweise dass sie sich eklatant verschlimmern können, wenn man sie in den Fokus der eigenen Aufmerksamkeit stellt. Umgekehrt konnte ich schon oft beobachten, wie massiv sich ein fester Entschluss, aus der Krankheit auszusteigen, umgehend auf das körperliche Befinden auswirken kann.

Dennoch bitte ich dich um den Respekt, anzuerkennen, dass das, was Menschen erleben, deren Realität ist. Auch dich selbst bringt es weiter, dir einzugestehen, dass alles, was du an anderen verurteilst, in irgendeiner Art mit dir zu tun hast. Das, was dich stört, trägst du sehr wahrscheinlich mit dir selbst herum, wenn auch vielleicht in einem ganz anderen Grad und einem anderen Lebensbereich. Denkst du dir zum Beispiel: *Warum stellt die sich denn so an?*, ist es sehr wahrscheinlich, dass es bei dir aktuell auch etwas gibt, wo du nicht die Fortschritte machst, die du dir wünschen würdest.

Noch wichtiger könnte es sein, zu wissen, dass dich das, was du als negativ bewertest, verfolgen wird. Wer von uns hat zum Beispiel noch nicht erfahren, dass genau die Charakterzüge, die wir von unseren Eltern partout nicht übernehmen wollten, sich ganz unauffällig, doch massiv bei uns festsetzen? Das hängt mit der Polarität zusammen. Wenn du ganz verbissen in einer bestimmten Richtung unterwegs bist, wirst du verursachen, dass das Pendel früher oder später auch in die Gegenrichtung ausschlägt.

Eine weitere Gesetzmäßigkeit, von der du sicher auch schon gehört hast, ist die, dass nur Akzeptanz und Liebe etwas Unerwünschtes aufzulösen vermögen. Wenn du also etwas verurteilst, was auch ein ungeliebter Teil von dir selbst ist, dann nagelst du dich genau dadurch noch ein Stück mehr darin fest.

Probier bitte einfach einmal aus, was es mit dir macht, ganz ohne Bewertung der einzelnen Persönlichkeiten, eine Lösung für ihre Probleme zu zeichnen. So als würdest du im Rahmen deines Berufes einen dringenden bezahlten Auftrag erledigen. Du würdest dich dann in den Kunden einfühlen, jedoch nicht, um über ihn zu urteilen, sondern um herauszufinden, was die beste Lösung für genau diesen Menschen ist, der anschließend ja nach Möglichkeit dein Unternehmen weiterempfehlen sollte.

Was braucht ein Mensch, um all seine Kräfte zu mobilisieren und sich auch über Hindernisse auf dem Heilungsweg hinwegsetzen zu können?

Nach meiner Erfahrung ist das eine echte Zukunftsperspektive. Ein wirklich guter Grund, noch weiterleben zu wollen. Die medizinische Diagnose scheint wesentlich weniger wichtig zu sein, als man gemeinhin annimmt. Ich habe schon etliche Menschen genesen sehen, denen die Medizin nur noch wenige Lebenswochen eingeräumt hat, und andere, die sich eben noch jung und gesund fühlten und – zum Beispiel nach einer unerwarteten Diagnose – innerhalb kürzester Zeit verfallen und gestorben sind. Erstere hatten entweder Menschen in ihrem Leben, die sie über alles liebten, ausstehende Ziele, die sie unbedingt erreichen wollten, oder eine Aufgabe, die ihnen wichtiger war als das eigene Leben.

Von außen kann man jemandem wie Selina aus meiner Sicht am besten helfen, wenn man nicht mit hineinspringt in das schwarze Loch. Es ist gut, Verständnis für die Lage zu übermitteln, aber auch die Haltung: Ich glaube an dich. Ich weiß, dass du das schaffst, du hast diese und jene Fähigkeit, die dir helfen wird, all das zu überstehen. Ungefragte Ratschläge zu erteilen, habe ich mir komplett abgewöhnt. Und wenn mich jemand stundenlang anjammert und gerade nicht offen für Lösungen zu sein scheint, dann akzeptiere ich das. Das heißt nicht, dass ich das über Wochen und Monate immer wieder über mich ergehen lasse, aber manchmal muss einfach auch gejammert werden. Da ist es dann schön, ein Gegenüber zu haben, das nicht mit klugen Ratschlägen um sich wirft, sondern einfach ausstrahlt: „Ich verstehe dich." Was ich immer versuche vorzuleben – egal ob ich einem Kranken gegenübersitze oder nicht – ist, dass das Leben wundervoll ist und dass alles möglich ist, wenn man nur daran glaubt. Indem ich es mir zu einem meiner liebsten Hobbies gemacht habe, mich über meine eigenen Grenzen hinwegzusetzen, kann ich vielleicht für die Menschen in meiner Umgebung einen Windschatten schaffen.

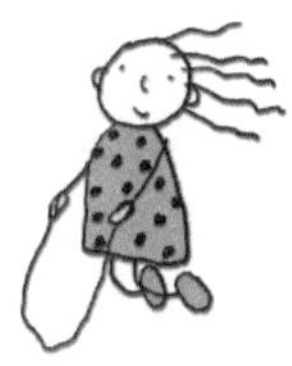

ZUSÄTZLICHE SPIELAUFGABEN:

- Konntest du spüren, wie viel Kraft es entfalten kann, ein Worst-Case-Szenario zu zeichnen? Und kannst du dir vorstellen, diese Praxis auch auf deine eigenen Herausforderungen zu übertragen? Es wird dir helfen, dir alle unbewussten Ängste bewusst zu machen, und dir zudem ein starker Motivator dafür sein, alles in die Waagschale zu werfen, damit es nicht zum Worst-Case kommt.

- Was kann dich auch dann aufbauen, wenn es dir richtig mies geht? Wobei kannst du dich wieder ganz auftanken und wie oft tust du das?

- Was für Möglichkeiten siehst du, etwas davon fix in deine täglichen Abläufe zu integrieren?

- Erkennst du irgendwelche Gemeinsamkeiten zwischen dir und Selina oder Bereiche, in denen du ganz gegenteilig veranlagt bist als sie?
Wenn ja, welche?

- Versuche künftig, dich in all deinen kleinen und großen Problemsituationen nicht zu lange mit Herumlamentieren darüber, was dir nicht gefällt, aufzuhalten, sondern dir stattdessen zu überlegen, welchen Fortgang du dir wünschen würdest.
Was kannst du tun, um die erwünschte Entwicklung zu unterstützen?

DER FALL KERSTIN

„Einfach weiteratmen, es kann dir gar nichts passieren. Alles ist gut. Gleich geht es vorbei. Du kennst das schon, das geht vorbei." So oft sie die Sätze auch wiederholte, sie konnte kein Wort von dem glauben, was sie da leise vor sich hinbetete. Ihr ganzer Körper zitterte, weil sie spürte, wie ihr Herz raste. Sie hatte das Gefühl, schwer Luft zu bekommen, und in ihrem Bauch gurgelte es verdächtig. Wahrscheinlich würde gleich wieder der Durchfall einsetzen. Das war auch kein Wunder, denn schon jetzt machte sie sich im wahrsten Sinne des Wortes in die Hose.

„Ihr Herz ist gesund, Frau Kirner, Sie leiden unter Panikattacken", hatte der Kardiologe gesagt, zu dem sie ihr Hausarzt verwiesen hatte. Doch das war ein schlechter Trost, nach acht Jahren mit diesen Beschwerden. Im Durchschnitt etwa fünfmal am Tag brach so ein Anfall völlig ohne Vorwarnung über sie herein, sodass sie ihren Körper ununterbrochen beobachtete und sich nur noch sehr halbherzig anderen Dingen widmen konnte. Trotzdem funktionierte sie. Irgendwie gelang es ihr, Haus und Garten zu versorgen und täglich aufs Neue die vier Stunden im Büro hinter sich zu bringen. Um alles in der Welt wollte sie vermeiden, dass in der Firma irgendjemand erfuhr, was mit ihr los war. Sie schämte sich, umso mehr, weil sie noch nicht einmal sagen konnte, dass ihr tatsächlich etwas fehlte. Die Diagnose „Panikattacken" würde ihr Ansehen unter den Kollegen mit Sicherheit nicht fördern. Wer so etwas hatte, war doch nicht ganz richtig im Kopf.

„Du bist hysterisch!" Ein einziges Mal hatte ihr Mann in einem heftigen Streit ausgesprochen, was er offensichtlich wirklich über sie dachte, und die Worte hallten beständig in ihr nach. Zugegeben, er hatte es nicht ganz leicht mit ihr. Gemeinsame Unternehmungen, wie zum Beispiel neulich die Grillparty, konnte er auch nicht mehr genießen, weil jede Abweichung vom normalen Alltag für Kerstin mit Aufregung verbunden war und mit nahezu hundertprozentiger Wahrscheinlichkeit dazu führte, dass das Herzrasen wieder einsetzte. Dann hatte auch Thomas damit zu tun, die Lage im Griff zu behalten, ihr abwechselnd beizustehen oder für sie einzuspringen, wo es notwendig war, und gleichzeitig nach außen vorzugeben, es wäre alles in bester Ordnung.

Eigentlich sollte er besser wissen als jeder andere, dass es das Letzte war, was sie wollte, anderen eine Last zu sein und als hysterisch betrachtet zu werden. Sah er denn nicht, wie sehr sie sich bemühte, trotzdem alles am Laufen zu halten?

Johanna hatte nie Derartiges zu ihr gesagt. Sie war stets lieb zu ihr, doch Kerstin spürte, dass auch sie sie nicht verstand. Sie war wie ihr Vater von äußerst robuster Gesundheit und niemals schlecht gelaunt. Mit ihren neunzehn Jahren hatte sie bereits ein unglaubliches Talent, aus jeder Situation das Beste zu machen und zu erreichen, was sie wollte, wenn auch manchmal mit dem einen oder anderen Umweg. Nicht dass ihr die Dinge zufielen, sie arbeitete hart dafür. Das tat Kerstin auch, nur dass sich das Leben bei ihr immer etwas einfallen ließ, um ihr Steine zwischen die Beine zu werfen. Auch sie hatte große Ziele gehabt, doch nach dem Studium war sie schnell schwanger geworden, und gerade als Johanna so alt war, dass sie ihre Mutter nicht mehr ständig brauchte, waren die Beschwerden aufgetaucht. Jetzt war sie Ende vierzig und hatte es nicht weiter gebracht als bis zu einem Halbtagsjob im Büro, für den sie weit überqualifiziert war. Doch es wäre utopisch gewesen, in ihrem Alter ganz ohne Berufserfahrung auf eine Anstellung in ihrem Beruf als Innenarchitektin zu hoffen. Abgesehen davon hätte sie in ihrem Zustand ohnehin nicht die Kraft, alles zu geben. Sie hasste es, gefragt zu werden, was sie denn beruflich machte, und sie antwortete stets auf die gleiche Weise: „Ich habe Innenarchitektur studiert, aber derzeit bin ich im Büro." Doch wenn sie ganz ehrlich war, war dies nur eine von vielen Situationen in ihrem Leben, in denen sie sich insgeheim schämte – für das, was sie war und was sie fühlte. Warum konnte sie nicht einfach zufrieden sein? Sie hatte einen lieben und erfolgreichen Mann, eine Tochter, auf die man wirklich stolz sein konnte, ein wunderschönes Haus mit Garten, einen netten Freundeskreis, sie musste sich keine Sorgen um Geld machen und ihr Job war vielleicht kein Traumjob, aber er war absolut okay. Die Kollegen waren nett, die Bezahlung stimmte und sie musste sich dort nicht verausgaben. Sie war reflektiert genug, um zu wissen, dass ihre Beschwerden zumindest unter anderem auch damit zu tun hatten, dass sie nicht glücklich war. Während ein Teil von ihr darüber schimpfte, dass da so viel war, wofür man dankbar sein könnte, war da auch ein anderer, der sich nicht mit Halbherzigkeiten abfinden wollte. Da war kein inneres Feuer mehr, alles war lauwarm und es gab niemanden, mit dem sie sich wirklich verbunden fühlte. Ihr Mann war nett und freundlich, doch sie spürte, dass er von ihren Beschwerden überfordert war und einfach nur hoffte, dass sie eines Tages genauso unerwartet verschwinden würden, wie sie aufgetaucht waren. Ihre Gespräche verliefen oft im Sand. Wenn sie ihm von einem Problem erzählte, schien er stets eine Lösung parat zu haben, mehr noch, er schien gar nicht zu verstehen, worin ihr Problem überhaupt bestand. Entweder kam er sofort mit einem Ratschlag um die Ecke oder er wurde direkt aktiv und nahm ihr die Angelegenheit ab. Kerstin hätte viel darum gegeben, wenn er ihr zumindest gelegentlich einmal nur zugehört und etwas in der Art wie „Oh, mein Gott, das ist ja wirklich großer Mist" gesagt hätte. Was er über ihre Beschwerden dachte, wusste sie ja jetzt. Wahrscheinlich war er der Meinung, sie könne einfach damit aufhören, wenn sie es nur genug wollte.

Von sich selbst erzählte er selten, zumindest nichts Weltbewegendes. Er berichtete von den Projekten in seinem Job, was er weiterhin plante und davon, wie es den Mitarbeitern ging, die sie auch kannte. Doch von seinen Gefühlen sprach er nicht. Hatte er denn gar keine Emotionen, gab es nichts, was ihn belastete? Vertraute er ihr nicht oder wollte er sie schonen? Wenn sie darüber nachdachte, fand sie es irritierend, dass sie die Antworten auf all diese Fragen nicht wusste. Sie konnte nicht behaupten, dass sie den Mann, mit dem sie seit fast 21 Jahren verheiratet war, wirklich gut kannte.

Auch Johannas Probleme schienen - wenn überhaupt - ausschließlich praktischer Natur zu sein, mit emotionalen Auf und Abs hatte sie nicht zu kämpfen. Einmal hatte sie für etwa ein Jahr einen Freund gehabt, doch im Gegensatz zu dem, was Kerstin in diesem Alter erlebt hatte, war die Verbindung der beiden völlig unkompliziert. Nicht einmal die Trennung hatte ihre Tochter sichtbar aus der Bahn werfen können, und nach wie vor pflegten die beiden jungen Leute freundschaftlichen Kontakt. Und wenn Kerstin wieder um ihr Leben bangte, war Johanna die Ruhe selbst: „Es ist alles ok, Mama. Gleich ist es wieder vorbei."

Sei nicht ungerecht! Was wärst du ohne die beiden? Wäre es dir lieber, sie würden durchdrehen vor Angst? Klar, dass dieser Gedanke sofort um die Ecke kam. Nur ja immer schön anständig bleiben und nichts Böses über andere denken. Auch das war typisch für Kerstin und ihre hohen Ansprüche an sich selbst. Und wenn sie ganz ehrlich war, war da fast so etwas wie Neid. Wie gerne hätte sie ihr Leben auch so leicht genommen wie ihr Mann und ihre Tochter. Natürlich war sie froh, dass die beiden glücklich waren, doch gleichzeitig wurde sie selbst dadurch zu so einer Art Störfaktor in der Familie. Sie war die Spaßbremse und das tat weh. Sie wünschte sich nichts mehr, als einfach wie die anderen zu sein oder zumindest, dass da irgendjemand wäre, der nachvollziehen konnte, wie es ihr ging. Ihr großer gemeinsamer Bekanntenkreis wusste zum Großteil gar nicht, was mit ihr los war, auch wenn der eine oder andere sicher einen Verdacht hatte, dass irgendetwas nicht stimmte. Nur ihre beste Freundin Silvia, die sich neuerdings für Esoterik interessierte, war informiert und vertrat die Meinung, sie solle nicht in erster Linie nach Methoden suchen, um ihre Beschwerden loszuwerden, sondern stattdessen daran arbeiten, ein glücklicher Mensch zu werden. Natürlich hatte sie recht, doch was sollte sie ändern, wenn eigentlich alles gut war. Nur mit ihr stimmte irgendetwas nicht, doch sie kam nicht drauf, was es war. Es fühlte sich an, als wäre sie im falschen Film. Das Leben hatte sich geirrt, sie in einer völlig falschen Lebenskulisse abgesetzt und nun konnte sie schauen, wie sie damit zurechtkam. Und natürlich hatte das Gefühl, nicht dazuzugehören, nicht erst in ihrer Ehe begonnen. Ihre Kindheit in einem Elternhaus, in dem der Vater ein beliebter Arzt im Ort war und die Mutter seine Praxis managte, verlief ganz ähnlich. Alle waren beschäftigt, der Austausch beschränkte sich in erster Linie auf Gespräche über die Organisation des Alltags und dabei war man entweder glücklich und zufrieden oder gab nach Kräften vor, es zu sein. Auch Kerstins drei Jahre älterer Bruder passte perfekt ins Bild. Mit der wenigen Aufmerksamkeit, die die Eltern den Kindern zur Verfügung stellen konnten, kam er gut zurecht und lernte dabei, sich selbst anzuleiten. Er glänzte stets mit guten Noten, verfügte über einen großen Freundeskreis und sein Verhältnis zu den Eltern war ungetrübt. Schließlich studierte er Medizin und trat mit Mitte zwanzig in die Praxis ein, die er inzwischen allein weiterführte, nachdem sich der Vater vor vier Jahren zur Ruhe gesetzt hatte. Kerstin dagegen hatte sich immer einsam gefühlt und darunter gelitten, dass die Eltern so wenig Zeit für sie hatten. Sie zog sich oft zurück, erfand unsichtbare Freunde, mit denen sie sich in einer selbst erdachten Sprache unterhielt, und saß schon in sehr jungen Jahren oft einfach nur da und grübelte. Obwohl sie ein hübsches Mädchen und sehr beliebt bei ihren Schulkameraden war, war sie in Gegenwart anderer nie ganz unbeschwert und befürchtete, dem nicht genügen zu können, was man von ihr erwartete. Ihr Vater verunsicherte sie besonders und er behandelte sie völlig anders als seinen Sohn. Während er an Kerstin nur das Wort richtete, um ihr Anweisungen zu erteilen oder sie zu kritisieren, sparte er bei ihrem Bruder nicht mit Lob und tratschte unbefangen mit ihm. In der Pubertät verstärkte sich dieser Zustand noch. Einerseits rebellierte sie gegen den Vater, vertraute ihrem Tagebuch an, wie sehr sie ihn hasste, doch natürlich gab es da auch die Seite in ihr, die versuchte, sich ihm anzunähern. Sie war 15, als sie es wagte, die Frage an ihren Bruder zu richten, die sie schon so lange bewegte: „Hast du eigentlich eine Ahnung, was Papa an mir stört?"

„Klar, du bist zum Kotzen emotional." Die Antwort traf sie völlig unerwartet und sie sollte noch viele Jahre darüber nachdenken.

Aber natürlich, das war es. Ihre Familie war überfordert damit, dass sie ihre Gefühle zeigte, das unterschied sie von den anderen Familienmitgliedern, die an jedem einzelnen Tag einfach ihre Aufgaben erfüllten und dabei stets einen ausgeglichenen Eindruck machten.

Nun war sie schon so alt und hatte immer noch keinen Weg gefunden, sie selbst zu sein und eine tiefe Verbindung zu ihren Mitmenschen aufzubauen. Sie hatte gelernt, auch zu funktionieren, kaum darüber zu sprechen, was sie fühlte, und immer ein Lächeln aufzusetzen, doch wahrscheinlich war genau das der Grund, warum ihr Körper jetzt verrücktspielte. In vielen Situationen ihres Lebens kam der Gedanke in ihr auf: *Eigentlich entspricht mir das nicht, ich kann hier nicht die sein, die ich bin.* Zum Beispiel im Büro, wo ihre Kreativität, ihre Liebe zum Detail und ihre vielen Ideen in keinster Weise zum Einsatz kamen, und wo zwar alle nett waren, sie aber doch meistens oberflächliche Gespräche führte. Wenn sie bei Freunden eingeladen waren, langweilte sie sich oft insgeheim, wenn die Männer über ihre Arbeit sprachen oder dumme Witze machten und die Frauen entweder über nicht anwesende Dritte lästerten oder jammerten, weil sie schon wieder zugenommen hatten. Und immer öfter waren da die Momente, wo sie ihren Mann anschaute und nicht umhin konnte zu denken: *Ist das wirklich mein*

Mann? Ist es wirklich der Plan des Lebens, dass ich mit diesem Menschen alt werde?

Vor etwa vier Monaten, als sie gerade anfing, darüber nachzudenken, ob es vielleicht ihre Bestimmung war, sich anders zu fühlen, und sie lernen sollte, ohne innige Nähe zurechtzukommen, anstatt ihr weiterhin nachzulaufen, war dann etwas völlig Unerwartetes passiert: Sie lernte Richard kennen. Er war ihr schon länger in einem der vielen Internet-Foren aufgefallen, die sie immer wieder nach Gesundheitstipps und Menschen durchforstete, die von ähnlichen Beschwerden, wie sie sie hatte, geheilt worden waren. Er schien sich gut mit Kräutern auszukennen, war stets bemüht, anderen zu helfen, und tat dies auf eine Art, die sehr viel Einfühlungsvermögen, aber auch Bodenständigkeit und Gelassenheit ausstrahlte. Lange hatte Kerstin in der Gruppe nur still mitgelesen, ohne sich an den Gesprächen zu beteiligen. Viel zu groß war ihre Angst, jemand, der sie kannte, könnte ihre Kommentare entdecken. Doch irgendwann hatte sie den Impuls, etwas von sich zu schreiben, und zwar – wenn sie ganz ehrlich war – weil sie sich eine Antwort von Richard erhoffte. Noch mehr als einen guten Rat wünschte sie sich seine Aufmerksamkeit. Sie erzählte von ihrem Herzrasen und keine fünf Minuten später kam sein Hinweis, dass Beschwerden am Herz immer ein Hinweis darauf seien, dass sie nicht auf ihrem Herzensweg unterwegs war. Als sie es las, stiegen ihr sofort Tränen in die Augen. Nicht, weil ihr diese Information neu gewesen wäre, sondern weil es sie so berührte, dass ein Mann so etwas sagte. Genauso wie die Art, in der er es tat. Jetzt, wo er direkt mit ihr kommunizierte, verstärkte sich dieses Gefühl, ihn schon zu kennen, das sie von Anfang an beim Lesen seiner Kommentare gehabt hatte. Er tickte genau wie sie und verwendete oft die gleichen Worte, die sie auch gewählt hätte. Sie bedankte sich und gab ihm Recht, er antwortete wieder und schon wenige Minuten später tauschten sie sich nicht mehr in der Gruppe aus, sondern über die private Nachrichtenbox. Von Anfang an war da kein Smalltalk, kein Satz, der nicht persönlich war und in die Tiefe ging. Richard erzählte von seinem Rheuma und wie er die Schmerzen durch Ernährungsumstellung und tägliche Meditationen in den Griff bekommen hatte. Kerstin erzählte von ihrer Kindheit und davon, wie sehr sie sich oft alleine fühlte. Die Situation war fast schon unheimlich und gleichzeitig wunderschön.

In den darauffolgenden Tagen und Wochen setzten sie ihren Austausch fort. Wann immer Kerstins Handy mit einem Signalton meldete, dass eine neue Nachricht eingegangen war, bekam sie Herzklopfen und zog sich so schnell wie möglich zurück, um zu sehen, was Richard ihr geschrieben hatte. Drei Wochen, nachdem die beiden die ersten Worte miteinander gewechselt hatten, rief er sie an. Sie war gerade im Büro, als sie ahnungslos an ihr Handy ging und zum ersten Mal seine Stimme hörte: „Hier ist Richard. Ich musste einfach hören, wie du klingst."

Von da an telefonierten sie an jedem Wochentag in der halben Stunde, in der sie morgens im Auto zur Arbeit fuhr, und immer dann, wenn sich etwas in Kerstins Leben zutrug, das sie mit jemandem teilen wollte. Sie benahm sich fast wie ein Teenager, dachte nahezu ununterbrochen an den Mann, den sie noch nie in ihrem Leben getroffen hatte. Nur sein Profil-Foto kannte sie und betrachtete es mehrmals täglich. Er war nicht wirklich ihr Typ, doch wenn sie die sympathischen Züge seines Gesichts mit seiner lieben Art in Verbindung brachte, gefiel er ihr irgendwie. Er war so anders als ihr Mann. Einerseits wünschte sie sich, ihn endlich zu sehen, andererseits hatte sie große Angst, sie würde ihn dann entweder abstoßend finden oder – noch schlimmer – sich in ihn verlieben. War sie das nicht vielleicht sogar schon? Es schien jedenfalls so, als sei er die Erfüllung ihrer langgehegten Wünsche. Plötzlich war da jemand, der sie zu hundert Prozent verstand. Zu jeder Tages- und Nachtzeit hob er sein Telefon spätestens nach dem dritten Klingeln ab, um sich bisweilen stundenlang mit ihr zu unterhalten. Er wusste immer genau, was sie meinte, und was er sagte, war stets auf dem Punkt. Mit einem halben Satz konnte er sie wieder geraderichten, wenn sie außer sich war. Er teilte ihren Humor und hatte die gleichen Lieblingsbücher. Das Frappierendste von allem war jedoch, seit sie ihn kannte, waren ihre Anfälle nicht nur weniger stark, sie kamen auch deutlich seltener. Selbst wenn sie es noch so gerne gewollt hätte, sie konnte einfach nicht abstreiten, dass er ihr rundum guttat.

Sie wusste, dass Richard Single war, und auch wenn er es nie erwähnt hatte, war Kerstin bald klar geworden, dass seine Gefühle für sie nicht nur freundschaftlicher Natur waren. In Bezug auf ein persönliches Treffen hatte er ihr den Ball zugespielt: „Du weißt, dass ich dich gerne sehen würde und dass es mir problemlos möglich ist, das jederzeit einzurichten. Wenn du dazu bereit bist, sag es mir einfach, ich werde dich nicht drängen."

Es war, als würde eine Welle auf sie zurollen. Eine Welle, die ihr Leben gravierend verändern würde und die sie nicht aufhalten konnte. Das machte ihr Angst, doch wusste sie auch, dass sie etwas ändern musste, um gesund zu werden. „Ich würde ja was ändern, wenn ich wüsste, was." Wie oft hatte sie diesen Gedanken wohl in den letzten Jahren gedacht, ihrer Freundin Silvia gegenüber ausgesprochen und in ihr Tagebuch geschrieben? War Richards Auftauchen in ihrem Leben der entscheidende Hinweis, den ihr das Leben sandte? War er der berühmte Wink mit dem Zaunpfahl oder sogar der Herzensweg zu ihrer Gesundheit?

Kerstin atmete tief durch und kontrollierte noch einmal ihren Puls. Ihr Herz schlug wieder normal. Auch dieses Mal hatte die Attacke nur wenige Minuten gedauert, im Gegensatz zu den vielen Stunden, die sie in den letzten Jahren oft gequält worden war. Und dennoch: Auch nur wenige Minuten täglich um sein Leben zu fürchten, war genau um diese paar Minuten zu viel. Sie war nicht mehr bereit dazu und sie würde tun, was notwendig war, um endlich wieder gesund zu werden.

Sie musste endlich eine Entscheidung treffen.

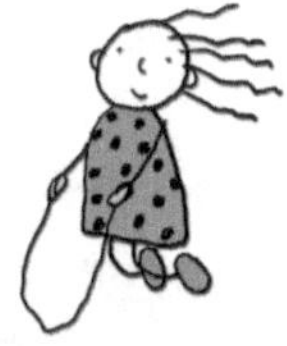

So, nun bist du wieder an der Reihe. Wie wird wohl diese Geschichte weitergehen? Bitte beginne wieder mit dem Worst-Case-Szenario und beschäftige dich hierzu mit den folgenden Fragen:

- Worin besteht Kerstins Konflikt eigentlich genau? Wie würdest du mit deinen Worten ihr Problem beschreiben, wenn du einer Freundin von ihr erzählen würdest?

- Zwischen welchen Varianten kann sie aus deiner Sicht wählen?

- Was sind ihre Befürchtungen beziehungsweise die Punkte, die ihr ihre Entscheidung erschweren?

- Was ist aus deiner ganz persönlichen Sicht das Schlimmste, das ihr passieren könnte?

Hier biete ich dir wieder meine Version an. Wenn du sie erstmal nicht lesen möchtest, gehe bitte weiter zu den Stolpersteinen und meinen Antworten auf die obigen Fragen, die du auf Seite 109 findest. Danach werde ich dich natürlich wieder bitten, ein Lösungsszenario zu zeichnen.

Worst-Case-Szenario
Kerstin

Mit einem lauten Knall fielen die beiden Bretter zu Boden, die Kerstin gerade hatte zusammenschrauben wollen. Vor Schreck ließ sie auch den Schraubenzieher fallen, der genau auf ihrem kleinen Zeh landete. Augenblicklich schossen ihr die Tränen in die Augen, nicht nur vor Schmerz, vor allem aus Wut und Verzweiflung. *Muss dieser Mist jetzt auch noch wegrutschen? Kann nicht einfach einmal irgendetwas klappen?* Es war nicht leicht, ganz alleine einen Kleiderschrank aufzubauen, in ihrem Leben war überhaupt gar nichts mehr leicht. Als auch noch die Herzrhythmusstörungen wieder einsetzten, nachdem ihr Herz kaum eine halbe Stunde lang normal geschlagen hatte, war das einfach zu viel. Sie ließ sich der Wand entlang zu Boden gleiten, schlang die Arme um die Knie und begann hemmungslos zu schluchzen. Diese blöden Tabletten wirkten überhaupt nicht, sie hatte die Anfälle mindestens genauso oft wie vor der Einnahme. Gut, sie geriet vielleicht nicht mehr so stark in Panik, dafür war sie ständig müde und konnte noch nicht einmal einfach damit aufhören, die Dinger zu schlucken. Spätestens zwei Stunden nach der üblichen Einnahmezeit morgens und abends wurde sie so nervös, dass sie gerne wieder zu der Schachtel griff. Sie hatte gewusst, dass derartige Medikamente süchtig machen konnten, doch sie war sich so sicher gewesen, dass sie sie nur ganz kurz brauchen würde, drei Wochen vielleicht. Wirklich nur bis die Trennung überstanden war.

Sie wollte ihr Leben zurück. Genau das Leben, mit dem sie nie richtig zufrieden gewesen war. Nun war nichts mehr davon übrig. Zwei Jahre war es her, dass sie aus dem gemeinsamen Haus ausgezogen war. Wie es seiner Art entsprach, hatte Thomas nur wenig davon gezeigt, wie tief verletzt er wirklich war. Doch die Konsequenz und das Tempo, mit denen er die Scheidung vorantrieb, sowie seine Kompromisslosigkeit in Bezug auf ihren Unterhalt sprachen Bände. Die Richterin hatte zu seinen Gunsten entschieden und sie hatte gemeinsam mit ihrer Anwältin beschlossen, keine weiteren Schritte zu setzen. Sie hatte das Risiko, nur weiteres Geld in den Wind zu schießen, nicht eingehen wollen und darüber hinaus war sie damals absolut zuversichtlich, dass sie Thomas' Geld nicht brauchen würde. Schließlich zog sie zu Richard, in seine geräumige Wohnung, und er hatte ihr versprochen, zunächst keinen Mietzuschuss von ihr zu verlangen. „Wenn du erst Fuß gefasst und einen Job gefunden hast, können wir immer noch darüber reden", hatte er gesagt. „Schließlich habe ich die Kosten bisher auch alleine getragen und es ist nur selbstverständlich, dass ich dir entgegenkomme, wenn du den Umzug auf dich nimmst." Ganze sechs Monate war er genau der einfühlsame, unterstützende und verständnisvolle Mann gewesen, als den sie ihn kennengelernt hatte. Vielleicht hatte sie die Zeichen davor aber auch nur einfach übersehen. Er selbst hatte sie in dieser ersten Zeit immer wieder dazu ermutigt, mit ihm Ausflüge zu machen. Als Frührentner hatte er alle Zeit der Welt und es machte ihm Freude, ihr die Umgebung zu zeigen. „Du sollst wissen, wo du jetzt zu Hause bist, und dich hier auch auskennen." So oft hatte er sie mit seinen Worten tief berührt.

Und von einem Tag auf den anderen waren da viele Vorwürfe, sie würde sich überhaupt nicht um eine neue Arbeitsstelle bemühen, sich nur auf seinem Geld ausruhen und ihm die gesamte Verantwortung für das gemeinsame Leben übertragen. Immer öfter verschwand er morgens wortlos aus der Wohnung und kehrte erst am Abend zurück. Seine Launen waren völlig undurchschaubar für sie. Einmal waren sie sich so nah und führten Gespräche, die sie niemals zuvor mit einem anderen Menschen geführt hatte, und dann war er plötzlich so kalt, dass sie ihn nicht wiedererkannte. Auch schien er eine gewisse Befriedigung daraus zu ziehen, sie eifersüchtig zu machen. Nach wie vor pflegte er die vielen Kontakte, die er über die verschiedenen Gruppen in den sozialen Netzwerken geknüpft hatte. Er fand nichts Außergewöhnliches daran, auch mit Frauen hin und her zu schreiben, Privates von sich zu erzählen und den Damen mit Rat und Tat zur Seite zu stehen, die offensichtlich genauso dahinflossen, wie sie es damals getan hatte. Eines Morgens war er aufgewacht und noch bevor er „Guten Morgen" zu ihr gesagt hatte, sagte er mit dem Blick zur Decke gerichtet, in ganz ruhigem Tonfall: „Was gäbe ich dafür, wieder einmal allein in diesem Bett aufzuwachen."

Kerstin, die links von ihm auf ihrer Seite des Bettes noch gar nicht richtig wach gewesen war, wurde schlagartig munter. Ohne etwas zu erwidern oder auch nur zu ihm hinüber zu blicken, sprang sie auf, lief ins Bad und als sie ihre Blase entleerte, begann auch das Wasser aus ihren Augen zu fließen. Wo war sie da nur hingeraten?

Eine Viertelstunde später war Richard wieder ganz normal, zwar nicht übermäßig liebevoll, doch immerhin hatte er inzwischen den Frühstückstisch für sie beide gedeckt und plauderte darüber, dass er heute Vormittag gemeinsam mit einem alten Freund zum Kaffeetrinken verabredet war. Danach wollte er auch gleich die Einkäufe machen und könnte mittags gerne für sie mitkochen, wenn sie wollte. Ihr vom Weinen gerötetes und verquollenes Gesicht ignorierte er völlig und verlor kein weiteres Wort darüber, was er vor wenigen Minuten zu ihr gesagt hatte.

Es wurde immer klarer, er war in sich gespalten. Die Nähe, die er so schnell zu allen Menschen aufbauen konnte, konnte er auf Dauer ganz offensichtlich nicht ertragen. Eigentlich hätte sie sich denken können, dass es einen Grund haben musste, warum ein Mann in seinem Alter keine Familie hatte und schon so lange als Single durchs Leben ging. Doch sie hatte es nicht wissen wollen. Zu verlockend war der Ausblick auf ein Leben mit einem Menschen gewesen, der zunächst den Anschein erweckt hatte, als würde er sie bedingungslos akzeptieren, wie sie war. Und auf eine Art tat er das ja auch. Nichts lag ihm ferner, als sie von etwas zu überzeugen oder eine ihrer Entscheidungen in Frage zu stellen. Er zog sich nur augenblicklich komplett von ihr zurück, wenn sie etwas sagte oder tat, was ihm gerade gegen den Strich ging, und übermittelte ihr immer wieder ganz ohne Worte die Botschaft, dass es da kein grundsätzliches Commitment zwischen ihnen gab. Da gab es keine Beziehung wie die zwischen ihr und Thomas, die nicht in Frage gestellt wurde und in der klar war, dass jedes auftauchende Problem sie beide anging und gemeinsam gelöst wurde. Jederzeit konnte sich alles ändern. Dass sie jetzt zusammen waren, sogar gemeinsam in einer Wohnung lebten, musste keineswegs heißen, dass das morgen oder auch nur eine Stunde später immer noch der Fall war. Richards Leben war offen und unverbindlich, auch wenn die

Wohnung, in der sie lebten, zweihundertfünfzig Kilometer von Kerstins altem zu Hause entfernt war und sie für ihn ihr gesamtes Leben und ihren Job aufgegeben hatte. „Ich habe dich nie darum gebeten, Kerstin. Du bist 48 Jahre alt und hast auf mich den Eindruck gemacht, du stündest mitten im Leben, häng mir jetzt nicht die Verantwortung für deine Entscheidungen um", war das Einzige, was er zu diesem Thema äußerte, als nach nicht ganz 15 gemeinsamen Monaten feststand, dass sie sich trennen würden. Immerhin war er im Anschluss daran so großzügig, ihr noch Unterschlupf zu gewähren, bis sie eine kleine Wohnung gefunden hatte, wobei er damit ein weiteres Mal offenlegte, wie wenig er gefühlsmäßig involviert war. Kerstin schien für ihn ein Mensch wie jeder andere zu sein und er nahm das Scheitern ihrer Beziehung in keinster Weise persönlich. Eine Wohnung zu finden, gestaltete sich nicht gerade einfach, schon deswegen, weil sie zunächst einmal gar nicht wusste, wo sie sie suchen sollte. Zurückzugehen in die Nähe der Kleinstadt, in der sie mit Thomas und Johanna gelebt hatte, war naheliegend, die Entfernung erschwerte die Suche jedoch zusätzlich. Der Kontakt zu Thomas war genauso vollständig abgerissen wie der zu all ihren gemeinsamen Freunden, und auch mit Johanna herrschte mehr oder weniger Funkstille. Es war kein Wunder, dass sich die mittlerweile Zwanzigjährige auf die Seite ihres Vaters gestellt hatte, nachdem seine Frau ihn Knall auf Fall verlassen hatte. Doch sie hatte auch die Hoffnung, dass sich die Situation aufgrund des sonnigen Gemüts ihrer Tochter mit der Zeit wieder entspannen würde, und Kerstin wäre allein schon deswegen gerne in der Nähe von Johanna gewesen. Andererseits wollte sie nicht wie eine reuige Sünderin vollkommen gescheitert in die alte Umgebung zurückkehren. In ihrer Lage auch noch zum Gespött der Leute zu werden, erschien ihr unaushaltbar. Zudem verursachte es ihr ein gewisses Unbehagen, sich dann erneut einen Arzt suchen zu müssen, der ihr zumindest in der nächsten Zeit ihre Psychopharmaka verschrieb, ohne allzu viele unangenehme Fragen zu stellen und sie zum x-ten Mal durch den Untersuchungsmarathon rund um ihre Herzgeschichte zu schicken.

Schließlich fanden all ihre Überlegungen ein jähes Ende, als sich herausstellte, dass es ohne eine Festanstellung alles andere als leicht war, eine Wohnung anzumieten. Was für jeden anderen absolut logisch gewesen wäre, war für Kerstin eine echte Überraschung, da sie es nie nötig gehabt hatte, sich mit solchen Dingen auseinanderzusetzen. In ihrer Verzweiflung blieb ihr nichts anderes übrig, als relativ weiträumig nach einer Wohnung Ausschau zu halten, die von privat vermietet wurde. Sie nahm direkt Kontakt mit den Vermietern auf und schilderte ihnen ihre Geschichte, wobei sie sich vorkam wie eine Bettlerin. Immerhin hatte sie noch etwas Geld aus den Zeiten ihrer Ehe auf der hohen Kante und konnte zumindest den Vorschlag unterbreiten, mehrere Monate im Voraus zu bezahlen. Eine Frau, die nach ihren Andeutungen wohl etwas ganz Ähnliches erlebt haben musste, war schließlich bereit, sie zu unterstützen. „Sie zahlen sechs Monate im Voraus und wenn Sie am Ende des dritten Monats noch keinen Job gefunden haben, schreibe ich die Wohnung wieder aus und nach Ablauf des halben Jahres sind Sie wieder draußen." So lautete die Abmachung. Ihr neues Domizil lag in einem wenig noblen Vorort einer Großstadt, 80 Kilometer von Johannas, Thomas' und ihrem alten Zuhause entfernt. Immerhin waren dort die Chancen groß, schnell eine Anstellung zu finden, doch im Moment war das nur ein schwacher Trost für Kerstin.

Sie war verzweifelt, allein und hatte schreckliches Heimweh nach ihrer Familie und dem schönen Haus. *Wie blöd muss man sein, um sich in meinem Alter sein Leben so nachhaltig zu ruinieren?* Den ganzen Tag über drehten sich solche Gedanken in ihrem Kopf. Abwechselnd beschimpfte sie sich selbst und dann wieder Richard. Warum nur war er nicht so fair gewesen, ihr zu sagen, dass er noch nie eine langfristige Beziehung gehabt hatte, weil er offensichtlich gar nicht dazu in der Lage war? Wie konnte er so verantwortungslos sein, ihr dabei zuzusehen, wie sie seinetwegen ihre Existenz in den Müll kloppte?

Wenn sie nicht gerade im Geiste schimpfte, wurde sie von unglaublichen Ängsten heimgesucht. Ihre Beschwerden waren wesentlich schlimmer als vor zwei Jahren und zudem war sie nun auch noch von den Psychopharmaka abhängig, die die Symptome kaum linderten. Zu der damit verbundenen Todesangst hatte sich nun auch noch die Existenzangst gesellt. Nachdem ihr Notgroschen für die Mietvorauszahlung und ein paar wenige billige Möbel draufgegangen war, hatte sie auch tatsächlich Grund zu der Befürchtung, sich nichts mehr zum Essen kaufen zu können, sofern sie nicht umgehend eine Anstellung fand.

Was für eine Meisterleistung, sich mit ihren Voraussetzungen in eine solche Lage hineinzumanövrieren. Und was für ein Gefühl, das Letzte, das man besaß, für etwas herzugeben, das man gar nicht haben wollte und doch so dringend brauchte.

Sie hatte geglaubt, durch die Verbindung mit Richard den notwendigen Schritt in Richtung auf ihre Heilung zuzugehen. Es erschien so einleuchtend, dass es wenig Sinn machte, weiter so zu tun, als wäre alles in bester Ordnung, und ihre immer drängender werdende Sehnsucht nach Nähe einfach zu ignorieren. Natürlich hatte sie Angst gehabt, doch da war auch ein Teil in ihr, der sich sicher war, dass ihr Mut belohnt werden würde. Sagte man nicht, dass man für das, was man sich wünschte, auch einen Preis bezahlen musste?

Tatsächlich war es ja auch zunächst wesentlich besser gewesen. Im Glückstaumel der ersten Monate, hatte ihr Herz meistens völlig normal geschlagen. Doch als Richard begann, die ersten Anzeichen von Rückzug zu zeigen, reagierte ihr Körper wesentlich schneller als ihr Verstand. Es wurde so schnell schlimmer, dass sie schließlich keinen anderen Ausweg mehr sah, als sich die Medikamente verschreiben zu lassen, gegen die sie sich immer gesträubt hatte. Natürlich nur vorübergehend, das war zumindest der Plan gewesen. Jedenfalls hatte sie nun einen weiteren Beweis dafür, dass die Hauptursache ihrer Beschwerden geistig-seelischer Natur war und es ihrem Herzen so schlecht ging, weil es im übertragenen Sinn gebrochen war.

Doch was nützt es schon, diese Zusammenhänge zu erkennen, wenn man sie ohnehin nicht verändern konnte. Esoterischer Mist, der niemandem etwas bringt. Und nun sitze ich da und bin nicht einmal in der Lage, ein einfaches Möbelstück zusammenzubauen.

Sie konnte nur hoffen, dass das Leben bald der Meinung sein würde, dass sie ihre Rechnungen beglichen hatte, denn da war nicht mehr viel, was sie noch hergeben konnte.

Noch einmal knallte es, weil auch die wenigen Teile in sich zusammenfielen, die sie schon aufgestellt und mit den mitgelieferten Dübeln notdürftig aneinander befestigt hatte.

Keine zwei Sekunden später klopfte jemand mehrmals rhythmisch mit einem Besenstiel von unten gegen die Zimmerdecke. Verständnisvolle Nachbarn hatte sie also auch, sie hatte echt den Jackpot geknackt.

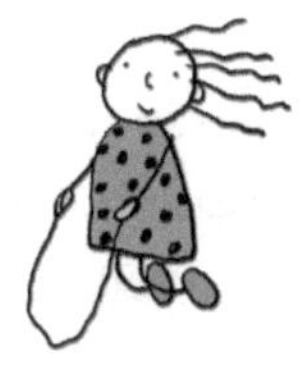

Achtung, Stolpersteine!

Beim Fall von Selina habe ich ausführlich erläutert, dass dir jede Form von Urteil über andere Menschen in deinem eigenen Leben ganz eklatant im Weg stehen kann. Noch einmal möchte ich dich daran erinnern, dass alles, was dir an anderen negativ ins Auge sticht, etwas mit dir selbst zu tun hat und von dir gesehen werden will. Es lohnt sich, es dir zur Gewohnheit zu machen, auch im Alltag ganz genau hinzusehen, wenn dir auffällt, dass du etwas in gut oder schlecht, falsch oder richtig einteilst. Kritisiere dich nicht dafür, wenn du es tust, sondern nimm nur freudig interessiert zur Kenntnis, auf welchen deiner eigenen Züge dich dein Gegenüber gerade hinweist.

Wie war es in diesem Fall? Hat es dich genervt, dass Kerstin in ihrem eher überdurchschnittlich guten Leben nach einem Haar in der Suppe suchen musste? Dann könnte es sein, dass du selbst mit dir ins Gericht gehst, weil du etwas nicht gebührend schätzt. Oder hast du das Gefühl, dass jemand nicht sieht, was du für ihn tust?

Ist dein Radar vielleicht im Worst-Case-Szenario angesprungen, wo sie sich doch deutlich im Selbstmitleid gebadet hat? Wenn ja, was hat dich besonders getriggert? War es das Selbstmitleid? Dann solltest du dich fragen, in welchem Bereich du dir selbst eine wenig konstruktive Herangehensweise vorwirfst. Oder war es die Tatsache, dass sie Richard für etwas anklagt, was sie im Endeffekt selbst entschieden hat? Hast du „Selbst Schuld" oder so etwas in der Art gedacht?

Wo gibst du dann deine Verantwortung an andere ab?

Oder hat dir Kerstin tatsächlich leidgetan? Denn sehr leicht könnte der Leser hier in genau die gleiche Falle tappen, in die Kerstin nach dem Fallbeispiel im Worst-Case-Szenario schon wieder tritt. Sie geht davon aus, dass eine Veränderung im Außen sich günstig auf ihre Beschwerden auswirken soll. Bereits in ihrer Kindheit hatte sie sich gewünscht, ihre Eltern sollten sich ihr gegenüber anders verhalten. Und weil wir als Kinder nicht das Bewusstsein und die Reife haben, unsere Konflikte eigenverantwortlich zu bearbeiten, bekommen wir als Erwachsene immer wieder die Chance dazu. Wir werden solange mit dem immer gleichen Problem konfrontiert, bis wir die Bereitschaft zeigen, es zu lösen. Kerstin hat diesen Auftrag bisher nicht angenommen. Sie wartet nach wie vor auf ihre Rettung. Nachdem ihr Thomas nicht geben kann, was sie sucht, glaubt sie, woanders suchen zu müssen. Damit hat sie grundsätzlich Recht, denn sie könnte die Lösung in sich selbst finden, daran denkt sie jedoch nicht. Sie versucht weiterhin, den Auftrag zu delegieren, und wird ein weiteres Mal enttäuscht. Deshalb klagt sie an und fühlt sich ungerecht behandelt. Vermutlich nicht nur von den Personen ihres Umfelds, sondern auch vom Leben an und für sich. Würde jetzt ein weiterer vermeintlicher Retter auftauchen, wäre sie vermutlich nur allzu gerne bereit, auch ihm die komplette Verantwortung für ihr Leben in die Hand zu legen.

Als Beobachter vergessen wir oft, dass auch Mitleid eine Art ist, abfällig über jemanden zu urteilen. Egal ob wir jemanden anklagen oder glauben, das Schicksal hätte ihm übel mitgespielt, wir gehen in beiden Fällen davon aus, derjenige wäre nicht Herr seiner Lage. Für uns steht fest: Da ist aber jemand auf dem Holzweg unterwegs.

Eine respektvolle Haltung würde den anderen auf Augenhöhe betrachten und sich nicht besserwisserisch über ihn erheben. In Wahrheit erheben wir uns sogar über das Leben beziehungsweise über Gott, sofern man an ihn glaubt. Denn wenn es möglich ist, dass sich jemand in einer Situation befindet, in der er sich nicht befinden sollte, kann es sich nur um einen gewaltigen göttlichen Irrtum handeln. *Warum nur hat mich keiner gefragt, ich hätte gewusst, welchen Lauf die Dinge nehmen sollen. Denn mit meiner unendlichen Weisheit kann ich das nicht nur für mein eigenes Leben, sondern gerne auch für andere entscheiden.*

Kannst du spüren, dass diese scheinbar gutgemeinten Gedankengänge bei näherem Hinsehen vor Hochmut gerade so triefen?

Anders betrachtet wurde weise entschieden – von welcher höheren Instanz auch immer. Nachdem es Kerstin in Thomas‘ fürsorglicher Gegenwart nicht gelungen ist, selbst die Verantwortung für ihr Glück zu übernehmen, wurden ihre Voraussetzungen für diesen Lernprozess erheblich verbessert.

Und das ist durchaus nicht zynisch gemeint.

„Gibst du damit nicht wieder Verantwortung ab?“, höre ich dich in meinem Kopf fragen. Nein, ganz im Gegenteil, ich kann mich nur aus der Opferhaltung erheben und damit meine Lebensverantwortung übernehmen, wenn ich aufhöre, davon auszugehen, dass irgendetwas oder irgendjemand mich ungerecht behandelt. Mit dem, was ich denke, sage und tue, stehe ich in ständiger Kommunikation mit meinem Umfeld und bekomme natürlich entsprechende Antworten. Wenn ich jemandem wiederholt übermittle, dass ich in seiner Gegenwart nicht glücklich bin, wird er sich von mir abwenden, ebenso wenn meine permanente, unterschwellige Botschaft lautet: „Ab jetzt bist du für mich verantwortlich.“ Wer will das schon? Sind wir nicht alle bereits mit unserem eigenen Leben gut ausgelastet?

Und wenn ich davon ausgehe, dass hinter den für mich sichtbaren Wesen eine höhere Instanz wie die Seele steckt, wird auch diese mich ernst nehmen, wenn ich immer wieder zu verstehen gebe: „In diesem Umfeld kann ich meine Aufgabe leider nicht lösen."

„Alles klar, wie wär's mit diesem?", wird dann eine sehr wahrscheinliche Erwiderung sein.

Bleibt noch zu klären, wie es sich mit Kerstins Glaubenssatz verhält, dass man einen Preis bezahlen muss, wenn man sich etwas wünscht. Hierzu findest du bedeutsame Hinweise in der Regel Nr. 11.

„Ohne Fleiß kein Preis" ist ein bekanntes Sprichwort, das sehr schön eine weit verbreitete Haltung unserer Gesellschaft zusammenfasst.

Wenn ich etwas haben möchte, muss ich Geld dafür hergeben. Nach größeren Investitionen geht für viele nicht nur das Geld, sondern auch ein gewisses Sicherheitsgefühl verloren. Wenn ich befördert werde, bekomme ich mehr Gehalt, muss mich aber mehr einbringen, vielleicht auch in Form von mehr Zeit, womöglich wird sogar meine Gesundheit leiden. Wenn ich eine Partnerschaft eingehe, wird mir sicher so mancher Wunsch erfüllt, doch ich verzichte auf meine Unabhängigkeit. Wenn ich von einer Wohnung in ein Haus ziehe, wird mein Umfeld vielleicht schöner, doch ich werde auch viel mehr Arbeit haben. Wenn ich eine Antwort suche, muss ich mir den Kopf zerbrechen. Wenn ich mir diesen oder jenen Traum erfülle, wird man mich beneiden, meine Familie wird sich vernachlässigt fühlen, und weiß der Teufel, was nicht noch alles.

Ist es tatsächlich so, dass wir uns immer zwischen Entweder und Oder entscheiden müssen?

Nun, wie die Regel Nr. 11 oder auch die Bibel besagt: „Einem jeden geschieht nach seinem Glauben." Wer sagt, dass nicht beides möglich ist? Es gibt genug Menschen, die viel Geld verdienen und wenig arbeiten, genauso wie solche, die sich trotz einer Partnerschaft frei fühlen. Wenn ich mich zwischen zwei Alternativen nicht entscheiden kann, könnte das ein dezenter Hinweis darauf sein, dass ich es gar nicht muss, weil ich auch beides haben kann. Und ja, alles hat Vor- und Nachteile, doch wenn ich mich auf die Vorteile ausrichte, werden die Nachteile gar nicht mehr ins Gewicht fallen. Mehr noch, ich kann durch meinen Entschluss die Nachteile in Vorteile verwandeln. Denn natürlich gibt es auch Menschen, die Gartenarbeit von Herzen genießen, genauso wie solche, die sich in einem verwilderten Garten wohlfühlen, der so gut wie keine Arbeit macht.

Du hast stets die Wahl, wie du die Dinge sehen möchtest.

Doch sollten Geben und Nehmen nicht ausgeglichen sein? Könnte es nicht zu einem Ungleichgewicht kommen, wenn ich haben kann, was ich möchte, ohne dafür etwas hergeben zu müssen?

Nun, zunächst einmal müssen die meisten Menschen sehr wohl etwas hergeben, wenn sie sich für die Überzeugung entscheiden, dass die Fülle des Lebens grenzenlos ist und wir ruhig grenzenlos glücklich sein dürfen. Nämlich ihr tief verwurzeltes Mangelgefühl. Für das Leben als Ganzes ist wohl kaum etwas wertvoller, als wenn wir uns von einschränkenden Glaubenssätzen trennen. Außerdem muss Geben nicht schmerzvoll sein. Unser wertvollstes Geben erfolgt ganz automatisch und freudvoll, so wie wir zum Beispiel ganz automatisch Glück ausstrahlen, wenn wir glücklich sind, und gerne teilen, wenn wir das Gefühl haben, aus dem Vollen schöpfen zu können.

Jedenfalls bin ich überhaupt nicht der Meinung, dass Kerstin in dieser Misere steckt, weil sie für ihren Wunsch nach Nähe oder das, was sie Thomas „angetan" hat, bezahlen muss. Wie bereits ausführlich erläutert, haben sich lediglich die Umstände verändert, damit sie leichter lernen kann, sich auf sich selbst zu besinnen und ihr Leben in die eigenen Hände zu nehmen. Sofern sie dazu in der Lage ist, sich dem zu stellen, nach Möglichkeit sogar bereitwillig und freudvoll, wird es ihr schon bald wieder gut gehen.

Um auf die Fragen zurückzukommen, die ich dir vor dem Worst-Case gestellt habe:

Kerstins ursprünglicher Konflikt besteht wohl in erster Linie darin, dass sie keine wirklich verlockende Perspektive für die Zukunft sieht. Sie glaubt, nur zwischen zwei Alternativen wählen zu können, nämlich entweder weiterhin ein zwar bequemes, aber doch nicht wirklich erfülltes Leben zu führen oder andererseits einen völligen Neustart mit einem anderen Mann zu wagen und dabei ein nicht ganz unbeachtliches Risiko einzugehen. Ihre größte Angst ist vermutlich die, am Ende alleine dazustehen. Sie wartet ja nicht umsonst auf die Rettung im Außen, sondern deswegen, weil sie es sich nicht zutraut, auf eigenen Füßen zu stehen und aus eigener Kraft das zu erreichen, was sie sich wünscht.

Selbstverständlich gibt es in Wahrheit viel mehr als nur diese zwei Alternativen, wie auch die allererste Regel des Spiels besagt. Eine davon möchte ich dir im Folgenden vorstellen. Wenn du dein eigenes Happy-End-Szenario noch nicht geschrieben hast, mach das bitte zuerst.

Hier noch ein paar kleine Hilfestellungen für dich:

Bitte blättere zurück zu den Regeln und schau dir ganz besonders genau die Nr. 6, die Nr. 7, die Nr. 11 und die Nr. 12 an.

Beschäftige dich mit folgenden Fragestellungen:

- Nachdem uns Schwierigkeiten jeglicher Art immer dazu einladen, uns weiterzuentwickeln und dazuzulernen, drücke bitte noch einmal in deinen Worten aus, was Kerstin hier lernen könnte. Vielleicht fällt dir zu dem, was wir bereits angesprochen haben, auch noch etwas ganz anderes ein?

- Was für Maßnahmen könnte sie aus deiner Sicht relativ problemlos und zeitnah ergreifen, um sich besser zu fühlen?

- Welches sind die positiven Aspekte ihres Lebens und welche könnten in Bezug auf die sinnvollen Veränderungen hilfreich sein?

Wenn du meine Fortsetzung noch nicht lesen möchtest, findest du ab Seite 128 die möglichen Stolpersteine und meine persönlichen Antworten auf die obigen Fragen.
Auf Seite 139 geht es dann weiter
mit dem nächsten Fallbeispiel.

Ein Happy-End für Kerstin

Ein Blick auf das Display ihres Handys zeigte ihr einen Anruf in Abwesenheit mit einer unbekannten Nummer. Nur ein paar Minuten war sie im Garten gewesen und hatte es im Wohnzimmer liegen gelassen. „Unglaublich, es geht so richtig los jetzt!" Kerstin freute sich so, dass sie es laut aussprach, obwohl sie ganz alleine war. Erst in den letzten Tagen hatte sie gemeinsam mit dem Webdesigner, den ihr Thomas empfohlen hatte, begonnen, an einer Homepage zu basteln, und schon riefen Kunden an. Das lag daran, dass ihre allererste Amtshandlung eine Umgestaltung des Büros ihres Mannes gewesen war, bei dem als Unternehmensberater den ganzen Tag Menschen ein- und ausgingen, die sowohl einen Blick für Details hatten als auch das Geld und die Bereitschaft, in ihren eigenen Firmen ebenso eine angenehmere und womöglich sogar erfolgssteigernde Atmosphäre zu schaffen. Es machte sie unendlich glücklich und stolz, dass sie dabei war, ihre eigene Selbständigkeit aufzubauen, auch wenn sie derzeit noch halbtags im Büro beschäftigt war. Doch wenn es so weiterging, würde sie das bald nicht mehr nötig haben.

Es hatte sich so viel geändert, seit sie damals vor zwei Jahren Richard kennengelernt hatte.

Der Kontakt zu ihm war zwar bald wieder abgebrochen, nachdem er gemerkt hatte, dass sie an einer partnerschaftlichen Verbindung kein Interesse hatte, doch sie war ihm immer noch unheimlich dankbar. Er war der Auslöser für die wahrscheinlich größte Veränderung in ihrem Leben gewesen. Er hatte sie dermaßen in Versuchung geführt, dass es ihr nicht mehr möglich war, einfach so weiterzumachen wie bisher und bestmöglich gute Miene zum bösen Spiel zu machen. Gemeinsam mit ihren Herzrhythmusstörungen und den Panikattacken brachte er das Fass zum Überlaufen. Endlich war der Druck da, den sie offensichtlich gebraucht hatte, um sich ernsthaft zu überlegen, wie ihr Leben weitergehen sollte.

Sie konnte sich so gut an diesen einen Nachmittag erinnern. Mittags, auf dem Weg von der Arbeit nach Hause, hatte sie ein Treffen mit Richard vereinbart. Zwei Wochen später wollten sie sich zwischen ihren beiden Wohnorten auf einer Autobahnraststätte zu Kaffee und Kuchen sehen. Zunächst war da Freude und angenehme Aufregung, doch dann tauchten Zweifel auf, die Nervosität wurde immer größer und schließlich hielt es Kerstin einfach nicht mehr aus. Sie musste mit jemandem reden. Und zwar nicht mit Richard, sondern mit jemandem, der ihr einen einigermaßen neutralen Blick von außen bieten konnte. Es kam nur eine einzige

Person in Frage: ihre Freundin Tina, die noch nicht einmal wusste, dass es Richard gab.

„Sag, was machst du? Hättest du Zeit, mit mir zu reden? Ich muss einfach was loswerden und würde am liebsten bei dir vorbeikommen", schrieb sie ihr via Handy. Normalerweise war es nicht ihre Art, so mit der Tür ins Haus zu fallen, doch diesmal war es wichtig. Sie wollte sich nicht für in drei Tagen verabreden. „Kannst gerne kommen. Außer Haushalt steh nichts am Plan und das lässt sich aufschieben", lautete die Antwort, die nur wenige Minuten später zurückkam.

Es wurde ein mehr als dreistündiges Gespräch, das nicht nur Kerstins Leben, sondern auch die Beziehung zu ihrer Freundin nachhaltig verändern sollte.

Zunächst erzählte sie von ihren Beschwerden, von ihrer Ehe und dem Gefühl, nicht verstanden zu werden. Von der Unzufriedenheit in ihrem Job und schließlich von der Begegnung mit Richard und davon, wie sehr sie diese aufwühlte. Ganz offen gab sie auch zu, dass demnächst ein erstes Treffen geplant war und dass sie große Angst davor hatte.

„Es muss sich jetzt einfach was ändern, und trotzdem habe ich so wahnsinnige Angst, einen großen Fehler zu machen!" Kerstin war wirklich nervös, was ihre Freundin dazu sagen würde, doch die blieb zunächst ganz ruhig und dachte nach.

„Kannst du bitte irgendetwas sagen, du verunsicherst mich."

„Willst du es wirklich hören?"

„Natürlich, deswegen bin ich hier, spann mich nicht auf die Folter."

„Du sagst, du kannst nicht die sein, die du bist. Die Ehe, die Arbeit, nichts in deinem Leben ist so ganz, wie du es dir vorstellst. Richtig?"

„Richtig."

„Meine Liebe, du bist mit dir selbst unzufrieden, du kannst doch nicht glauben, dass du jetzt einfach den Mann oder die Stelle wechseln kannst und dann bist du ein glücklicher Mensch! Es kommt dir vielleicht so vor, dass du nicht du sein kannst, doch das ist eine billige Ausrede. Du BIST nicht du. Du zeigst dich nicht, wie du bist. Noch nicht mal mir, deiner besten Freundin, öffnest du dich. Seit zwei Monaten bist du verliebt und du erzählst es mir nicht. Ich will mir gar nicht ausmalen, was dein Mann alles nicht über dich weiß. Wie könnt ihr euch da nahe sein?"

„Aber ...", Kerstin wollte etwas erwidern, doch auf die Schnelle fiel ihr nichts ein. Das saß, was sie da gehört hatte. Es tat weh und allein schon deswegen musste wohl etwas dran sein.

„Du meinst also ..." Es wollte einfach kein vollständiger Satz aus Kerstin rauskommen. Tanja hatte gerade so ziemlich ihr gesamtes

Weltbild auf den Kopf gestellt. So hatte sie das noch nie gesehen.

„Ja, ich meine, das mit diesem Richard kannst du dir getrost sparen. Oder meinetwegen heb ihn dir für später auf, wenn du dann immer noch meinst, dass du ihn unbedingt brauchst, aber zunächst mal werde selbst aktiv, überleg dir, was du dir wünschst in deinem Leben, und dann tu, was notwendig ist. Du solltest da beginnen, wo du stehst, und nicht einfach eine Veränderung im Außen erzwingen. Sonst stehst du nach ein paar rosaroten Monaten nur vor den exakt gleichen Problemen. Vielleicht hast du dann aber auch noch ein paar mehr. Und ganz ehrlich: Thomas macht auf mich absolut den Eindruck, als würde er dich glücklich machen wollen, nur hat er ganz offensichtlich nicht die geringste Idee davon, was es dazu braucht. Ich fürchte fast, die hast du im Moment selbst noch nicht."

Kerstin fühlte sich völlig durchschaut und sie konnte die Gefühle gar nicht zuordnen, die alle gleichzeitig in ihr hochstiegen. Ein Teil von ihr war böse auf Tanja, sie kam sich blöd vor, weil sie noch nicht einmal etwas erwidern konnte, um das Bild, das die Freundin von ihr hatte, wieder ins rechte Licht zu rücken. Doch da war auch Dankbarkeit und ein Gefühl der Befreiung. Wenn sie den Wunsch losließ, gut dastehen zu wollen, war da sehr viel Wahres dran, und wenn das alles so stimmte, dann hatte sie jetzt eine Perspektive für ihre Zukunft, die nicht das große Risiko in sich barg, alles aufgeben zu müssen und am Ende vielleicht noch viel unglücklicher zu sein.

„Ich glaube, dass du recht hast, und ich schäme mich jetzt ein bisschen vor dir." Es tat so gut, ganz ehrlich zu sein.

„Sag, woher weißt du eigentlich all diese Dinge?", fragte Kerstin, als sie sich später an der Tür verabschiedeten.

„Ich weiß nicht, ob ich bei mir selbst immer durchblicke, aber bei dir war's echt einfach, ich kenn dich ja doch schon eine Weile." Tanja grinste wissend.

Noch am selben Abend sagte Kerstin das Treffen mit Richard wieder ab. Per SMS, auch wenn eine Stimme in ihr sagte, dass das unfair war, doch ihr fiel es leichter, und schließlich war sie gerade dabei, sich selbst ernst zu nehmen. Danach nahm sie sich einen großen Bogen Papier und begann, alles aufzuschreiben, was sie sich wünschte. Sie schrieb auf, worüber sie mit Thomas gerne mehr reden würde, was sie schon lange tun sollten, gemeinsam, aber auch alleine, welche Bücher sie lesen wollte, was sie gerne noch lernen würde, mit wem sie mehr Zeit verbringen wollte und mit wem weniger, einfach alles, was ihr einfiel.

Dabei wurden ihr zwei Dinge sehr schnell klar: Erstens, dass das meiste von dem, was da auf ihrer Liste stand, bei weitem nicht utopisch, sondern eigentlich ganz leicht zu verwirklichen war.

Die zweite Erkenntnis traf sie wie ein Blitz. Plötzlich purzelte das, was Tanja am Nachmittag zu ihr gesagt hatte, mit einem Ruck von ihrem Verstand in ihr Gefühl und kam so richtig dort an:

Es ging nur um sie selbst, nicht um ihr Umfeld. Sie war unzufrieden, frustriert und unterfordert. Sie wollte eine Arbeit machen, die ihr sinnvoll erschien und bei der sie die Möglichkeit hatte, ihre Fähigkeiten und Talente einzubringen.

„Ich wünsche mir eine Arbeit, die mich erfüllt", schrieb sie auf das Papier und augenblicklich stiegen ihr die Tränen in die Augen.

Es dauerte nicht lange, bis die ersten deutlichen Hinweise auftauchten. Als erstes konnte Kerstin in einer Buchhandlung an einem Feng Shui-Buch nicht vorbeigehen, es musste einfach mit. Beim Lesen begeisterte sie nicht nur die Idee ungemein, über teilweise schon sehr kleine Veränderungen im Wohnumfeld Gesundheit und Lebensglück zu beeinflussen, es stieg auch sehr bald die Idee in ihr auf, diese faszinierende Herangehensweise mit ihrem Fachwissen als Innenarchitektin zu kombinieren. Sie entdeckte, dass sie sogar ihr eigenes Haus noch an der einen oder anderen Stelle optimieren konnte. Zwar war es aus innenarchitektonischer Sicht nach ihrem Geschmack bereits perfekt, doch mit den neu gewonnenen Erkenntnissen aus dem Feng Shui gab es durchaus noch Verbesserungspotential. Umgehend fühlte sie sich wohler, auch wenn sie nicht wusste, ob das tatsächlich von den Veränderungen in der Wohnung kam oder schlicht davon, dass sie das Gelernte mit so viel Begeisterung umsetzte, wie sie schon lange nichts mehr getan hatte.

Sie begann davon zu träumen, auch andere Wohnungen und Büros umzugestalten und neu zu planen, und stellte sich vor, wie schön es sein würde, andere Menschen auf diese Art glücklich zu machen. Wenn sich dazwischen auch immer wieder kurz der Zweifel meldete, hatte sie doch insgesamt das Gefühl, etwas gefunden zu haben, was sie nicht nur machen wollte, sondern wofür sie auch talentiert war. Sie hatte eine gute Intuition und spürte sofort, wenn irgendwo irgendetwas nicht ganz stimmte. Sie konnte sich gut in andere einfühlen, traf zum Beispiel mit Geschenken immer genau den Geschmack desjenigen, dem sie eine Freude machen wollte, und dazu hatte sie einen außerordentlichen Sinn für Ästhetik. Planen und einrichten konnte sie sowieso, das hatte sie ja gelernt. Durch ihren Beruf würde sie sich ganz automatisch von anderen Feng Shui-Beratern abheben, was für eine erfolgreiche Selbständigkeit sicher von Vorteil sein würde.

Wann immer sie in Gedanken diese Idee verfolgte, wurde sie ganz aufgeregt und hätte am liebsten sofort damit begonnen. Schließlich fasste sie sich ein Herz und fragte Thomas, ob er ihr das Geld für eine zweijährige Feng Shui-Ausbildung leihen würde. Die Kurse fanden alle am Wochenende statt, so dass sie sie problemlos besuchen konnte, ohne im Büro Schwierigkeiten zu bekommen. Doch der Betrag dafür war hoch, der war von ihrem Gehalt nur dann zu bestreiten, wenn sie davon nicht mehr - wie bisher üblich - die Lebensmittel für die Familie eingekauft hätte. Alle anderen Kosten trug ohnehin Thomas. Im Sinne einer gleichwertigeren Beziehung wollte sie sich nicht vor ihren Pflichten drücken, ganz im Gegenteil, wenn sie erst einmal selbständig wäre, wollte sie noch mehr zu ihrem gemeinsamen Leben beitragen und auch das Darlehen für die Ausbildung wollte sie später zurückgeben.

Ihr Mann war ohnehin von der großzügigen Sorte und er freute sich über Kerstins Begeisterung. Dass seine Frau Pläne schmiedete, kannte er so nicht, er fand es großartig und unterstützte es gerne. Geld war Gott sei Dank ja tatsächlich genug vorhanden.

Auch Kerstin entdeckte neue Züge an Thomas. Nämlich dass er ihr zuhörte und sich für das, was sie tat, interessierte. Auf einmal waren da richtig gute Gespräche zwischen ihnen und schon bald kam von ihm der Vorschlag, sie solle doch sein Büro einmal unter die Lupe nehmen.

„Wenn meine Kunden die Veränderung bemerken, könnte das für dich der Auftakt für einen eigenen Kundenstamm sein."

Ja, da sprach der Geschäftsmann aus ihm. Kerstin schmunzelte und freute sich darüber, jemanden an ihrer Seite zu haben, von dem sie in dieser Hinsicht noch sehr viel lernen konnte. Doch sie wollte nicht gleich ihr Pulver verschießen. Solange die Ausbildung nicht abgeschlossen oder zumindest fortgeschritten war, lief sie Gefahr, teure Fehler zu machen. Sie wollte die bestmögliche Wirkung erzielen und erst dann potentielle Kunden anziehen, wenn sie auch bereit dafür war.

Doch nun - nicht ganz zwei Jahre später - war es soweit und der gemeinsame Plan war tatsächlich aufgegangen. Einige von Thomas' Kunden hatten sich schwer beeindruckt von den gar nicht allzu umfangreichen Veränderungen gezeigt, die gleich beim Betreten des Büros ein ganz anderes Gefühl vermittelten.

Kerstin war unglaublich dankbar. In der Ausbildung hatte sie vor allem sehr viel über sich selbst gelernt und einen Eindruck davon bekommen, wie viel man bewirken konnte, wenn man Ziele hatte und sie konsequent verfolgte. Fast schämte sie sich dafür, dass sie sich so viele Jahre lang einfach nur treiben gelassen hatte, ohne selbst die Initiative zu ergreifen, und noch mehr dafür, dass sie sich auch noch darüber beschwert hatte. Sie hatte doch tatsächlich erwartet, dass sich ihre verborgenen Träume wie durch Zauberhand erfüllten. Was hatte ihr nur so gut daran gefallen, die Rolle der Hilflosen zu spielen?

Doch sie wollte nicht zurückschauen und sich nicht mehr beschweren. Weder über sich selbst noch über irgendetwas anderes. Das hatte sie lange genug getan. Jetzt waren andere Zeiten angebrochen. Ihre Ehe hatte sie nicht mehr in Frage gestellt, seit Tanja an diesem bedeutungsvollen Nachmittag so etwas wie einen Schalter bei ihr umgelegt hatte. Ihre Freundin hatte schon recht damit gehabt, dass sie erst einmal selbst alles geben musste, für das, was sie sich wünschte, nämlich eine Partnerschaft, in der Nähe herrschte. Und tatsächlich hatte sich herausgestellt, dass Thomas sie völlig anders behandelte, wenn sie sich nicht von ihm zurückzog, ständig davon ausgehend, dass er sie sowieso nicht verstand.

Natürlich herrschte nun nicht immer eitel Wonne, Sonnenschein, doch sie kamen gut miteinander klar und wenn Kerstin ehrlich war, musste sie eingestehen, dass ihr Mann wesent-

lich unkomplizierter und leichter zufrieden-
zustellen war als sie.

Wann ihre Beschwerden aufgehört hatten, wusste
sie nicht mehr. Sukzessive waren sie immer
weniger geworden, von dem Moment an, als sie
begonnen hatte, sich einfach nicht mehr so
stark darauf zu konzentrieren. Sie erinnerte
sich noch vage daran, dass ihr Herz bei ihrem
ersten Wochenendseminar ziemlich stark auf
sich aufmerksam gemacht hatte, doch sie hatte
sich immer wieder selbst in Gedanken gesagt:
*Mein liebes Herz, was auch immer du tust, ich
lasse mich nicht von diesem Vorhaben abbringen. Mir ist das hier wirklich wichtig.*
     Von da an ging es stetig bergauf, so dass
sie mittlerweile nur noch gelegentlich einzelne Fehlschläge spürte, die sie aber nicht
mehr aus der Fassung brachten.

Alles war gut und sie freute sich auf das, was
vor ihr lag. Doch jetzt war es erstmal Zeit,
zurückzurufen.

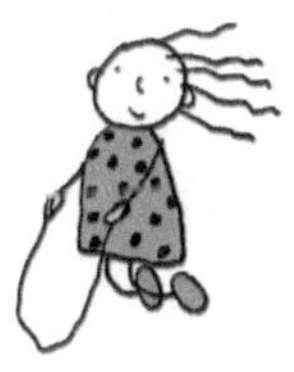

Achtung, Stolpersteine!

Wieder starten wir mit einer kurzen Wiederholung eines Punktes, den wir schon erläutert haben. Auch bei diesem – und jedem folgenden – Beispiel kann man natürlich immer abwinken und sagen: „Das ist doch völlig unrealistisch ...“ Beim Fallbeispiel von Selina habe ich dir eine Art genannt, damit umzugehen, wenn solche Gedanken in dir auftauchen, nämlich deinen Widerstand einfach zur Kenntnis zu nehmen und dich trotzdem auf die Märchenstunde einzulassen.

Diesmal möchte ich einen Schritt weiter gehen. Man darf sich auch bewusst machen, dass ein solches negatives Denken einfach wunderbar bequem ist. Denn wenn es keinen Ausweg gibt, dann muss man ja auch nicht handeln. Ich unterstelle mal ganz frech, dass die sogenannten „Realisten“, die jeden konstruktiv denkenden Menschen als naiven Träumer abtun, schlicht und einfach faul sind und keinesfalls riskieren wollen, die wenige ihnen zur Verfügung stehende Energie in Projekte zu investieren, die vielleicht nicht auf Anhieb klappen. Dabei könnte man ja womöglich etwas dazulernen, und wer will das schon!?!

Ja, ich weiß, ich lehne mich aus dem Fenster, aber ich vertraue ja auch darauf, dass eingefleischte Vertreter dieser Spezies gar nicht zu diesem Buch gegriffen haben. Diejenigen, die nur aus alter Gewohnheit gelegentlich in diese destruktive Richtung denken, ihren Geist aber durchaus weiten wollen, die erinnere ich noch einmal daran, dass es genauso einfach ist, wie man es sich vorzustellen gestattet.

Außerdem ist unsere Vorgangsweise alles andere als blauäugig. Wir entwerfen zwar hemmungslose Happy-End-Szenarien, aber erst, nachdem wir auch ausformuliert haben, was schlimmstenfalls passieren könnte. Anschließend widmen wir uns in den „Stolpersteinen" noch einmal gerne den Argumenten der uns allen innewohnenden Miesmacher. Es ist wichtig, dass wir ihnen genau zuhören und bestmöglich den Wind aus den Segeln nehmen, damit sie nicht im Verborgenen ungeahnte Kräfte entfalten. Lediglich absoluten Totschlag-Argumenten à la „Wenn's so leicht wär", die jeder weiteren Diskussion die Basis entziehen, gehen wir aus dem Weg.

Ein Einwand, von dem ich mir durchaus vorstellen könnte, dass er einigen Lesern in den Sinn gekommen ist, und den ich unbedingt entkräften möchte, ist dieser hier: „Naja, mit Geld geht alles leicht. Kerstin hatte ja wunderbare Grundvoraussetzungen. Doch was macht jemand in ihrer Lage, der nicht einfach irgendeine tolle Ausbildung machen oder sich anderswie selbst verwirklichen kann?"

Kennst du den Spruch: „Wer will, findet Wege. Wer nicht will, findet Ausreden"? Jeder kennt ihn, doch die Wenigsten sind dazu in der Lage, ihn auf ihre persönliche Situation zu übertragen, weil die eigenen Ausreden so gut wie nie als solche entlarvt werden. Ich kann dir versichern, dass fast alle Menschen, die in knapp fünfzehn Jahren ein Gespräch mit mir geführt haben und großteils tief verzweifelt waren, behaupteten, sie würden alles tun, um gesund zu werden. In Wahrheit haben sie in den meisten Fällen gerade die naheliegendsten und erfolgversprechendsten Maßnahmen nicht einmal in Erwägung gezogen. Kerstin ist ein wunderbares Beispiel dafür, dass viele von uns sich lieber über Jahre selbst bemitleiden würden, weil der Ehepartner nicht auf sie zugeht, anstatt selbst auf ihn zuzugehen. Uns ist jedes noch so kleine Hindernis recht, wenn es darum geht, eine Begründung zu suchen, unser eingefahrenes Verhalten nicht durchbrechen zu müssen. Demzufolge fällt es uns auch nicht schwer, solche Hürden zu finden, vielleicht sogar zu *er*-finden, und im Notfall brauchen wir noch nicht einmal unbedingt etwas, das uns daran hindert, aus der momentanen Situation auszubrechen. Wir bleiben vorsichtshalber darin sitzen, falls doch noch ein Hindernis auftaucht.

De facto hat Kerstin keinen Grund, sich Thomas gegenüber nicht zu öffnen, genauso wenig wie sie einen Grund hatte, sich keinen anderen Job zu suchen oder darauf zu verzichten, sich in ihrem bestehenden mehr einzubringen oder sich zumindest ein erfüllendes Hobby zu suchen. Sie hat aber Gründe gesehen, und die erschienen ihr plausibel.

Ich kenne das nur zu gut. Mein Leben lang erschien es mir logisch, meine Eltern und meinen Ex-Ehemann dafür verantwortlich zu machen, dass ich nicht so glücklich war, wie ich mir das gewünscht hätte. Noch viel leichter fiel es mir bei meinen Symptomen. Niemand kann glücklich sein, dem es so schlecht geht, wie es mir damals ging.

Oder etwa doch? Gibt es vielleicht Menschen, die noch größere Herausforderungen zu bewältigen haben und jeden Tag genießen?

Oder wird vielleicht überhaupt erst umgekehrt ein Schuh draus? In dem Sinne, dass ich die Symptome nur hatte, weil ich schon so lange so unglücklich war?

Vielleicht hatte Kerstin einen unnahbaren Mann, weil sie keine Nähe zuließ, und eine Stelle, in der sie sich nicht verwirklichen konnte, weil sie nie vorher irgendetwas in diese Richtung unternommen hatte. Wäre das nicht mindestens genauso logisch oder noch logischer?

Ganz ehrlich, ich halte dieses Happy-End-Szenario für sehr realistisch, weil es enorme Wirkung zeigt, genau an der Stelle, an der man gerade steht, darüber nachzudenken, was man sich eigentlich genau wünschen würde, um dann erst einmal von sich aus alles in die Waagschale zu werfen, um sich dem anzunähern. Das macht wesentlich mehr Sinn, als erst einmal eine große äußere Veränderung anzuvisieren und sich dann als die gleiche Person, vor dem gleichen Problem, in einer anderen Situation wiederzufinden.

Apropos alles in die Waagschale werfen, hier sind wir wieder bei dem Diskussionspunkt: Muss ich nun etwas geben, wenn ich etwas möchte? Nein, man *muss* nicht, man *darf*. Und man wird die Erfahrung machen, dass freies, großzügiges Geben – sei es das von Aufmerksamkeit, von Liebe, von Wertschätzung, von Engagement oder auch von materiellen Dingen – unmittelbar ein Gefühl von Fülle nach sich zieht. Zudem erhöht es den Selbstwert, bringt Anerkennung ein und man betritt dadurch eine Welt, in der man auch selbst viel bekommt.

Lebt man dagegen in einem Universum, in dem ungern gegeben wird, jedes Loslassen ein Muss ist und irgendwie schmerzt, kommt natürlich auch wenig zurück, denn wieso sollten die anderen hier anders agieren als ich?

Kerstin hat es im Happy-End-Szenario genossen, wieder aktiv Einfluss zu nehmen. Manchmal ist die Situation jedoch so verfahren, dass man nicht erkennen kann, auf welche Art und Weise man aktiv werden könnte, weil man sich so hilflos fühlt. Umso wichtiger ist es dann, weiter nach Möglichkeiten zu suchen und an der Überzeugung festzuhalten, dass man immer etwas tun kann und dass sich Wege zeigen werden. Ins Geben zu gehen ist dabei immer eine besonders gute Idee.

Vielleicht mag den einen oder anderen noch die Frage beschäftigen, ob es in manchen Fällen nicht wirklich sinnvoll wäre, sich zu trennen, weil es mit Sicherheit Partnerschaften gibt, die nicht für die Ewigkeit bestimmt sind. Und darf man es nicht auch als Zeichen des Universums werten, wenn man sich so Knall auf Fall verliebt?

Hmm, ich sehe es so: Gerade bei den wirklich großen Lebensentscheidungen ist es nicht unbedingt empfehlenswert, dem ersten Impuls zu folgen. Ganz bewusst habe ich dich auf die Regel Nr. 6 und die Regel Nr. 7 hingewiesen. Erstere besagt, wenn du wo feststeckst, wurde irgendetwas Wichtiges übersehen. Bei Kerstin war es sicher das, selbst für ihr Glück aktiv zu werden.

In Regel Nr. 7 kannst du nachlesen, dass Angst der allerwichtigste Wegweiser ist. Die größte Angst unserer Heldin haben wir schon identifiziert – es ist die, auf eigenen Füßen zu stehen. Die Verliebtheit könnte also eine unbewusste Strategie sein, sich vor diesem für sie wichtigen Schritt zu drücken und stattdessen das alte Muster zu wiederholen, für einen Mann die eigenen Wünsche zurückzustellen.

Doch dass da plötzlich Richard auftaucht und Kerstins Herz öffnet, ist dennoch mehr als ein Sabotagemechanismus. Es ist eine deutliche Erinnerung, dass da etwas in Kerstins Leben integriert werden möchte. Genau wie ein körperliches Symptom kann auch jede Situation im Außen, die unsere Aufmerksamkeit fesselt und uns emotional berührt, eine Einladung sein. Kann der Körper nicht mehr gehen, kann das zum Beispiel heißen, dass man sich entweder geistig nicht vorwärts bewegt oder aber, dass man lieber einmal innehalten sollte. Zeigt sich die Haut wund und offen, darf man sich entweder selbst mehr aufmachen oder aber man wird erinnert, dass man eine Spur zu verletzlich ist. Genau um die Qualität, die sich hier ganz spontan in den Vordergrund drängt, geht es. Bei Kerstin ist es die Nähe und Verbundenheit, die sie sich schon so lange wünscht und die sie mit Richard plötzlich ganz ohne Anstrengung erlebt. Die Botschaft des Lebens lautet: „Jetzt ist es soweit, jetzt kann dir dein Wunsch erfüllt werden. Es ist ein guter Zeitpunkt, um dich für dieses Thema einzusetzen."

Der bekannte amerikanische Psychologe und Beziehungsexperte Chuck Spezzano vertritt die Ansicht, wann immer da ein Paar ist, zu dem eine dritte Person dazustößt, bringt diese stets eine Eigenschaft oder ein Muster mit, das in die bestehende Partnerschaft integriert werden sollte.

Dies kann problemlos geschehen, ohne dass der Dritte in der Beziehung irgendeine Rolle spielt, er ist lediglich der Überbringer einer Botschaft.

Tatsächlich konnte Kerstin die Nähe schließlich auch mit Thomas finden.

In meiner Praxis hatte ich kürzlich ein Gespräch mit einer jungen Frau, die schon seit ihrer Jugend mit ihrem Mann zusammen war und ein Kind mit ihm hatte. Sie suchte das Gespräch mit mir, weil sie sich in einen typischen Lebemann verliebt hatte. Frei, wild und unabhängig, reiselustig und einfach ganz und gar anziehend für sie. War er doch das genaue Gegenteil ihres Partners, der sich so problemlos schon früh gebunden hatte und ihr plötzlich langweilig erschien. Sie wusste eigentlich selbst, dass sie mit dem Lebemann nicht lange glücklich sein würde, doch sie bat mich trotzdem um meine Einschätzung. Ich erklärte ihr, dass das Leben sich fast immer eines Körpers bedient, um etwas mitzuteilen. Entweder zeigt der eigene Organismus in Form von Beschwerden etwas auf oder eben ein Mitmensch durch ein sehr angenehmes oder auch sehr unangenehmes Zusammentreffen. Jedenfalls werden – wie erwähnt – die Gemüter erregt und es entsteht ein Konflikt, den man jedoch nicht allzu sehr auf den übermittelnden Körper beziehen sollte. Meine Klientin war eingeladen, mehr Abenteuergeist in ihre Beziehung zu bringen, und zumindest etwas von dem, was sie an dem anderen Mann so bewunderte, mit ihrem eigenen zu erleben.

Sie nahm die Idee begeistert auf, und als erstes Projekt organisierten die jungen Eheleute eine einwöchige Wanderung auf einem bekannten Pilgerweg. Ohne Kinder, nur mit dem Rucksack und Übernachtungen im Freien. Sie verliebten sich neu ineinander, der Abenteurer hatte seinen Auftrag erfüllt und konnte weiterziehen.

Die Verantwortung und der Impuls für das Beenden einer langjährigen Partnerschaft sollten innerhalb dieser selbst entstehen und nicht an Außenstehende delegiert werden.

Die Lernmöglichkeiten für Kerstin rund um ihre Ausgangssituation sind also recht umfangreich. Wenn sie bereit ist hinzusehen, kann sie lernen, dass nur sie selbst für ihre Gefühlslage verantwortlich ist und wie bereichernd es ist, diese Verantwortung wieder zu übernehmen. Die Rettung im Außen zu suchen, kann vorübergehend verlockend erscheinen, doch im Nachhinein stellt es sich in der Regel als schmerzhafte Erfahrung heraus. Anzusetzen, wo man steht, ist wesentlich zielführender, als einfach zu fliehen. Last but not least sollte man den Überbringer einer schlechten Botschaft genauso wenig töten, wie man den einer guten heiraten sollte.

Eine sehr einfache Maßnahme, die fast jeder in jeder Situation ergreifen kann, ist es, mit den zur Verfügung stehenden Mitteln umgehend dafür zu sorgen, dass man sich besser fühlt. Soziale Kontakte knüpfen, sich ein interessantes Hobby suchen, selbst interessante Gesprächsthemen anschneiden, sich mehr bewegen, vielleicht die Ernährung optimieren, Wünsche aussprechen und vieles andere mehr – es gibt immer etwas, das man sofort tun kann. Weiterreichende Schritte müssen bisweilen längerfristig geplant werden, doch stets ist so viel mehr möglich, als man zunächst glaubt.

Es macht in jedem Fall Sinn, sich in diesem Zusammenhang auch – am besten schriftlich – ins Bewusstsein zu rufen, was man an positiven Faktoren auf der Haben-Seite zu verzeichnen hat. Bei Kerstin ist das eine ganze Menge. Sie verfügt über ein liebevolles Umfeld, in dem sie sich sicher fühlen und entfalten kann, eine gute Ausbildung, überdurchschnittliche Intelligenz und dazu über umfangreiche finanzielle Möglichkeiten, um nur ganz wenige zu nennen.

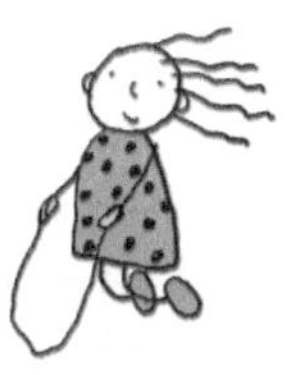

Zusätzliche Spielaufgaben:

- Ich habe dir nach der Fallbeschreibung von Kerstin, bevor ich dich eingeladen habe, ein Worst-Case-Szenario zu zeichnen, die Frage gestellt, welche Varianten ihr aus deiner Sicht zur Verfügung stehen. Welche hättest du gesehen, für welche hättest du dich entschieden und warum?

- Mit welcher Instanz deines Systems hättest du diese Entscheidung getroffen?
  Mit Herz und Bauch oder doch lieber aus dem Verstand heraus?

- Wie triffst du normalerweise Entscheidungen und entspricht das der für dich besten Art, Entschlüsse zu fällen?

- Vor welche schwerwiegenden Entscheidungen stellen dich deine Symptome?
  Ich bitte dich, hier auch über die offensichtlichen Punkte, die dir wahrscheinlich als erstes einfallen, hinauszudenken. Lass die Frage zumindest zwei Tage auf dich wirken, schreibe sie vielleicht auch auf einen Zettel und lass dich überraschen, ob du etwas entdeckst, was dir bisher nicht bewusst war.
  Es geht hier mit ziemlicher Sicherheit um mehr als den Beschluss, welcher nächste Behandlungsschritt sinnvoll ist oder wie du deinen Körper unterstützen sollst. In der Regel sind alle Beschwerden ein

Ausdruck eines inneren Konfliktes, der dazu einlädt, eine oder mehrere klare Lebensentscheidung zu treffen.

- Welche Faktoren beeinflussen deine Entscheidung und was könnte dir helfen, sie zu treffen?

- In welche Richtung tendierst du?

- Könnte es auch Möglichkeiten geben, die du bisher gar nicht in Erwägung gezogen hast?

- Hat sich durch die Auseinandersetzung mit Kerstins Geschichte und den verschiedenen Fortgängen davon etwas in dir verändert?

- Kennst du das Gefühl, in bestimmten Bereichen deines Lebens nicht zu hundert Prozent du selbst sein zu können?
  Was könntest du tun, um genau dort mehr von dem zu integrieren, was dir wirklich wichtig ist?

- Wo gibst du nicht alles, was du geben könntest?

- Welches sind deine Lieblingsausreden dafür?

- Wie lange willst du sie noch behalten?

- Was steht Positives auf deiner Haben-Seite?

DER FALL ANDREA

So, jetzt noch schnell den Kachelofen einheizen. Ein kurzer Blick ins Wohnzimmer zeigte ihr, dass so gut wie kein Holz mehr im dafür vorgesehenen Korb war. Also musste sie noch einmal hinaus in den Regen und ein paar Scheite aus der Garage holen. Als sie wenige Minuten später vor dem Ofen kniete und beobachtete, ob das Feuer auch wirklich zu brennen begann, betrat Wolfgang den Raum. „Was raucht denn da so? Sag bloß, du hast wieder das feuchte Holz vom hinteren Stapel genommen?"

Statt einer Antwort blickte sie ihn nur an und verdrehte die Augen.

„Bist du schlecht gelaunt?", fragte er.

„Wie könnte ich nicht schlecht gelaunt sein, wenn du mich zur Begrüßung gleich wieder anmeckerst. Ein ‚Hallo! Schön, dass du da bist. Wie war dein Tag?' wäre auch schön gewesen."

„Ich habe dich lediglich gefragt, welches Holz du genommen hast."

„Richtig. Auf deine absolut unverwechselbare und stets freundliche Art."

„Es ist nicht ganz unwichtig zu wissen, ob hier gleich das ganze Haus unter Qualm stehen wird, was nicht das erste Mal der Fall wäre. Scheinbar fällt es dir schwer, dir zu merken, von welchem Stoß du das Holz holen sollst."

„Du, das ist überhaupt kein Problem, künftig heizt einfach du ein und alles ist gut." Andrea stürmte aus dem Zimmer und ließ die Tür hinter sich lautstark ins Schloss fallen, doch sie wurde sogleich wieder aufgerissen.

„Zu dir kann man überhaupt nichts mehr sagen", schrie Wolfgang seiner davoneilenden Frau hinterher.

„Du brauchst auch nichts mehr zu mir zu sagen, weil du mich sowieso nur anmeckerst. Mach deinen Scheiß alleine und lass mich einfach in Ruhe!" Dann fiel auch die Haustür zu.

Ein Spaziergang im Regen war nicht unbedingt das, was Andrea vorgehabt hatte, doch sie musste jetzt erst einmal runterkommen. Außerdem verschaffte es ihr eine gewisse Befriedigung, dass sie sehr genau wusste, wie hungrig Wolfgang um diese Zeit war. Er arbeitete von zu Hause aus, und nachdem sie mittags nicht da war, aß er meist nur eine Kleinigkeit. Abends kochte sie dann für sie beide und bei Tisch tauschten sie sich über den Tag aus. Doch heute würde er selbst für sein Abendessen sorgen müssen, der alte Pascha, sie hatte die Nase voll.

Jeden Tag stand sie morgens um fünf auf, heizte ein und bereitete sein Frühstück vor, bevor sie sich auf den Weg in die Arbeit machte. Im besten Fall brauchte sie 45 Minuten ins Büro, doch meistens ein wenig länger. Wolfgang stand um sieben Uhr auf, frühstückte ausgiebig und begab sich um acht Uhr gemütlich zu seinem Schreibtisch. Ab und zu empfing er einen Kunden und besuchte den einen oder anderen bei sich zu Hause, meist jedoch verbrachte er den Großteil des Tages daheim. Immer wieder betonte er gegenüber Bekannten, wie sehr er seinen Beruf liebte. Seit fünfzehn Jahren arbeitete er als selbständiger und unabhängiger Versicherungsmakler, und auch wenn die Zeiten in den letzten Jahren schlechter geworden waren, er war einfach ein Verkaufsgenie. So verdiente er hervorragend, ohne jemals unter Stress zu stehen, und bestritt auch weit mehr als die Hälfte der gemeinsamen Lebenshaltungskosten.

Andrea dagegen stand immer unter Strom. Ihr Biorhythmus war völlig aus dem Tritt, weil ihr Tag viel zu früh begann, ihr Job in der Verkaufsabteilung einer großen Firma war stressig, und dann waren da ja auch noch die knapp zwei Stunden Autofahrt hin und zurück und natürlich der gesamte Haushalt. Wolfgang kümmerte sich weder um die Wohnung noch um den Garten, er brachte es sogar oft fertig, vom Esstisch aufzustehen, ohne seinen Teller wegzubringen. Wenn sie sich darüber beschwerte, pflegte er zu sagen: „Du musst das nicht machen. Wenn du es nicht machst, mache ich es. Nur nicht dann, wann du willst. Ich habe meine festen Abläufe und meine festen Zeiten, zu denen meine Kunden es gewohnt sind, mich telefonisch zu erreichen."

Und schon war das Gespräch wieder beendet. Ob er damit kalkulierte, dass sie es nicht aushielt, auch alles stehen und liegen zu lassen, oder ob es ihm wirklich egal wäre, es selbst machen zu müssen, konnte Andrea nicht einmal mit Sicherheit sagen. Die Junggesellenwohnung, in der er gelebt hatte, als sie sich kennenlernten, war - zumindest wenn sie zu Besuch kam - sicher nicht peinlich sauber, doch absolut gut in Schuss. In den ersten Monaten nach dem Zusammenziehen war es ihr ein Bedürfnis gewesen, ihn zu umsorgen, und so hatte es sich einfach so entwickelt, dass sie sich um alles kümmerte. Bis heute hätte sie eigentlich kein Problem damit gehabt, wenn er ihr zumindest das Gefühl vermittelt hätte, dass es ihm etwas bedeutete, was sie alles tat. Stattdessen kritisierte er sie meist und war generell launisch und überheblich.

Nicht dass sie sich trennen wollte. Sie liebte ihn, bewunderte ihn sogar ein wenig. Er war intelligent, witzig, gutaussehend und manchmal für ihren Geschmack ein wenig zu stark auf sich selbst bezogen. Doch ganz abgesehen davon, was sie für ihn empfand, entsprachen solche Typen ganz offensichtlich ihrem Beuteschema. Sie war alt genug, um zu wissen, dass eine Trennung nicht unbedingt die Lösung brachte, denn Wolfgang war von ihren bisherigen Partnern noch der, der sie am besten behandelte. Bei Markus, ihrem Ex, war es das Gleiche in Grün gewesen, mit dem Unterschied, dass sie sich mit ihm auch noch häufig um Geld gestritten hatte. Zwar hatte auch er gut verdient, doch in Bezug auf die Aufteilung der Kosten waren sie völlig unterschiedlicher Ansicht gewesen.

Sogar die paar Kurzbeziehungen dazwischen waren mit Männern gewesen, die lieber nahmen als gaben. Sie war ja auch gerne für andere da, es machte ihr Spaß, für ihre Liebsten zu kochen, alles schön zu gestalten und sie zu verwöhnen, doch immer wieder tauchte da bis heute das Gefühl auf, ausgenutzt zu werden. Das, was sie ihren jeweiligen Partnern gab, kam nie zu ihr zurück, und bisweilen war das schon sehr frustrierend.

Weil sie seit ihrer Kindheit Rheuma hatte, hatte ihr der Hausarzt immer mal wieder Gruppentherapie bei einem Psychotherapeuten verschrieben. Sie war dort ganz gerne hingegangen und es hatte ihr die eine oder andere Erkenntnis über sich selbst eingebracht. So war ihr seither klar, dass die Schwierigkeiten in ihren Beziehungen mit ihrer Kindheit in engem Zusammenhang standen. Ihre Mutter, zu der sie seit Jahren keinen Kontakt mehr hatte, konnte man getrost als Psychopathin bezeichnen. Warum sie dazu geworden war, wusste Andrea nicht genau, was sie jedoch wusste, war, dass die Mutter vier Jahre vor Andreas Geburt eine andere Tochter im Säuglingsalter durch den plötzlichen Kindstod verloren hatte. Viele Mütter, die einen solchen Verlust erleiden müssen, neigen in der Folge dazu, ihre anderen Kinder zu bewachen und mit Liebe zu überschütten, doch Andreas Mutter hatte ihre eigene Art, das Trauma zu verarbeiten. Sie verhielt sich richtiggehend grausam ihrer Tochter gegenüber. An liebevolle Aufmerksamkeit konnte sich Andrea nicht erinnern, dafür an sehr viele Schläge und Geschrei. Schon im Kindergartenalter musste sie im Haushalt helfen und später wurden ihre Aufgaben immer umfangreicher. Die Mutter war völlig unberechenbar und verteilte auch dann Hiebe, wenn ihre Tochter nicht die Spur einer Idee davon hatte warum. Als sich herausstellte, dass das Mädchen unter Rheuma litt und ständig Schmerzen hatte, wurde es eher schlimmer statt besser. Andreas Vater schien selbst Angst vor seiner Frau zu haben. Er arbeitete viel, kam nicht oft nach Hause und wenn er da war, hielt er sich völlig aus der Kindererziehung heraus. Zwar schlug er selbst Andrea nicht ein einziges Mal, doch wenn seine Frau es tat, verließ er nur die Wohnung, anstatt seiner Tochter zu helfen. Als das Mädchen vierzehn war, beging er Selbstmord. Andrea zog aus dem Elternhaus aus, sobald sie die Volljährigkeit erreichte, und brach bald jeglichen Kontakt zur Mutter ab.

Viele Jahre später erfuhr sie von ihrer Cousine, dass die alte Dame an Demenz erkrankt und in einem Heim untergebracht worden war.

Der Psychotherapeut war der Meinung, dass sich Andrea in Anbetracht ihrer Kindheitserlebnisse ganz hervorragend entwickelt hatte. Sie hatte einen Beruf erlernt und schien auch keine Probleme zu haben, sich auf Partnerschaften einzulassen. Sie neigte lediglich dazu, ihre eigenen Bedürfnisse zurückzustellen. Viele Jahre lang hatte sie lieber klein beigegeben, als sich einem möglichen Konflikt zu stellen, selbst dann noch, wenn die Beziehung schon beendet war. So hatte sie Markus bei der Trennung das gemeinsam erworbene Auto einfach ohne Gegenleistung überlassen, weil er derjenige gewesen war, der es hauptsächlich nutzte. Er hatte nur gemeint: „Du brauchst es ja eh nicht." Und für sie war das der Anlass gewesen, nicht nur auf das Fahrzeug, sondern auch auf den Anteil des Geldes zu verzichten, den sie dafür aufgewendet hatte. Auch im Beruf kam es immer wieder zu Situationen, in denen sie unfair behandelt wurde. Ein und dieselbe Geschichte, bei jeder Stelle mit einem anderen Gesicht. Im Laufe der Zeit hatte sie gelernt, mit solchen Dingen zurechtzukommen. Sie hatte sich einfach daran gewöhnt, genauso wie an die permanenten Schmerzen in den Gelenken. Es schien eben so zu sein, dass es Dinge in ihrem Leben gab, die sich nie änderten. Immerhin änderte sich auch nichts zum Schlechten, ihre Lage war insgesamt sehr stabil. Was auch gleich blieb, war die tiefe Verletzung, die sie empfand, wenn sie kritisiert wurde. Natürlich war sie nicht fehlerlos, doch sie gab stets mehr als hundert Prozent, und immer war da jemand, der dennoch etwas auszusetzen hatte. Manchmal verunsicherte sie das so sehr, dass sie tatsächlich gravierende Fehler machte.

So wie zu Hause. Wenn Wolfgang ihr eine halbe Stunde lang erklärte, von welchem Stoß sie das Holz nehmen sollte und von welchen Stößen auf gar keinen Fall, obwohl es aus ihrer Sicht überhaupt keine erkennbaren Unterschiede gab, konnte sich ja kein Mensch mehr auskennen. Er war einfach pedantisch. In den Streits zwischen ihnen ging es fast immer um derartige Lappalien, dass es für Andrea unverständlich war, warum man überhaupt die Zeit aufwendete, um darüber zu reden. Klar, dass sie da manchmal nicht mehr richtig zuhörte und es dann einfach so machte, wie sie meinte. Verlässlich machte sie dann jedes Mal genau das Falsche und ebenso verlässlich fiel es ihm sofort auf. Doch auch wenn es zum Beispiel ein wenig qualmte nach dem Einheizen, wozu sich darüber aufregen? War es nicht sein Problem, zu lernen, mit solchen Kleinigkeiten gelassen umzugehen?

Immerhin war Wolfgang der Erste, bei dem sie die Kritik nicht einfach hinnahm. Ihr Psychotherapeut hatte ihr immer wieder eingeschärft, sie sollte ihre eigenen Sichtweisen und Bedürfnisse aussprechen und verteidigen. Das war schwer für sie, weil das einer von jenen Situationen entsprach, in der sie von ihrer Mutter Schläge bezogen hatte. Auch in ihren früheren Partnerschaften hatte sie die Erfahrung gemacht, dass ein Streit schnell eskalierte, wenn sie ihren Standpunkt klar vertrat, anstatt klein beizugeben. Das Muster, mit möglichst wenig Widerstand alles über sich ergehen zu lassen, weil es dann umso schneller vorbei war, saß tief. Doch in der Gruppentherapie hatte sie gelernt, dass auch sie sich verändern musste, wenn andere sich ihr gegenüber anders verhalten sollten. Sie war sich nur nicht sicher, ob sie damit inzwischen irgendwelche Erfolge erzielt hatte. Gut, mit Wolfgang hatte sie nun einen Partner an ihrer Seite, demgegenüber sie ihre Wünsche zu äußern wagte und der nicht komplett aus der Haut fuhr, wenn sie zurückmeckerte. Doch ihr eigentliches Ziel hatte sie nicht erreicht, nämlich verstanden zu werden und Menschen in ihrem Umfeld zu haben, die gar nicht erst auf die Idee kamen, sie herablassend zu behandeln, wenn sie die Dinge nicht exakt so erledigte, wie der andere es selbst getan hätte. Wenn sie Wolfgang darauf hinwies, sie nicht ständig zu kritisieren, erwiderte er immer das Gleiche: „Ich ärgere mich, wenn du mir nicht zuhörst und die Dinge anders machst, als ich sie habe möchte, und du ärgerst dich, wenn ich dann meckere. Na und? Warum soll ich meinen Ärger runterschlucken,

du schluckst deinen auch nicht runter." Wenn
sie ihm sagte, dass sie sich so sehr wünschte,
er würde auch einmal etwas für sie tun, sah
er auch kein Problem. „Kann ich gerne machen,
was soll ich denn tun?" Doch was hatte es für
einen Wert, wenn sie ihn zum Beispiel dezidiert darum bat, zumindest an einem Tag der
Woche gemeinsam mit ihr aufzustehen, um für
sie einzuheizen, während sie im Bad war, und
dann mit ihr zu frühstücken? Das war doch, als
würde sie ihn bitten, ihr ein ganz bestimmtes
Geschenk zu kaufen. Der Hauptteil der Freude,
den man bei solchen Gelegenheiten empfand,
resultierte doch daraus, dass der andere von
allein auf die Idee gekommen war. Er verstand
einfach nicht, worum es ihr ging. Obwohl er
selbst es natürlich fantastisch fand, dass sie
täglich dafür sorgte, dass das Haus schon warm
war, wenn er nach unten kam, oder dass sie am
Sonntag sein Lieblingsgericht kochte. Doch er
hatte noch nicht einmal die Größe, das zuzugeben. „Ich habe dich nicht darum gebeten",
sagte er, wenn sie ihn daran erinnerte. Natürlich nicht, sie brauchte man auch nicht darum
zu bitten, weil sie es als selbstverständlich
betrachtete, so etwas zu tun, wenn man den
anderen liebte.

Sie hatten derartige Gespräche schon so oft
geführt, dass sie sich vorgenommen hatte, einfach wieder den Mund zu halten. Es kam ohnehin nichts dabei heraus und sie war danach

jedes Mal fast noch frustrierter als vorher. Doch sie wusste auch nicht, ob sie sich damit nicht wieder in die völlig falsche Richtung bewegte. War das nicht wieder ihr „Augen-zu-Zähne-zusammenbeißen-und-Klappe-halten-Mechanismus" von früher?

In der Arbeit konnte sie ganz ähnliche Abläufe beobachten. Auch wenn sie sich im Gegensatz zu früher dagegen wehrte, wenn man ihr etwas auftrug, was nicht in ihren Zuständigkeitsbereich fiel, so gab es doch diese eine Kollegin, die unermüdlich versuchte, sich ihren Alltag auf Andreas Kosten ein wenig zu erleichtern. Und dann gab es da noch diese ganz spezielle Kandidatin aus der Marketing-Abteilung, mit der sie bei etlichen Projekten eng zusammenarbeiten musste. Die Ergebnisse der gemeinsamen Arbeit wurden regelmäßig der Geschäftsführung präsentiert. Weil die Dame jedoch keine Lust oder keine Zeit zu haben schien, sich angemessen vorzubereiten, kam es immer wieder dazu, dass Andrea kurz vor knapp noch für sie in die Bresche springen musste, damit die Präsentation nicht in einem Desaster endete. Weil das aber immer noch nicht genügte, ließ sie bei diversen Meetings keine Gelegenheit aus, Andrea mit zweideutigen Bemerkungen in ein schlechtes Licht zu stellen. Einmal hatte Andrea ihren ganzen Mut zusammengenommen und sie zur Rede gestellt: „Sag mir einfach, was dein Problem ist, dann können wir es beheben, aber hör auf, diese Spielchen zu spielen." Das Gespräch fand auf der Damentoilette statt, nachdem sie fast eine ganze Woche darauf gewartet hatte, die Kontrahentin irgendwo alleine anzutreffen. Deren Reaktion kam ihr dann verdächtig bekannt vor. Sie schüttelte lächelnd den Kopf und sagte: „Ich weiß nicht, wovon du sprichst, Andrea."

Mittlerweile war sie fast zu dem Ergebnis gekommen, dass der Rat des Therapeuten, die eigenen Bedürfnisse zu vertreten, auch nicht der Weisheit letzter Schluss war, zumindest nicht für sie. Schade nur, dass sie selbst auch keine bessere Idee auf Lager hatte.

Aber gut, immerhin hatte sie schon Schlimmeres überstanden. So viel stand fest: Kleinkriegen würde sie sich nicht lassen. Vielleicht war es einfach so wie mit ihrem Rheuma. Auch damit hatte sie leben lernen müssen. Sie war zu einer Meisterin darin geworden, die Schmerzen auszublenden. Der Gedanke gab ihr ein gutes Gefühl. Vielleicht war das ja ihre Aufgabe, eine Art inneren Schutzwall zu errichten, an dem das herablassende Verhalten der anderen einfach abprallte. Wenn es stimmte, was man sagte, kam ohnehin alles, was man tat, auf einen selbst zurück. Sollten die Kollegin und Wolfgang doch sehen, was sie davon hatten, dass sie keinen Respekt kannten.

Ja, so wird es funktionieren. Ich werde niemandem mehr nachlaufen, um meine Sicht darzustellen, das ist nicht nur Zeitverschwendung, sondern auch noch peinlich. Ich mache einfach mein Ding und die anderen sollen tun, was sie glauben. Und wenn es mir zu viel wird, dann gehe ich. Fertig.

Andrea atmete tief durch. Ihre Kleidung war schon ziemlich durchnässt, doch die frische Kühle auf der Haut tat ihr gut. Sie fühlte sich dem jetzt wieder gewachsen, nach Hause zu gehen. Sie war wieder verbunden mit dem inneren Raum in ihr, in dem ihr nichts passieren konnte, den sie sich in ihrer Kindheit erschaffen hatte und zu dem sie manchmal nicht den Zugang fand. Eigentlich war die Lösung doch so einfach. *Ich bin Andrea, die coole Socke, ihr könnt mir alle nichts. Rutscht mir doch den Buckel runter,* dachte sie, dann machte sie auf dem Absatz kehrt und ging hocherhobenen Hauptes zurück in die Richtung, aus der sie gekommen war.

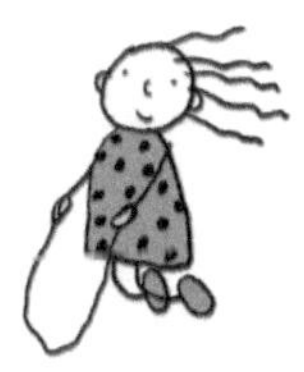

Auf den ersten Blick ist Andrea genauso unzufrieden mit ihrem Leben wie Kerstin. Doch es gibt auch bedeutende Unterschiede zwischen den beiden.

- Worin, würdest du sagen, bestehen diese Unterschiede?

- Wie würdest du Andreas Konflikt beschreiben?

- Auch wenn sie sich gerade gegen Ende der Fallbeschreibung stark zeigt, wovor, glaubst du, hat sie Angst?

- Wie gefällt dir ihre Idee, künftig als „coole Socke" durchs Leben zu gehen?

Meine ganz persönlichen Antworten auf diese Fragen bekommst du gemeinsam mit den Stolpersteinen ab Seite 158. Hier aber zunächst, wie ich mir vorstellen könnte, dass es für Andrea weitergeht, wenn man vom Schlimmsten ausgeht. Wenn du zuerst deine Version verfassen möchtest, nur zu.

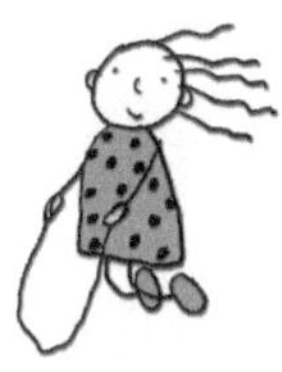

Worst-Case-Szenario Andrea

Die zwei jungen Leute auf der Bank neben Andrea hielten Händchen und flüsterten miteinander. Immer wieder lachten sie und küssten sich. Sie waren vielleicht Anfang zwanzig.

Die beiden werden schon bald aus ihrem Traum erwachen, dachte Andrea. Sie beneidete sie nicht um die Erfahrungen, die das Leben noch für sie bereithalten würde, und war froh, Derartiges endgültig hinter sich gebracht zu haben. Drei große Trennungen hatte sie in ihrem Leben bewältigen müssen. Jedes Mal wieder von vorne anfangen, die eigene Identität wieder völlig neu zusammensetzen. Jedes Mal die schmerzhafte Erkenntnis, dass man es wieder nicht geschafft hat, auch wenn man alles gegeben hat. Jedes Mal einen Menschen, den man liebt, auf Nimmerwiedersehen verabschieden, auch wenn es einem das Herz dabei zerreißt. Was machte das alles für einen Sinn?

Vielleicht sind wir einfach nicht dafür geschaffen, unser Leben dauerhaft mit jemandem zu teilen. *Vielleicht hat es einen Grund, dass unsere nächsten Verwandten, die großen Menschenaffen, in Gruppenverbänden leben. Sogar Eltern und Kinder verlieren sich oft für immer aus den Augen, wenn der Nachwuchs erst geschlechtsreif ist. Die Natur hat sich sicher etwas dabei gedacht, es so einzurichten. Nur der Mensch glaubt wie immer, über seine niedrigen Instinkte erhaben zu sein, und stürzt sich damit nur selbst ins Unglück.* Andrea hatte in den letzten Jahren unzählige Male darüber nachgedacht. Jedenfalls machten die wenigen Paare, die sie kannte, die es wirklich lange miteinander ausgehalten hatten, einen eher abgestumpften Eindruck. Sie schienen viel eher praktische Zweckgemeinschaften zu führen als erfüllte Liebesbeziehungen. *Keiner weiß, wie viele Abstriche sie dafür wirklich machen mussten.*

Drei Mal hatte sie es wirklich versucht. Beim ersten Mal mit Markus war sie noch völlig blauäugig. Und sie hatte dafür nicht nur mit einem gebrochenen Herzen, sondern auch mit einer Menge Geld bezahlt. Dann war da Wolfgang gewesen. Ganze 14 Jahre. Ihn hatte sie am längsten vermisst. Doch im Laufe dieser Beziehung war sie draufgekommen, wie sehr sie sich selbst verbog, um geliebt zu werden. Sie versuchte es auszuhalten, dass er sie immer öfter völlig grundlos kritisierte und herabsetzte, manchmal richtiggehend wie einen Trottel behandelte, und damit immer wieder die Wunden ihrer Kindheit auffrischte. Irgendwann hatte sie ihm eine Liste vorgelegt - mit Sätzen, die sie einfach nicht mehr hören konnte.

„Wenn du nicht aufhörst, diese Dinge zu mir zu sagen, verlasse ich dich", hatte sie zu ihm gesagt, sie wusste es noch wie heute. Er hatte nicht aufgehört, und sie war es sich selbst schuldig, zu ihrem Wort zu stehen.

Danach war sie 17 Jahre allein gewesen. Klar hatte es Bekanntschaften gegeben, ein paar Bettgeschichten, doch ein Zusammenleben war nicht mehr für sie in Frage gekommen. In ihren Fünfzigern hatte sie sich tatsächlich noch einmal Hals über Kopf verliebt. In Theo, den sie trotz heftiger Hormonschübe nur deswegen in ihre Wohnung gelassen hatte, weil er dringend eine Bleibe suchte. Nach einer schmutzigen Scheidungsschlacht mit seiner Exfrau musste er das gemeinsame Haus Hals über Kopf verlassen und so viele Alimente für die Ex und die studierenden Kinder bezahlen, dass für ihn selbst kaum etwas blieb. Nicht gerade die besten Voraussetzungen, um mit jemandem zusammenzuziehen. Tatsächlich war ihre gemeinsame Zeit dann alles andere als harmonisch. Andrea war nicht mehr das duldsame Opferlamm von früher und schon nach zweieinhalb Jahren setzte sie ihn nach einem erbitterten Streit ebenso rigoros vor die Tür wie seine Exfrau. Seither hatte es keine Beziehungen mehr in ihrem Leben gegeben, und sie hätte lügen müssen, wenn sie sagen würde, dass sie sich nicht einsam fühlte. Tatsächlich fragte sie sich sogar gelegentlich, ob eine Partnerschaft aus rein praktischen Gründen nicht doch besser gewesen wäre. Es war nicht einfach, im Alter alles allein bewältigen zu müssen. Mit 72 war sie in einem Alter, in dem viele noch sehr agil waren. Doch sie hatte nicht nur mit den Folgen ihrer lebenslangen Rheumaerkrankung zu kämpfen, sondern auch damit, dass die Medikamente nach so vielen Jahren immer weniger wirkten und immer mehr Nebenwirkungen zeigten. Ihr Arzt sagte ihr stets, dass sie sich mit ihren Voraussetzungen sehr, sehr gut gehalten hätte. Die meisten anderen säßen in ihrem Alter und mit ihrer Krankheit schon längst im Rollstuhl. Dennoch wiesen fast alle Gelenke ihrer Arme und Beine - bis zu den Zehen und Fingern - Verformungen auf und jede Bewegung tat höllisch weh. Es war ihr kaum noch möglich, sich selbst zu versorgen. Auch vor die Tür ging sie nur noch selten. Ausflüge in den kleinen Park, so wie heute, traute sie sich nur an ganz wenigen Tagen zu. Tagelang saß sie nur in der Wohnung, schaute fern und hing ihren düsteren Gedanken nach.

Wenn sie auf ihr Leben zurückblickte, war da eigentlich nichts, worauf sie stolz sein konnte. Sie hatte weder wunderbare Kinder großgezogen, noch im Beruf etwas erreicht. Auch ihre Arbeitsstelle hatte sie oft gewechselt, weil es immer wieder zu Schwierigkeiten gekommen war. Sechs Jahre war die längste Anstellung, die sie jemals gehabt hatte, nämlich ihre letzte, in der sie nur ausgeharrt hatte, weil sie wusste, dass sie danach unmittelbar in Frührente gehen konnte.

Sie konnte auch nicht behaupten, dass sie das Leben anderer auf irgendeine Art bereichert oder es zumindest selbst genossen hätte. Lag es daran, dass sie einfach von Anfang an schlechte Karten in der Hand gehabt hatte, oder hatte sie schlichtweg auf der ganzen Linie versagt?

Sie wusste es nicht, und zum jetzigen Zeitpunkt war es wenig sinnvoll, sich mit dieser Frage überhaupt noch zu beschäftigen. Es war zu spät, um noch irgendetwas zu verändern.

Am allermeisten schmerzte ein Gedanke, der immer häufiger in ihr aufstieg: Ihr ganzes Leben lang hatte es keinen einzigen Menschen gegeben, der wirklich fest an ihrer Seite gestanden hatte. Vielleicht hatte kein einziger Mensch sie jemals wirklich geliebt. Noch nicht einmal ihre Eltern.

Andrea hatte keine Lust, hier im Park auch noch zu heulen. Sie würde ohnehin lange genug für den Rückweg brauchen. Ohne das Liebespaar noch einmal eines Blickes zu würdigen, griff sie nach ihrem Stock und versuchte, so würdevoll als möglich wieder auf die Beine zu kommen. Zeit, zu gehen.

Achtung, Stolpersteine!

Der Stein, über den Andrea hier gestolpert ist, ist wohl der größte, über den Menschen täglich stolpern. Es gibt einen ganz großen Irrtum, dem wir immer wieder aufsitzen und der uns von vielen Erfolgen abschneidet. Ich spreche von der Überzeugung, dass wir Unangenehmem lieber aus dem Weg gehen sollten. Dass wir – aus Liebe zu uns selbst – etwas dagegen unternehmen müssen, wenn andere uns nicht so behandeln, wie wir uns das wünschen würden. Dass wir den Ort wechseln sollen, wenn wir uns an einem nicht wohlfühlen, oder dass wir Tabletten schlucken müssen, wenn uns etwas wehtut.

Ich gebe zu, es fällt mir nicht ganz leicht, dir zu vermitteln, wie ich das meine, und im Hintergrund ist da die Befürchtung, du könntest denken, ich wäre nicht ganz richtig im Kopf. Doch dieses Risiko gehe ich ein, das Thema ist wirklich wichtig und es kann dein Leben immens erleichtern, aus dieser Illusion auszusteigen.

Es gibt hier im Heilungsspiel die Regel Nr. 7, die besagt, dass die Angst dein wichtigster Wegweiser ist. Doch wie oft bist du schon umgedreht, wenn dir auf einem Weg, den du eingeschlagen hast, die Angst begegnet ist? Wenn du möchtest, blicke einmal mit dieser Frage im Geist zurück auf dein Leben. Wie oft hast du dich von der Angst vom Weg abbringen lassen und wo wärst du heute, wenn du das nicht zugelassen hättest? Und wenn du nun das Wort „Angst" durch das Wort „Schmerz" ersetzt, wird es noch viel interessanter. Es spielt übrigens keine Rolle, ob du hier an körperlichen oder seelischen Schmerz denkst. Wie oft hast du Beziehungen beendet, weil dir jemand Schmerz zugefügt hat? Vielleicht hast du schon Jobs gekündigt, weil es dir dabei körperlich plötzlich schlecht ging. Was hast du sonst noch aufgegeben, weil es in irgendeiner Form weh getan hat? Waren darunter Dinge, die dir wichtig waren? Hast du jemals eine deiner Entscheidungen in diesem Zusammenhang bereut? Natürlich muss das nicht sein. Möglich, dass du immer gut damit gefahren bist, auf deine Schmerzen zu hören. Ich gehe absolut davon aus, dass jeder von uns in seiner eigenen Realität lebt, sich mit seinen Überzeugungen die Wirklichkeit sogar erschafft. Das ist so zu verstehen, dass er alles, was diesen Überzeugungen nicht entspricht, schlicht und einfach gar nicht mehr wahrnimmt. Du wirst also in jedem Fall das Gefühl haben, richtig gehandelt zu haben, wenn du zweifelsohne davon überzeugt bist. Und dennoch wirst du nie wissen, ob du nicht vielleicht noch etwas viel Großartigeres hättest erleben oder bewirken können, wenn deine innere Haltung es zugelassen hätte, dass du dich anders entscheidest.

Ich möchte dich zu einer völlig anderen Sichtweise einladen. Was, wenn auch dein Schmerz ein genauso wichtiger Wegweiser für dich ist wie deine Angst? Was, wenn dir überhaupt jedes negative Gefühl anzeigen würde, wo bei dir noch Entwicklungspotential besteht? Was, wenn jede schmerzhafte Situation keine Einladung zur Flucht ist, sondern eine zum Verweilen?

Was denkst und fühlst du, wenn du diese Sätze liest?

Wir bewundern Helden in Filmen, doch gut, das sind schließlich keine „echten Menschen". Wir bewundern aber auch Leistungssportler, und die sind sehr wohl real. Wir spüren, dass ihnen etwas Besonderes anhaftet, dass es da etwas gibt, was sie von uns unterscheidet. Bricht ein Leistungssportler sein Training ab, wenn ihm seine Muskeln beginnen wehzutun? Nein, das tut er nicht, ganz im Gegenteil – hier beginnt es für ihn erst, richtig interessant zu werden. Unter anderem deswegen, weil er weiß, dass Schmerzen kommen und gehen, und weil er manchmal jenseits des Schmerzes ein Level erreicht, das er vielleicht nie zuvor erreicht hat. Er weiß, wenn der Schmerz wieder nachlässt, wird er sich stärker fühlen. Außerdem braucht jemand, der große Leistung vollbringen möchte, nicht nur körperliche, sondern vor allem auch mentale Stärke. Der Schmerz erleichtert es immens, diese mentale Stärke aufzubauen, denn das ist es, was wir als kraftvoll empfinden: wenn jemand die Fähigkeit hat, Unangenehmes aushalten zu können, was da auch immer ist, einfach auszublenden und weiter auf der Spur zu bleiben. Menschen, die Großes erreichen, stellen völlig in den Hintergrund, was sie momentan empfinden. Es bringt sie nicht von ihrem Weg ab, wenn sie sich nicht so gut fühlen, wenn sie jemand beleidigt oder sich ihnen andere Hindernisse in den Weg stellen. Sie leiden auch nicht darunter, sondern sie nutzen die Unannehmlichkeiten, um stärker zu werden. Ihr Selbstwert gründet darin, für jede Herausforderung einen Weg zu finden, um damit umzugehen. Und dieser Weg sieht niemals so aus, sich zu denken: „Gut, dann halt nicht."

Nun stellt sich die Frage, wie diese Menschen das schaffen, was andere nicht fertigbringen.

Ich gehe davon aus, dass es irgendwann vielleicht jemanden an ihrer Seite gegeben hat, der sie darin bestärkt hat durchzuhalten, zum Beispiel einen Trainer oder ein Elternteil, jedenfalls jemanden, dem sie vertraut haben. Dadurch konnten sie die Erfahrung machen, dass das, was nach dem Schmerz kommt, gut ist, und diese Erfahrung konnte sich im Laufe der Zeit tief verinnerlichen. Mindestens ebenso wesentlich ist es, ein starkes Ziel zu haben, das eine solche Anziehungskraft ausübt, dass alles andere dagegen nebensächlich erscheint.

Es gibt ein Sprichwort, das lautet: „Schmerz ist, wenn Schwäche den Körper verlässt."

Nicht auszuweichen, wenn etwas wehtut, bedeutet nicht, für immer leiden zu müssen. Das ist eine Fehlinterpretation. Flieht man, ist es wie aus dem Gefängnis auszubrechen, man fühlt sich kurzfristig frei und dann entdeckt man, dass es nun keinen Ort mehr gibt, an dem man wirklich sicher ist. Man ist ständig auf der Flucht, wittert überall Gefahr und man weiß, wenn man entdeckt wird, wird man länger eingesperrt als je zuvor. Es stellt sich außerdem die Frage, ob eine Flucht auf Dauer überhaupt möglich ist. Viel wahrscheinlicher ist doch, dass man damit nur einen Aufschub bewirkt und man sich später doch noch mit dem auseinandersetzen muss, von dem das Leben offensichtlich meint, dass man es sollte.

Hast du schon einmal etwas vor dir hergeschoben, vor dem du Bammel hattest? Und wenn ja, wurde deine Angst dabei kleiner oder größer?

Konntest du auch die Erfahrung machen, was mit dir passiert, wenn du dich vor etwas fürchtest, du dich dem aber trotzdem stellst?

Kannst du nachvollziehen, was ich meine?

Man kann es auch ganz anders ausdrücken: Alles, was passiert, ist sinnvoll. Das gilt für eine körperliche Symptomatik, die natürlich eine Botschaft mitbringt, ebenso wie für seelisches Leid, Unfälle und jede andere denkbare Problemsituation. Das, was da gerade ist, einfach zu ignorieren oder davor wegzulaufen und so zu tun, als hätte es nicht das Geringste mit einem Selbst zu tun, ist wenig sinnvoll. Viele Menschen, die ich kenne, sehen das in Bezug auf ihre Beschwerden absolut ein. Doch ganz anders sieht es mit Umständen aus, für die man einen anderen Menschen verantwortlich machen kann. Möglich, dass mein eigener Leib keine bösen Absichten hegt, wenn er mir wehtut, doch wenn einer meiner Mitmenschen seine ureigenen Ziele verfolgt, die meinen entgegenstehen, ist die Sache anders gelagert.

Ebenso ist es gerade noch einzusehen, dass ich vielleicht etwas lernen kann, wenn mein Körper nicht mehr funktioniert, doch wenn mich jemand blöd behandelt, dann muss sicher nicht ICH etwas lernen, sondern der andere.

Was, wenn das so nicht stimmt? Beziehungsweise ist es ja gut möglich, dass der andere AUCH etwas zu lernen hat, doch könnte ich mich ja zunächst einmal um meinen ganz persönlichen Anteil kümmern. Wieder möchte ich dich am liebsten fragen, wie du das findest, was du gerade liest. Es ist nicht ganz einfach, diese Sichtweise an sich heranzulassen, oder?

Und wo ist die Grenze?

Mich von jemandem blöd anreden zu lassen, kann ich ja gerade noch ertragen, doch was, wenn ich geschlagen werde?

Hier erreichen wir einen wirklich heißen Punkt der Diskussion. Bitte beachte dabei Folgendes: Ich behaupte nicht, dass ich mit dem, was ich hier schreibe, uneingeschränkt recht habe. Ich biete dir nur eine Sichtweise an, die von deiner bisherigen vielleicht abweicht, ihr womöglich sogar diametral entgegengesetzt ist, und ich bitte dich, über diese Art der Betrachtung einfach einmal nachzudenken. Lass sie auf dich wirken und beobachte, wie dein System darauf reagiert. Heftige Reaktionen in jede

Richtung könnten ein Hinweis darauf sein, dass du in Bezug auf das Thema eine starre Haltung hast und sich dein Weltbild erweitern darf. Wobei wir wieder beim Thema wären, denn warum muss etwas falsch sein, was sich unangenehm anfühlt?

Was, wenn es keine Grenze gibt? Was, wenn eine schwierige Situation gemäß der Regel Nr. 6 bedeutet, dass du etwas übersehen hast und die Höhe des Drucks, der auf dich ausgeübt wird, in erster Linie damit zu tun hat, wie viele kleinere Hinweise vorher du bereits übergangen bist. Und was, wenn immer das Leben dein Gegenüber ist, egal ob noch ein anderer Mensch zwischengeschaltet ist oder nur dein eigener Körper?

Ich habe einmal ein Gespräch mit einem Mann geführt, der – wie auch Andrea – in seiner Kindheit einen Missbrauch erlebt hatte und der sich in seinen Fünfzigern immer noch häufig in Situationen wiederfand, in der andere seine grundlegendsten Bedürfnisse und seine Würde als Mensch aufs Gröbste verletzten. Es gab so viele offensichtliche und einleuchtende Argumente für seinen Verstand, die klar belegten, dass das, was ihm passierte, ein Fehler der anderen war. Tatsächlich war es falsch, was sie taten, doch aus meiner Sicht war es immer noch richtig, dass er es erlebte. Es war wichtig für ihn, nur konnte er es noch nicht so sehen. Der rote Faden durch all die Erlebnisse – von seiner Kindheit bis zum heutigen Tag – war er selbst. Nachdem ich stets davon ausgehe, dass das Leben sich nicht irrt, war ich sicher, dass es ihn so lange immer wieder in derartige Situationen bringen würde, bis er einen Weg für sich gefunden hatte, damit umzugehen. Tatsächlich hatte er die ganze Zeit nach diesem Weg gesucht. Den Misshandlungen seiner Kindheit war er hilflos ausgeliefert gewesen und dadurch hatte er abgespeichert: Wenn ich mich stillhalte, wird es zwar wenigstens nicht schlimmer, aber es hört auch nicht auf. In seiner Jugend hatte er begonnen, jeden körperlich anzugreifen, der nicht klar auf seiner Seite stand. Eine Zeit lang verschaffte ihm das Befriedigung und auch einen gewissen Respekt unter Gleichaltrigen, jedoch bescherte es ihm zudem eine Menge Ärger und eigene Verletzungen. Irgendwann war ihm klar, dass auch das nicht die Lösung ist. Die Herangehensweise, mit der er aus seiner Sicht am besten fuhr und die er deswegen – mit gelegentlichen kleinen Veränderungen – seit fast dreißig Jahren praktizierte, war die, Konflikten bestmöglich aus dem Weg zu gehen. Wenn sie jedoch unvermeidbar waren, ging er klar in die verbale Konfrontation und schüchterte sein Gegenüber durch Drohungen und Geschrei ein. Doch was er sich mehr als alles andere wünschte, trat nicht ein. Er wollte, dass es aufhört. Alle Menschen, mit denen er zu tun hatte, sollten ihn einfach anständig behandeln, er hatte die Nase voll davon, sich seinen Respekt zu erkämpfen.

Sein Wunsch war nur allzu verständlich. Und meine Aufgabe besteht darin, meinen Klienten eine andere Sichtweise zu vermitteln als die, in der sie sich festgefahren haben. Ich starte immer aus der Haltung: *Wenn es so ist, dann gehört es so. Das Leben wird es schon wissen. Mal sehen, wofür es gut ist.*

Das konnte er zunächst nicht gut annehmen. Von Akzeptanz war er noch weit entfernt, zu sehr erinnerte sie ihn wahrscheinlich an seine kindliche Hilflosigkeit. Er wurde aggressiv und begann zu schreien. Ob ich das auch zu einer Frau sagen würde, die vergewaltigt worden war, wollte er wissen.

In dem Moment fühlte ich mich natürlich nicht wohl, doch auch hier gilt: Es ist gut, wie es ist. Wenn die Wut erstmal raus muss, muss sie raus.

Und noch einmal meine Bitte an dich, bitte versteh mich richtig, es ist falsch, jemand anderem Schaden zuzufügen. Niemals würde ich mir herausnehmen zu behaupten, jemand hätte selbst Schuld an dem, was ihm passiert.

Gleichzeitig habe ich mich zu der Haltung entschlossen, dem Leben zu vertrauen. Ich habe nicht die geringste Ahnung, warum manche Menschen tödliche Krankheiten bekommen, andere ihr gesamtes Hab und Gut verlieren, Gewaltverbrechen zum Opfer fallen und bei wieder anderen die Allerliebsten viel zu früh versterben. Nach fünfzehn Jahren sehr tiefgehender Arbeit habe ich so viele Geschichten gehört, die mir die Sprache verschlagen haben. Niemals hätte ich gedacht, dass es so viele Menschen gibt, die so Unglaubliches erleiden müssen. Ich bin unendlich dankbar dafür, entdeckt zu haben, was für ein Geschenk meine eigene Krankheit für mich enthalten hat, und gleichzeitig habe ich mich so oft dafür geschämt, meine Geschichte jemals als schlimm empfunden zu haben, bei dem, was andere mitgemacht haben.

Dennoch bringt es wenig – dieses Spiel „Wen hat es am schlimmsten erwischt?". Wir alle erleben täglich Dinge, die wir uns so nicht ausgesucht hätten, und manchmal werden wir richtig schlimm vergewaltigt – nämlich vom Leben. Warum das so ist, kann man nur erahnen. Vielleicht soll uns damit eine Botschaft übermittelt werden, vielleicht ist es eine Einladung, immer wieder über uns selbst hinauszuwachsen, vielleicht ist es einfach nur Pech. Doch eines ist klar:

Wir sind eingeladen, irgendwie mit dem zurechtzukommen, was uns da passiert ist, weil wir sonst nicht weiterleben können. Und tatsächlich hatte ich viele Male die Gelegenheit, zu beobachten, dass wenn Menschen in ihrem Widerstand hängenbleiben, sich die unangenehme Erfahrung in ähnlicher

Form wiederholt. Gott sei Dank ist das nur ganz selten bei wirklich schlimmen Dingen der Fall, wahrscheinlich deswegen, weil die fast immer ein radikales Umdenken und eine Persönlichkeitsveränderung bei den Betroffenen auslösen.

Doch warum sollten für die großen Herausforderungen andere Regeln gelten als für die kleinen? Wo hört überhaupt klein auf und wo fängt groß an? Wir alle kennen doch Menschen, deren Beziehungen immer wieder scheitern, bei denen es einfach nicht klappen will mit dem beruflichen Erfolg, obwohl sie viel dafür geben, und sogar solche, die immer wieder in Unfälle verwickelt sind oder in ihren Partnerschaften körperliche Gewalt erleben.

Umgekehrt habe ich die Erfahrung gemacht, dass eine besonders weit verbreitete Unannehmlichkeit in unserer Gesellschaft, nämlich chronische körperliche Beschwerden, egal welchen Grades, sich in Luft auflösen, wenn der Betroffene seine Haltung dem Leben und seinen Mitmenschen gegenüber verändert, und bereit ist, sich anders zu verhalten als bisher.

Wir alle wissen, wie es sich anfühlt, wenn uns etwas zustößt, was unseren tiefsten Schmerz und unsere tiefsten Ängste aktiviert. Das Schlimmste daran ist, dass wir dem so hilflos ausgeliefert sind. Wir können nichts tun, um das, was da gerade auf uns lastet, zum Verschwinden zu bringen.

Doch wir können sehr wohl verändern, wie schwer es auf uns lastet. Es wird sofort leichter, wenn man Gedanken der Art *„Das hätte nie passieren dürfen, das ist einfach nicht richtig"* zum Beispiel ersetzt gegen *„Es tut unendlich weh und ich möchte daran glauben, dass es dennoch im großen Zusammenhang sinnvoll ist"*.

In den allermeisten Fällen ist in irgendeiner Form auch ein Geschenk darin verborgen, das wir erst sehen können, wenn wir den Kampf dagegen aufgegeben haben. Viele Menschen, die einen schweren Schicksalsschlag erlitten haben, sagen Jahre später: „Ich bin unendlich daran gewachsen. Es war schrecklich, und doch wäre ich nicht der, der ich heute bin, wenn es nicht passiert wäre." Oder etwas Ähnliches. Mir hilft der Satz „Bitte helft mir zu sehen, welche Chance darin verborgen ist" dabei, den Widerstand und die Hilflosigkeit schneller zu überwinden und den Blick wieder zu weiten.

Wir können nicht abstreiten, dass wir Einfluss auf unsere Gefühle nehmen können und damit auch auf die Gefühle, die dadurch ausgelöst werden, wie andere uns behandeln. Andernfalls würden wir gar nicht verschiedene Taktiken ausprobieren. Nur, genau wie Kerstin, Andrea oder der Mann, von dem ich dir eben erzählt habe, sehen wir oft nur folgende Möglichkeiten: ausharren und warten, ob es besser wird, fliehen oder kämpfen. Wenn damit kein Erfolg erzielt wird, interpretieren wir das so, dass wir uns geirrt haben und doch völlig machtlos sind. Eine andere Art der Interpretation wäre jedoch die, dass der zum Ziel führende Weg noch nicht gefunden wurde und dass es neben den in Erwägung gezogenen Möglichkeiten noch andere geben muss.

Die Frage ist nicht: Entweder, oder? Die Frage ist: Was gibt es noch?

Wenn ich jemandem sage, dass ich Fliehen oder Kämpfen nicht für die richtige Lösung halte, kommt fast immer die Antwort „Ich kann es aber nicht mehr aushalten", so als hätte ich damit gesagt, dass man es aushalten muss. Ganz im Gegenteil, ich glaube, dass man aufhören muss, zu kämpfen oder zu fliehen, um es nicht weiterhin aushalten zu müssen. Und natürlich muss man in manchen Fällen im Außen tatsächlich erst einmal Abstand gewinnen, um handlungsfähig zu werden. Doch es darf dann zusätzlich eine Veränderung im Innen erfolgen.

Es ist sehr, sehr schwer für jemanden wie meinen Klienten, nennen wir ihn Paul, eine Haltung wie „Es kann mich auch stärken, dass mir das passiert ist. Wenn ich lerne, damit umzugehen, bin ich freier als jemals zuvor" überhaupt in Erwägung zu ziehen. Es kann sich anfühlen wie eine totale Kapitulation. Man kann sich das doch nicht gefallen lassen. Doch ich konnte ihn für die Sichtweise erwärmen, dass es innere Freiheit bedeutet, wenn die eigenen Emotionen – und damit letztendlich auch die Gesundheit – nicht mehr vom Verhalten der anderen abhängen, das ich nur sehr begrenzt beeinflussen kann.

Ist es nicht ein schönes Ziel, sich vorzustellen, jemand anderer könnte sagen und tun, was er wollte, und ich könnte völlig klar entscheiden, wie ich darauf reagieren möchte? Wenn ich ruhig bleiben könnte und mir nicht die Blöße geben müsste, dem anderen zu zeigen, wie sehr er mich in der Hand hat? Wäre das nicht viel eher ein Zeichen von Größe und Souveränität, als die Verfehlungen des anderen mit gleicher Münze zurückzuzahlen? Die Vorstellung näher an sich heranzulassen, dass das eigene Glück nur von der eigenen Entscheidung abhängt und keineswegs davon, ob alle anderen auch glücklich sind, sich dementsprechend liebevoll zeigen und mir mein Glück auch noch gönnen, fühlt sich das wunderbar an? Experimentiere doch direkt einmal damit, folgenden Satz auf dich wirken zu lassen:

„Ich entscheide mich dafür, glücklich zu sein. Egal wie andere sich verhalten, egal was andere über mich denken. Ab heute bin ich glücklich."

Das soll nicht heißen, dass ich mit Menschen, die mich schlecht behandeln, weiterhin mein Leben teilen muss, nur bringt es nichts, mich einfach abzuwenden und mich trotzdem weiter darüber zu kränken, was mir angetan wurde. Allein durch die Meidung bestimmter Personen und Situationen kommt der Seelenfrieden nicht zurück, manchmal wächst sogar die Unruhe, weil man eine erneute Konfrontation befürchtet, die ja tatsächlich mit dem selben oder einem anderen Gesicht über kurz oder lang stattfinden kann.

In Pauls aktueller Situation ging es darum, dass er einen Chef hatte, der ihn behandelte wie einen Idioten, ihn öfter sogar „Trottel" nannte und dem es eine große Befriedigung zu verschaffen schien, wenn Paul dann fast durchdrehte und vor lauter Ärger und Verunsicherung tatsächlich Fehler machte.

Also, ganz konkret, was kann man tun? Sofort zu kündigen birgt die Gefahr, noch einmal in eine derartige Situation zu kommen, Paul hatte es nicht erst einmal erlebt. Eine andere Möglichkeit wäre, den Chef zu verklagen oder mit Hilfe eines guten Anwalts zur Vernunft zu bringen. Doch auch wenn das für Paul zunächst wie ein Sieg aussehen würde, es geht hier nicht um gewinnen und verlieren und auch nicht darum, wer sich richtig oder falsch verhält, also Recht hat.

Es geht darum, wer das Privileg für sich in Anspruch nehmen möchte, sich weiterzuentwickeln, ein Stück freier zu werden. Was hat Paul langfristig davon, wenn sein Chef sich zu einem liebevollen Wesen entwickelt? Er ist dann ja immer noch nicht davor gefeit, dass ihn andere Menschen schlecht behandeln. Doch was, wenn es ihm gelänge, dem Chef nach einer Beschimpfung allein durch seine Körperhaltung zu vermitteln: „Mit allem was Sie da sagen, machen Sie mich jedes Mal ein Stückchen stärker"?

Vor allem die Vorstellung, dabei wirklich innerlich ruhig bleiben zu können, war sehr anziehend für Paul und er konnte das als Ziel für sich akzeptieren. Ein erster wichtiger Schritt in Richtung seines endgültigen Ausstiegs aus der Opferhaltung. Natürlich ist völlig klar, dass ein solches Ziel vor Augen nicht bedeutet, es umgehend erreichen zu können. Man drückt damit erstmal nur aus: „Ich bin bereit, die Verantwortung für meine Gefühle zu übernehmen und sie aushalten zu lernen."

Denn genauso, wie der Chef eigentlich nicht Paul meint, wenn er ihn beschimpft, so bekämpft auch Paul nur das Gefühl der Minderwertigkeit in sich, das er schon so lange herumträgt und das der Chef mit seinen Worten wieder und wieder aktiviert. Jeder ist sich stets nur selbst der Gegner.

Aus diesen Spielchen auszusteigen, bietet eine neue Perspektive, man weiß wieder, wo es hingehen soll, nämlich in die Freiheit. Anschließend empfehle ich die Annäherung in kleinen Schritten. Es gibt im Alltag so viele Bereiche, in denen man im Widerstand gegen das ist, was gerade passiert. Egal ob es der Stau ist, die Schlange an der Supermarktkasse oder die falsche Antwort des Partners. Manchmal reicht es sogar schon, wenn jemand schief schaut. All das sind Gelegenheiten, um zu üben, eine andere Haltung zu etablieren. Was, wenn es genau so perfekt richtig ist?

Dann kann man die Erfahrung machen, dass es sich gut anfühlt, und man wird sich an größere Themen heranwagen.

Sukzessive wachsen dabei die Gelassenheit und das Vertrauen und irgendwann kann man tatsächlich auch mit solchen Herausforderungen gut umgehen, die Paul erlebt.

Souveränität auszustrahlen, bedeutet übrigens nicht unbedingt, innerlich total cool zu sein. Es ist genauso souverän, zu sagen: „Wow, das löst jetzt gerade intensive Gefühle in mir aus, deswegen kann ich momentan noch nicht darauf reagieren. Ich lass das jetzt erstmal so stehen."

Daran, dass andere für unsere Gefühle verantwortlich sind, glaube ich tatsächlich nicht. Zumindest in der Theorie, sofern ich bei klarem Verstand bin. Praktisch tappe ich auch immer wieder in die Falle, das als erste Reaktion zu glauben. Bei Kerstin hatten wir den umgekehrten Fall besprochen. Sie glaubte, dass Richard ihr das Glück bringen kann, Andrea war der Meinung, dass Wolfgang sie unglücklich macht. Beides stimmt so nicht. Unsere Mitmenschen können nur aktivieren, was in uns ist.

Ich möchte dir auch die Antwort auf Pauls Frage nicht schuldig bleiben, was ich zu jemandem sagen würde, der vergewaltigt wurde. Ganz ehrlich, so etwas macht mich sprachlos. Ich bin keine Therapeutin und Gott sei Dank ist es so, dass die Menschen, die sich an mich wenden, bereits mit der Intention kommen, etwas vermeintlich Schlechtes in etwas Gutes zu verwandeln. Wie bereits erwähnt, haben sehr viele meiner Klienten Beeindruckendes erlebt, im zunächst negativen Sinne. Doch sie haben von sich aus die Frage an mich gerichtet: „Wie kann ich es nützen?" Auf diese Frage eine gute Antwort zu finden, kann eklatant dabei helfen, dass sich das weitere Leben wieder gut entwickeln kann.

Was der richtige Umgang mit wirklich schlimmen Schicksalsschlägen ist, ist individuell sehr unterschiedlich, und die meisten unter uns werden das definitiv nicht beurteilen können. Ich nehme mich da gar nicht aus. Vertrauensvoll, friedvoll und großherzig zu agieren, anstatt einfach nur anzuklagen, wäre sicher wünschenswert, doch nahezu jeder, den ich kenne, ist weit davon entfernt. Wir alle dürfen lernen, zunächst einmal den automatisierten Kampf mit den kleinen Widrigkeiten des Lebens niederzulegen, bevor man sich über solche Themen überhaupt unterhalten kann.

Glaube bitte nicht, dass ich mir einbilde, die einzige Wahrheit zu vertreten, ich bemühe mich nur, alternative Sichtweisen für Überzeugungen anzubieten, die scheinbar viele Menschen unglücklich machen.

Wie auch immer du darüber denkst, es könnte interessant für dich sein, deine Meinung über die gerade so ausführlich diskutierten Sachverhalte einmal auszuformulieren. Und auch, wie du dich eigentlich gerne verhalten würdest, wenn sich etwas unangenehm für dich anfühlt. Wenn du dir nicht ganz sicher bist, kannst du die zur Verfügung stehenden Alternativen einem Praxistest unterziehen. Jedenfalls gehen viele Leute völlig unbewusst in die Vermeidung herausfordernder Situationen und es ist eine Bereicherung, mehr Klarheit in die eigenen Reaktionen zu bringen.

Bevor ich dir im folgenden Happy-End-Szenario ein mögliches Beispiel dafür geben möchte, wie sich die Geschichte von Andrea auch weiterentwickeln hätte können, wenn sie ihren Schmerzen nicht ausgewichen wäre, möchte ich noch eine Frage beantworten, die mir von meinen Klienten sehr, sehr oft gestellt wird:

„Wie weiß ich, ob ich einen Schmerz aushalten soll oder ob er wirklich ein Zeichen ist, dass hier nicht mein Platz ist?"

Ich würde sagen: Solange es noch richtig wehtut, solltest du bleiben. Vor intensiven Gefühlen kann man nicht davonlaufen, sie sind in uns drin und werden immer wieder Anlässe finden, an die Oberfläche zu kommen. Die Voraussetzung, um bleiben zu können, ist jedoch, dass dein Leib und dein Leben nicht bedroht sind. Sollte das der Fall sein, hol dir unbedingt Hilfe.

So, nun aber zurück zu Andrea.

Hier kommt mein Lösungsszenario. Wenn du deines noch nicht geschrieben hast, kann es dir helfen, dir neben der bereits erwähnten Regel Nr. 7 auch noch einmal die Nr. 4 und die Nr. 8 anzuschauen.

Natürlich habe ich auch wieder ein paar inspirierende Fragen für dich:

- Hättest du Andrea geraten, sich von Wolfgang zu trennen? Was hättest du in ihrer Situation getan?

- Was spricht aus deiner Sicht dafür, bei ihm zu bleiben?

- Was könnte sie tun, um sich besser zu fühlen, ohne eine lebensverändernde Entscheidung zu treffen?

Die Diskussion meines Happy-Ends findest du ab Seite 187.

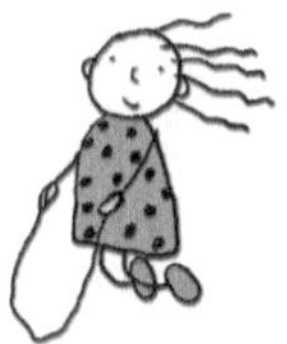

Ein Happy-End für Andrea

Es war Wolfgangs 43. Geburtstag und das Wetter spielte Gott sei Dank mit. Sie hatten an die zwanzig Leute eingeladen und im Garten Bierbänke und ein Buffet aufgebaut. Andrea war den ganzen Tag in der Küche gestanden, tags zuvor hatte sie schon das ganze Haus geputzt und nach dem Kochen noch alles liebevoll eingedeckt und dekoriert. Sie war ein wenig stolz auf das Ergebnis und genoss den Abend. Gerade stand sie mit Birgit, der Frau eines ebenfalls selbständigen Kollegen von Wolfgang, im Wohnzimmer und unterhielt sich mit ihr über die Pflege von Orchideen, als Wolfgang mit einem leeren Teller in der Hand von der Terrasse hereinkam.

„Das ist jetzt schon der zweite Teller, der mir heute Abend unterkommt, auf dem noch alter Dreck klebt. Jetzt wird es langsam peinlich", fauchte er im Vorbeigehen, gerade so laut, dass Birgit es hören konnte, die sogleich überrascht die Augenbrauen hochzog. Andreas Gesichtsausdruck blieb entspannt. Sie blickte Wolfgang kurz nach, machte eine kurze abwiegelnde Bewegung mit der Hand und wendete sich dann sofort wieder ihrer Gesprächspartnerin zu.

„Mit dem haben Sie es aber auch nicht immer leicht, oder?" Andrea musste lachen, sie fand die offene und ehrliche Art der Frau, die sie gerade erst kennengelernt hatte, sehr erfrischend.

„Sagen wir es so, er hilft mir gelegentlich dabei, über mich selbst hinauszuwachsen."

„Da bewundere ich Sie aber, mich kann man mit solchen Bemerkungen ganz schön auf die Palme bringen."

„Ja, mich früher auch, genau das meine ich."

Das Lächeln auf Andreas Gesicht war nicht aufgesetzt. Sie freute sich wirklich darüber, dass genau eine solche Situation noch vor etwa anderthalb Jahren mit Sicherheit dazu geführt hätte, dass die Party für sie gelaufen gewesen wäre. Wahrscheinlich hätte sie Birgit kurzerhand stehen gelassen und wäre ihrem Mann wutentbrannt hinterhergelaufen: „Wie kommst du dazu, mich öffentlich so bloßzustellen? Zwei Tage lang habe ich geschuftet für diese dämliche Geburtstagsfeier ..."

Etwa in dieser Art wäre es losgegangen, und geendet hätte es sicher so, dass nicht nur sie sich den Rest des Abends furchtbar gekränkt, sondern sich auch keiner der Gäste mehr richtig wohlgefühlt hätte. Birgit hätte sie tatsächlich doof gefunden, doch weniger wegen Wolfgangs Äußerung, als vielmehr wegen Andreas Umgang damit, und Andrea selbst hätte sich noch Wochen danach für den Abend geschämt und Wolfgang deswegen Vorwürfe gemacht.

Was war das doch für ein anstrengendes Leben gewesen, und wie schön, dass sie jetzt viel entspannter mit solchen Dingen umgehen konnte. Sollte er doch ein wenig meckern, an dem, wie die Leute über sie dachten, änderte das überhaupt nichts. Das hatte sie schnell bemerkt, nachdem sie ihre Haltung geändert hatte, und dass sich das für sie früher anders darstellte, lag vermutlich nur daran, dass sie davon so überzeugt war, dass sie gar nichts anderes wahrnehmen konnte. Gerade in diesem Moment wurde wieder deutlich, dass sich die Verbindung zu Birgit durch den kleinen Zwischenfall eher noch verbessert hatte.

In Wahrheit hatte sich ihr komplettes Weltbild verändert. Sie lebte jetzt nicht mehr in einer feindlichen Welt, in der sie sich permanent schützen und verteidigen musste, weil ihr selbst ganz nahe Personen vermeintlich etwas Böses wollten. Sie war jetzt in Sicherheit und gehörte dazu, weil sie sich und andere trotz der kleinen Fehler freundlich betrachten konnte.

Es war ein beschämender Moment gewesen, als ihr bewusst wurde, dass sie genau das tat, was sie anderen vorwarf. Sie stellte die kleinen Unzulänglichkeiten ihrer Mitmenschen oft in den Vordergrund, nahm jedes kleinste Versäumnis ungemein persönlich und vergaß dann völlig, wie sehr sie doch auch von der Beziehung profitierte. Gleichzeitig hatte sie dadurch den

Punkt gefunden, an dem sie ansetzen konnte, denn sie war neugierig auszuprobieren, ob sie das ändern konnte und wie es sich auswirken würde. Gott sei Dank war also nichts geworden aus ihrem Entschluss, sich beleidigt in sich selbst zurückzuziehen, bestmöglich alles abprallen zu lassen und sich gegebenenfalls aus dem Staub zu machen. Wohin hätte sie auch fliehen sollen, sie konnte ja schlecht vor sich selbst davonlaufen.

Scheinbar zufällig hatte sie diese Erkenntnis gestreift. Ausgerechnet über Facebook war sie auf ein interessantes Interview mit einer Psychotherapeutin gestoßen, deren Aussage über glückliche Menschen etwas in ihr zum Klingen brachte. Sie war gefragt worden, was aus ihrer Sicht glückliche von unglücklichen Menschen unterschied.

„Menschen, die längerfristig unglücklich sind, führen einen permanenten Kampf gegen bestimmte Umstände in ihrem Leben. Ändern sich dann die äußeren Umstände, ändern sich auch ihre Bedürfnisse, so dass sie wieder unglücklich sein können. Glückliche Menschen sind dazu in der Lage, die Umstände entweder nach ihren Wünschen zu beeinflussen oder aber ihre Bedürfnisse den Umständen unterzuordnen."

Den Satz schrieb sich Andrea sofort in ihr Notizbuch. Sie las ihn unzählige Male, immer wieder, bis die darin enthaltene Information nach und nach den Weg in ihr Inneres gefunden hatte ... *so dass sie wieder unglücklich sein können.*

Wollte sie unglücklich sein? Und wenn ja, warum?

„Warum will ich unglücklich sein?" Sie schrieb auch diesen Satz in das Notizbuch und ein paar Tage später stand dahinter: „Wenn ich unglücklich bin, weil ich schlecht behandelt werde, bin ich der bessere Mensch. Ich mache es richtig, die anderen machen es falsch." Wieder hatte sie etwas entdeckt, worauf sie nicht gerade stolz war, doch da war auch eine unglaubliche Erleichterung. Jetzt stand es da, schwarz auf weiß. Keine Spielchen mehr, kein sich selbst in die Tasche Lügen und kein „Ich kann's ja eh nicht ändern". Und vielleicht war es jetzt draußen. Wenn es da auf dem Papier stand, musste sie es vielleicht nicht mehr herumtragen. Die Idee gefiel ihr. Und es gefiel ihr, sich mit sich selbst auseinanderzusetzen. Nach und nach wurde das Notizbuch zu einer Art Gesprächspartner. Sie hielt fest, worüber sie nachdachte, und formulierte Fragen, wenn sie eine Antwort suchte. Manchmal dauerte es nur Sekunden, bis ihr etwas dazu einfiel, manchmal auch einige Tage. Doch es kam immer irgendetwas. Sie fühlte sich nicht mehr so alleine und schrieb auf: „´Ich muss immer alles mit mir alleine ausmachen´ ist zu ´Es tut so gut, die Antworten in mir selbst zu finden´ geworden."

Auch von außen kamen noch weitere Inspirationen. Da war das Statement eines Freundes in den sozialen Medien: „Von dem, was du glaubst, kann auch das Gegenteil wahr sein." Das erinnerte sie sehr stark an ein Buch, das sie schon länger einmal gelesen hatte. Von Byron Katie, die mit ihrer Methode „The work" dazu einlud, die eigenen Gedanken anhand von bestimmten Fragen zu überprüfen. An die ersten beiden Fragen konnte sich Andrea noch gut erinnern, weil sie so einfach waren. „Ist das wahr?" war die erste und die zweite lautete: „Kannst du mit absoluter Sicherheit sagen, dass das wahr ist?" Wie so viele andere Bücher, die sie gerne gelesen hatte, hatte sie auch dieses danach ins Regal gestellt und wieder vergessen. Die Methode war ihr damals sehr interessant erschienen, aber viel zu simpel, um etwas damit zu bewegen. Nun fühlte sie sich bereiter, sich mit ihren Gedanken auseinanderzusetzen, und legte gleich los, mit dem, was ihr zu diesem Zeitpunkt wohl am häufigsten im Kopf herumging: *Wolfgang behandelt mich respektlos. Es ist falsch. Er schadet mir mit seiner ewigen Kritik. Ständig werden Erlebnisse meiner Kindheit dadurch reaktiviert. Wenn das nicht aufhört, könnte ich krank werden* ... und so weiter und so weiter. Okay, was also, wenn das gar nicht stimmte, sondern das Gegenteil wahr war? Gut, dann war es also richtig, dass er das tat. Was war das Gegenteil von schaden? Nützen? Oder vielleicht sogar retten? Was, wenn es sie rettete, dass er so mit ihr sprach?

Andrea merkte sofort, wie stark es sie inspirierte, Derartiges auch nur in Erwägung zu ziehen. Eine Frage nach der anderen ploppte in ihr auf. Was für Argumente konnte es geben, dass es richtig war, wie ihr Mann sich verhielt? Vielleicht sollte er sie an ihre Kindheit erinnern. Vielleicht sollte sie beginnen, darüber nachzudenken, warum sie immer wieder mit ungerechtfertigter Kritik und unfairer Behandlung konfrontiert war. Aber warum, verdammt nochmal? Ihre Neugier war geweckt und sie ließ nicht locker. Immer wieder stellte sie sich die Fragen: Wie habe ich bisher darüber gedacht? Was für Überzeugungen stecken hinter meinen Gedanken und Wünschen?

Wenn ich nicht kritisiert werden will, heißt das, Kritik ist schlecht. Sie könnte auch gut sein. Wenn ich nicht an meine Kindheit erinnert werden will, will ich sie verdrängen. Vielleicht ist das noch viel schädlicher.

Manchmal war sie nach wenigen Minuten ganz verwirrt und wusste gar nicht mehr, was sie denken sollte, doch nun war sie so offen, das nicht einfach schlecht zu finden. Es fühlte sich sogar richtig gut an. Nicht mehr zu wissen, was richtig war, war irgendwie weniger eng, als ganz genau zu wissen, wie es zu laufen hatte. Auf einmal war viel mehr möglich. Was, wenn sie sich aus den vielen Möglichkeiten einfach eine aussuchen konnte, die sich am besten anfühlte? Und warum es nicht einfach ausprobieren?

Es machte Spaß, mit den Gedanken zu jonglieren, anstatt sie einfach zu glauben und völlig unreflektiert die Tageslaune nach ihnen auszurichten. Bald schon nahm sich Andrea selbst auf die Schaufel, wenn sie sich dabei ertappte, dass sie wieder im Geiste lamentierte und jammerte: „Fällt dir da wirklich nichts Besseres ein?" Manchmal sagte sie es sogar laut und schon war die Tür wieder offen für ganz viele Alternativen. Oft übertrieb sie dabei auch völlig schamlos. Gerade, wenn sie etwas früher ganz besonders ärgerlich gefunden hätte, gab sie sich nicht damit zufrieden, es einfach gut zu finden, sondern sie formulierte es lieber so: „Das ist wirklich das Beste, was mir jetzt passieren konnte." Wenn ihr Verstand das nicht glauben wollte, sprach sie es aus und experimentierte mit verschiedenen Tonfällen, um sich selbst zu überzeugen. Wenn es ihr manchmal auch nicht zu hundert Prozent gelang, so war sie durch das Spiel mit sich selbst wenigstens abgelenkt. Gerade im Büro musste sie manchmal aufpassen, dass sie nicht laut zu lachen begann. Ganz nebenbei wurde ihr bewusst, wie oft sie ganz automatisch beim kleinsten Anlass innerlich zu meckern begann, und je mehr sie übte, umso schneller kamen ihr die unterschiedlichsten Ersatzinterpretationen in den Sinn.

„Warum kann die mich nicht leiden?"

„Ach was, die mag dich, die weiß nur nicht, wie sie Kontakt mit dir aufnehmen kann."

„Kann die ihren Scheiß nicht selbst machen?"

„Ist das nicht schön, sie vertraut mir und weiß, dass ich es viel besser kann."

„Muss er mir immer auf die Finger schauen?"

„Der will doch nur was lernen, zeig ihm, wie´s geht."

Schließlich kam sie noch auf die Idee, den beiden Stimmen, die sich beständig auf diese Weise in ihr unterhielten, Namen zu geben. Diejenige, die immer schneller war und dazu neigte, alles auf sich zu beziehen, und zwar im negativen Sinne, war Herta. Lisa war die mit der unerschütterlichen guten Laune, die einfach nichts umhauen konnte. Andrea liebte diesen Namen. Als Kind hatte sie immer Lisa heißen wollen und nun hieß zumindest ein Teil von ihr so.

Ihre Welt begann sich nach und nach zu verändern. Sie war gut gelaunt und energiegeladen, hatte viel mehr Freude an ihrer Arbeit und nur noch ganz selten Streit mit Wolfgang. An seinem Blick konnte sie manchmal sehen, dass es ihm durchaus auffiel, dass sie anders reagierte, wenn er sie zurechtwies, doch sie tat so, als würde sie es nicht merken. Stattdessen zog sie es vor, sich auszumalen, was er jetzt wohl denken mochte. Manchmal schien er richtiggehend darauf zu warten, dass sie ihn anschnauzte, und sie wandte sich dann schnell ab, damit er ihr Grinsen nicht sah. Insgesamt hatte sie das Gefühl, dass er sie weniger kritisierte, doch sie war sich nicht ganz sicher, ob es ihr nur so vorkam, jetzt, wo sie sich standhaft weigerte, darunter zu leiden. So richtig raus aus seiner Haut wollte und konnte er jedoch offensichtlich noch nicht, und das war auch okay für Andrea. Es war schön, die Entscheidung, ob und wann er das wollte, einfach ihm überlassen zu können und ihn trotzdem gern zu haben.

Nachdem Andrea ihr neues Spiel etwa fünf Monate lang gespielt und schon richtig liebgewonnen hatte, wachte sie eines Morgens mit einer Erkenntnis auf, die ihr sofort in alle Glieder fuhr.

Sie hatte da noch etwas ganz Wesentliches übersehen. Es gab noch einen Gedanken, den sie schon so viele Jahre mit sich herumtrug und den sie trotz all ihrer neuen Gewohnheiten noch keine Sekunde in Frage gestellt hatte:

Bei meinem Rheuma kann man nichts machen. Das habe ich schon so lange, da ändert sich nichts mehr. Damit muss ich leben.

Was, wenn das auch nicht stimmte?

Noch am selben Tag begann sie zu recherchieren, indem sie das Internet nach sämtlichen Stichpunkten durchforstete, hinter denen sich Therapieansätze und Heilungserfolge bei Rheuma verbergen konnten. Sie stieß auf den

Erfahrungsbericht einer Frau in ihrem Alter, die wie sie schon als Kind unter den Symptomen gelitten und die Hoffnung auf Besserung schon ganz aufgegeben hatte. Als sie dann auch noch an Krebs erkrankte, wollte sie ihr Schicksal nicht mehr nur den Ärzten überlassen. Sie stellte ihre Ernährung komplett um und entgiftete nach und nach ihren gesamten Körper. Sie leitete Schwermetalle aus, sanierte ihren Darm, führte Leber- und Nierenkuren durch und war danach nicht nur vom Krebs geheilt, auch ihr Rheuma war um vieles besser geworden.

Die Frau war Andrea sympathisch und was sie sagte, war plausibel. Das wollte sie auch probieren. Doch weil sie in den letzten Monaten so gute Erfahrungen damit gemacht hatte, aus ihren eingefahrenen Gewohnheiten auszubrechen, entschied sie sich dazu, nicht wie sonst zehn Maßnahmen gleichzeitig zu ergreifen, sondern ganz langsam vorzugehen. Zunächst erhöhte sie nur ihre Trinkmenge und ließ eine von den drei Tassen Kaffee weg, die sie täglich trank. Dazu machte sie zweimal in der Woche ein basisches Fußbad. Es war ihr wichtig, sich nicht zu überfordern, stattdessen lieber dauerhaft dranzubleiben. Nach und nach kamen weitere Veränderungen hinzu, jedoch nur solche, deren Umsetzung ihr ganz leichtfielen.

Fast ein Jahr war es nun her, dass ihr Denken eine neue Richtung bekommen hatte, es Herta und Lisa und sehr viel mehr Freude in ihrem Leben gab. Seit etwas mehr als einem halben Jahr kümmerte sie sich auch besser um ihren Körper und die ersten Erfolge begannen sich zu zeigen.

Zwar konnte sie sich nicht mehr so ganz leicht in ihr altes Ich von vor einem Jahr hineinversetzen, doch die Erinnerung daran motivierte sie täglich, ihren Weg weiterzuverfolgen und darauf zu achten, nicht in alte Muster zu rutschen. In den selten gewordenen Momenten, in denen sie keinen Ausweg aus den negativen Gedanken fand, nahm sie ihr altes Notizbuch zur Hand. Es war längst vollgeschrieben und von einem Nachfolger abgelöst worden, aber immer noch ihr ständiger Begleiter. Die ganzen ausgelutschten alten Bekundungen von Selbstmitleid und die unzähligen konstruktiven Umwandlungen darin machten ihr dann sehr schnell klar, wie weit sie schon gekommen war.

Am meisten faszinierte sie die Tatsache, dass eigentlich nichts von der großen Veränderung, die in ihrem Inneren stattgefunden hatte, im Außen eindeutig sichtbar war. Sie hatte solche Angst gehabt, etwas Liebgewonnenes hergeben zu müssen, um sich besser zu fühlen, und genau dadurch hatte sie sich auf das, was war, nicht wirklich eingelassen, sondern lieber die Fehler gesucht und ihr Herz verschlossen gehalten.

„Vielleicht geben Sie mir demnächst mal einen Tipp, wie man mit meckernden Ehemännern besser klarkommt", sagte Birgit, während sie Andrea ihr halbvolles Sektglas entgegenhielt, um mit ihr anzustoßen.

„Aber sicher doch, das ist gar nicht schwer. Und das richtige Getränk dazu ist schonmal ein guter Anfang." Arm in Arm gingen die beiden nach draußen, um sich wieder unter die Leute zu mischen.

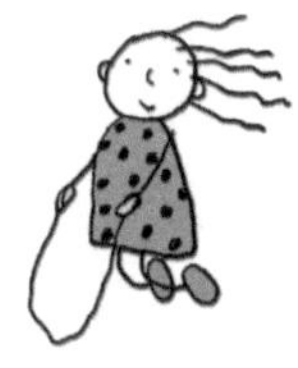

Achtung, Stolpersteine!

Es gibt ziemlich viele Menschen, die verinnerlicht haben, dass eine Veränderung stets im Außen zu erfolgen hat. Nur die Einstellung zu ändern und ansonsten erst einmal alles gleichzulassen, wird oft gar nicht in Erwägung gezogen, ist aus meiner Sicht jedoch nahezu immer der erste sinnvolle Schritt. Es ist die gesunde Mitte zwischen den zwei verbreiteten Herangehensweisen, alles gleich zu belassen und sich für den Rest des Lebens darüber zu beschweren oder aber in blinden Aktionismus zu verfallen, das Unterste nach oben zu kehren und dann oft jahrelang zu bereuen, was man getan hat. Diejenigen, die zu letzterem neigen, können es nicht ertragen, sich ausgeliefert zu fühlen, und wenn sie Entscheidungen übers Knie brechen, geben sie vor, die Lage wieder zu kontrollieren. Ich gebe zu, dass auch ich nach wie vor eine leichte Tendenz dazu habe, mich selbst zu überholen, und die Zweifel, die man auch vorher haben könnte, im Nachhinein recht ausgiebig nachhole. Gott sei Dank erinnere ich mich mittlerweile immer öfter daran, dass mir das Umkrempeln der äußeren Bedingungen nicht davonläuft und die Veränderung darüber hinaus sehr viel sanfter erfolgt, wenn ich dem Ganzen mit klarem Kopf eine Richtung gebe.

Woran man sich bei diesem Happy-End vielleicht stoßen könnte, ist die Tatsache, dass Andrea ganz allein ihr Beziehungsproblem bearbeitet hat. Ist das überhaupt ein Happy-End? Hätte man sich nicht aussprechen müssen? Muss Wolfgang nicht einsehen, dass er seine Frau wertschätzend behandeln sollte? Warum kommt es so oft der Frau zu, sich weiterzuentwickeln, damit eine Partnerschaft bestehen kann?

Unbestreitbar sind es sehr viel häufiger die Frauen, die feinere Antennen dafür haben, wenn etwas in der Luft liegt, irgendetwas nicht mehr so stimmig ist. Viele Männer nehmen erst dann zur Kenntnis, dass ihre Ehe in Schwierigkeiten steckt, wenn die Frau schon die Umzugskisten packt. Das klingt sehr zynisch, doch es ist eine wunderbare Eigenschaft vieler Männer, in sich selbst zu ruhen und mit den Gegebenheiten – genau so, wie sie sind – zufrieden zu sein. Hier können wir Vertreter des weiblichen Geschlechts ganz viel lernen. Unsere Stärke ist die, Missstände aufzuspüren und Veränderungen zu initiieren. Ausnahmen bestätigen natürlich die Regel.

Zwischen den Geschlechtern ist sehr viel Gleichmacherei passiert, die vielleicht gar nicht zielführend ist. Selbstverständlich haben Frauen von Natur aus andere Qualitäten als Männer, wenn auch jede Frau eine männliche und jeder Mann eine weibliche Seite hat. Beziehungen sind immer dann am fruchtbarsten, wenn jeder das einbringen kann, was ihm liegt. Eine Veränderung von jemandem einzufordern, der darin gar keinen Sinn sieht, weil er sich gut fühlt, wird nicht viel bringen. Wenn überhaupt, wird man ihn nur kurzfristig zu halbherzigen Aktionen bewegen können.

Ich unterhalte mich sehr oft mit Frauen, die sich auf verschiedenste Weise zurückgesetzt und von ihren Männern nicht gesehen fühlen.

„Warum muss immer ich an mir arbeiten?", fragen sie mich, wenn ich ihnen verschiedene praktische Vorschläge unterbreite.

„In allererster Linie deswegen, weil DU vor mir sitzt und weil ich demzufolge auch nur DIR einen Ratschlag geben kann", sage ich dann.

Natürlich ist es schön, wenn beide dasitzen und jeder bereit ist, aktiv etwas zur Verbesserung der Lage beizutragen. Doch wenn es nicht so ist, dann ist es nicht so. Punkt. Die Lage zu beweinen, macht es nicht besser. Dann darf man sich klar werden, was man will, was man tun kann und wozu man davon konkret bereit ist. Sehr oft stellt sich dann ohnehin heraus, dass der Partner relativ schnell nachzieht. Bleibt er jedoch stur auf seiner Spur, steht ein weiterer Entscheidungsprozess an: Kann und will ich das auf Dauer so beibehalten oder gehe ich meinen Weg lieber alleine weiter? Doch selbst wenn Letzteres der Fall sein sollte, kann man wenigstens mit dem guten Gefühl gehen, alles gegeben zu haben. Bleibt die Beziehung bestehen, ist es gut zu wissen, dass man den Verlauf der Dinge auch dann positiv beeinflussen kann, wenn der andere gerade nicht dazu bereit ist oder das Problem gar nicht erkennen kann. Man sollte jedoch nicht in die Falle tappen, sich innerlich zu erheben, nach dem Motto: „Ich bin besser als du. Ich habe unsere Beziehung gerettet." Damit nimmt man dem, was man getan hat, selbst den Wert, weil dann nicht die Gemeinschaft gestärkt wird, sondern die Rivalität.

In einer Partnerschaft sitzt man in einem Boot. Entweder gehen beide unter oder sie erreichen das Ziel. Gegeneinander zu kämpfen, ist nicht nur langweilig, im Grunde genommen gräbt sich jeder selbst das Wasser ab. Gemeinsam an einem Strang zu ziehen, entfaltet dagegen Kräfte, die weit stärker sind als die Summe der Einzelenergien. Selbstverständlich gilt das für alle Beziehungsformen.

Die Fragen, die ich dir vor dem Happy-End gestellt habe, dürften beantwortet sein. Ich würde – von ganz wenigen Einzelfällen abgesehen – nicht dazu raten, sich zu trennen, bevor

man selbst alles in die Waagschale geworfen hat, die bestehenden Probleme beizulegen. Die Gefahr ist sonst groß, dass sie
in der nächsten Partnerschaft wieder auftauchen.

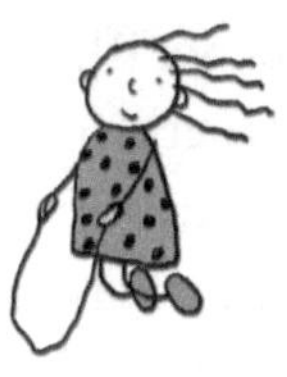

ZUSÄTZLICHE SPIELAUFGABEN:

- Mit welchen Teilbereichen deines Lebens bist du nicht zu hundert Prozent zufrieden?
Notiere sie bitte, gerne auch ganz konkrete Fälle, die immer wieder eintreten.

- Wie denkst du über die einzelnen Beispiele?
Notiere deine häufigsten Gedanken?

- Möchtest du weiterhin so denken oder gäbe es Alternativen, die du ausprobieren könntest?
Finde so viele positive Interpretationen als möglich, sie können auch völlig albern sein.

- In welchen kleinen Alltagssituationen beginnst du innerlich zu lamentieren und verdirbst dir so selbst die Laune?

- In welchen Situationen fällt es dir ganz leicht, positiv zu interpretieren, was passiert?

- Gibt es Personen, die du besonders häufig für deine Gefühle verantwortlich machst?

- Gibt es auch Personen, denen du alles nachsehen kannst und mit denen du auch dann noch liebevoll verbunden bist, wenn sie sich ganz anders verhalten, als du dir das wünschen würdest?

DER FALL MARTINA

„Bist du sicher, dass du nicht doch ein Schnitzel nehmen möchtest?"

„Ja, Mutter, ich bin ganz sicher, weil ich seit vier Jahren Vegetarierin bin." Es war nicht zu überhören, dass sie die Anzahl der Jahre deutlich betonte. Martina bemühte sich wirklich, die Fassung zu bewahren, doch sie war mehr als gereizt. Ein Blick auf die Uhr verriet ihr, dass sie sich noch keine fünfzehn Minuten in ihrem Elternhaus aufhielt. Jedes Mal wieder schaffte es ihre Mutter, dass sie innerhalb kürzester Zeit all ihre guten Vorsätze vergaß.

Mittlerweile fuhr sie die 400 Kilometer zu ihren Eltern nur noch zweimal im Jahr. Einmal an Weihnachten und einmal irgendwann im Sommer, je nach Urlaubsplanung. Absurderweise wurde sie in den Monaten dazwischen immer wieder von Sehnsucht nach ihrer Familie geplagt, doch mit 36 war sie endlich schlau genug, sich von diesem Gefühl nicht mehr dazu verleiten zu lassen, in ihr Auto zu steigen. Vielleicht war es auch gar kein Heimweh, sondern nur der Wunsch, sich irgendwo zu Hause und zugehörig zu fühlen. Und vielleicht waren die beiden Personen, mit denen sie da am Tisch saß, gar nicht ihre Eltern. Wahrscheinlich war sie im Krankenhaus vertauscht worden oder ihr Bewusstsein hatte sich in einer anderen Realität verfangen und fand den Weg nicht mehr heraus. Wann immer sie dieses Haus betrat, das sich innen wie außen stets wie aus dem Ei gepellt präsentierte, bekam sie Beklemmungen. Kein Stäubchen war auf den Teppichen zu sehen, keine Falte gab es im Tischtuch, ein Fleck wäre völlig undenkbar. Die Fenster waren blitzeblank geputzt, die Vorhänge säuberlichst gebügelt und jeder noch so kleine Gegenstand stand exakt an der Position, an der er schon in Martinas Kindheit gestanden war. Die einzige Zimmerpflanze war eine dieser Sukkulenten, die mit Farbe und Glitzerspray versehen worden waren, um nur ja nicht den Eindruck zu erwecken, man hätte es hier mit einem lebendigen Wesen zu tun. Und trotzdem musste der Topf ein Geschenk gewesen sein. Nie würde ihre Mutter etwas Derartiges kaufen. Viel zu groß war die Gefahr, beim Gießen Wasserflecken zu hinterlassen oder mit herabfallenden Pflanzenteilen die Fensterbank zu beschmutzen. Der Gönner musste eine hohe Position im streng hierarchischen Ranking im Kopf ihrer Eltern einnehmen, sodass die Verpflichtung ihm gegenüber die Furcht vor der Verletzung des höchsten ureigensten Wertes - nämlich Ordnung und Sauberkeit - noch überwogen hatte.

Da war nicht die geringste Nähe zwischen ihr und ihren Eltern. Schlimm genug, dass man sich nicht darüber unterhalten konnte, was einem wichtig war. Immer nur das Geplänkel über das Wetter, den Verkehr auf der Fahrt, ob man nicht noch von dem oder von dem essen möchte und ob es auch wirklich schmeckte. Doch dass ihre Mutter sich seit Jahren weigerte, zur Kenntnis zu nehmen, dass sie kein Fleisch aß, das war wirklich der Gipfel. Offensichtlich war das die einzige Art von Revolution, zu der sie in der Lage war. Es ist, wie es sein soll, und Punkt. Alles andere wird nicht gesehen. Was ging in diesen beiden nur vor?

Martina war Psychologin. Sie war stolz auf das, was sie sich geschaffen hatte. Sie hatte nicht nur eine gutgehende Praxis aufgebaut, sondern auch ihr Studium aus eigner Kraft finanziert und in unzähligen Stunden eigener Therapie das verarbeitet, was sie in diesem Haus erlebt hatte. Nein, sie war nie geschlagen worden, noch nicht einmal angeschrien. Auch untereinander hatten sich die Eltern nie merklich gestritten. Alles war stets seinen gewohnten Gang gegangen und man hatte gut für Martina gesorgt. Jeden Tag gab es ein Pausenbrot und ein selbstgekochtes Mittagessen. Damals hatten sie ihr auch geschmeckt, die Schnitzel und die Rostbratwürste. Ihre Mutter hatte ihr bei den Hausaufgaben geholfen und sie zum Klavierunterricht gebracht, keinen Elternsprechtag ließ sie aus. Am Sonntag gab es einen gemeinsamen Ausflug – ins Museum oder in den Zoo. Manchmal auch zum Badeteich. Niemand könnte ihren Eltern vorwerfen, sie wäre ihnen egal gewesen. Martina war sich sogar sicher, dass sie sie liebten, auf ihre ganz eigene Art, genauso wie sie sich vermutlich gegenseitig liebten. Doch was bei der Tochter ankam, war eiskalte Routine, Tag für Tag. Geistlose Freundlichkeit ohne jedes wahre Interesse oder Verständnis für den anderen. Keinerlei Lebendigkeit oder gar Leidenschaft. Nur ganz selten ein Lachen, verhalten und irgendwie nicht ganz authentisch. Es war nicht verboten, Freunde mit nach Hause zu bringen, solange man sie nur einzeln brachte, man im Kinderzimmer blieb und das anschließend auch wieder aufräumte. Und trotzdem hatte Martina noch im Kindergarten damit aufgehört, ihre Freunde einzuladen. Weil sie sich schämte. Wie viel schöner war es da doch bei anderen Kindern zu Hause, wo es auch mal Unordnung gab, lachende Mütter, Geschwister und Haustiere und man Tiefkühlpizza oder Pommes mit den Fingern essen durfte.

In der Therapie hatte sich herausgestellt, dass sie eine riesen Wut auf ihre Eltern hatte, die sie sich auch selbst zum Vorwurf machte. Denn da war auch der Teil in ihr, der genau wusste, dass die beiden ihr Bestes gegeben hatten. Sie hatten keinen Zugang gehabt, zu dem, was sie sich so gewünscht hätte.

Unbewusst hatte sie schon viel früher damit begonnen, diese Wut für sich zu nützen, Kraft daraus zu schöpfen. Sie war es, die ihr die

Motivation gegeben hatte, das Studium - trotz der Nebenjobs - in Mindestzeit und mit Auszeichnung durchzuziehen. Alles wollte sie anders machen als die Eltern. Erfolgreich sein, Spaß haben und vieles ausprobieren, unter gar keinen Umständen eine biedere Ehe oder gar eine Kleinfamilie. Ein Mann kam ihr nur kurzfristig in die Wohnung. Seit sechs Jahren hatte sie nun eine Beziehung zu einem etwas älteren Geschäftsmann mit Familie, den sie nur ein- oder zweimal in der Woche sah. Dieses Arrangement kam ihr sehr entgegen. Sie brauchte niemanden, der meckerte, wenn sie erst spät aus der Praxis kam oder mit ihren Freunden feierte. Und insgeheim erfreute sie sich beinahe täglich daran, was wohl ihre Mutter sagen würde, wenn sie es wüsste. Würde das ihren Panzer sprengen und sie dazu bewegen, lautstark zu äußern, was sie davon hielt, dass ihre Tochter eine Familie zerstörte? Doch sie zerstörte gar nichts. Vermutlich war sie sogar der Grund, dass ihr „Bekannter", wie sie ihn ihrem Freundeskreis gegenüber bezeichnete, immer noch verheiratet war. Aus seinen Erzählungen konnte man fast ableiten, dass seine Ehefrau ähnlich leidenschaftslos war wie Martinas Mutter und ebenso wenig auf ihr Äußeres achtete. Was waren das nur für Frauen, denen es wichtiger war, dass das Haus blitzte und blinkte, als dass sie selbst ansehnlich waren? Die Kinder sollten später mal Karriere machen, doch sie gaben sich mit dem Hausfrauen-

Dasein zufrieden. Die besonders Ambitionierten unter ihnen hatten einen 400-Euro-Job. Schade nur, dass sie nicht verstanden, dass sie mit dem, was sie vorlebten, viel nachhaltiger auf ihren Nachwuchs einwirkten, als mit dem, was sie sich für ihn wünschten. Sie kannte sie nur zu gut, diese Spezies ihrer Geschlechtsgenossinnen. Nicht nur aus der Familie und aus Gerhards Erzählungen, sondern in erster Linie aus der Praxis, wo sie dann saßen, weil sie keine Erfüllung fanden. Immerhin, denn ihre Mutter zog es bis heute keine Sekunde lang in Erwägung, dass sie ein Fall für den Therapeuten sein könnte.

Sie war professionell genug, diesen Frauen zu helfen, so gut sie konnte, und ihre Gedanken über sie zu zügeln. Es war ihr durchaus bewusst, warum ein Teil von ihr gar so geneigt war, auf sie herabzuschauen. Gleichzeitig wusste sie, dass es besser war, sich bestimmte Regungen einzugestehen, als sie zu verdrängen. Ein Psychologe war auch nur ein Mensch, egal wie viele Therapiestunden er auf beiden Seiten des Tisches schon hinter sich hatte.

Ihre Emotionen hatte sie im Griff. Mehr noch, sie hatte gelernt, sie dazu zu verwenden, über sich selbst hinauszuwachsen. Sie zeigten ihr, wo sie nochmal hinschauen durfte, und oft konnte sie das, was sie dabei erfuhr, schon Tage später auch bei einem ihrer Patienten einsetzen. Wenn sie diesen Besuch bei ihren Eltern erst hinter sich hatte, würde sie vielleicht wieder eine Idee für einen genialen Artikel in einer Fachzeitschrift haben. Wenn es ihr auch nicht guttat, hier zu sein, sie würde es auch nicht schaffen, gar nicht mehr zu kommen. Und irgendetwas Gutes hatten die Dinge ja immer. Mit Herausforderungen umzugehen, war ihr Job, und sie war ein Profi.

Es gab da nur eine Sache, bei der sie keinen Rat wusste. Ihre Neurodermitis. Etwa als sie 15 war, war sie das erste Mal aufgetaucht, mit heutigem Wissen ganz offensichtlich zu einem Zeitpunkt, zu dem sie langsam und subtil gegen die Eltern zu rebellieren begann. Sie fasste erste Pläne für eine Zukunft, die so ganz anders war als die, die man sich für sie vorstellte. Eine Bürolehre sollte sie machen, damit sie etwas hatte, auf das sie zur Not zurückgreifen konnte. „Heutzutage weiß man ja nicht, ob die Ehe auch hält", hatte Martina die Mutter einmal zur Nachbarin sagen hören. Doch ja nichts Hochtrabendes. Wozu so viel Zeit und Geld in eine Ausbildung investieren, wenn man früher oder später doch bei der Familie bleibt.

„Bleib mal schön auf dem Boden", hatte sie zur Antwort bekommen, als sie das erste Mal davon sprach, dass sie studieren wollte. Danach hatte sie lieber für sich behalten, was sie plante. Sie würde das auch alleine hinkriegen.

Das hatte sie schließlich auch. Die Eltern erfuhren von ihrem Studium, als sie schon längst eingeschrieben war, den Platz im Studentenwohnheim klargemacht und den Job in der Tasche hatte, um die Miete bezahlen zu können. Sie hatten noch nicht einmal versucht, es ihr auszureden. Vielleicht weil sie sich viel zu sicher waren, dass sie noch früh genug zur Vernunft kommen würde. Vielleicht hatten sie aber auch nur blitzschnell abgewogen, dass der Energieaufwand, den ein Streitgespräch erfordern würde, viel gewinnbringender in diverse Arbeiten in Haushalt und Garten investiert werden könnte. So ging man einfach zur Tagesordnung über und tat, als wäre nichts gewesen. Der Tag, an dem sie schließlich ihre Sachen packte und den Zug bestieg, der sie an ihren Studienort bringen sollte, war ihr bis heute als der schönste ihres Lebens in Erinnerung geblieben. Doch die Neurodermitis war sie nicht mehr losgeworden, seit nunmehr 20 Jahren. Während der diversen Psychotherapien in ihrer Ausbildung war sie mal schlechter und mal besser geworden, doch nie ganz weggegangen. Es hatte Phasen gegeben, in denen sie bedenkenlos die Tabletten schluckte und sich mit den Cortisonsalben einrieb, die sie von ihrem Arzt bekam, dann wieder befiel sie das schlechte Gewissen. Medizinisch war sie soweit gebildet, dass sie wusste, dass die Wahrscheinlichkeit hoch war, dass das Cortison irgendwann gar nicht mehr wirken würde. Außerdem hatte es natürlich Nebenwirkungen. Also verfolgte sie immer wieder auch andere Ansätze - und zwar durchaus enthusiastisch. So verzichtete sie zum Beispiel sechs Wochen auf Zucker, Weißmehl und Milchprodukte und war drauf und dran zu glauben, jetzt wäre sie auf der richtigen Spur, als plötzlich ein Schub auftauchte, der so heftig war, dass ihr gar nichts anderes übrig blieb, als wieder zum Cortison zu greifen. Ganz ähnlich erging es ihr, als sie versuchte, über Einläufe ihren Darm zu reinigen, weil sie gelesen hatte, dass sämtliche Hautprobleme auf eine entgleiste Darmflora zurückzuführen seien. Jedenfalls ließ sie nichts unversucht, doch der Erfolg blieb leider aus. In ihrer Praxis hatte sie von so vielen Patienten gehört, dass ihnen eine Ernährungsumstellung oder eine Entgiftung dabei geholfen hatten, die unschöne, schmerzhafte und juckende Hautkrankheit gänzlich hinter sich zu lassen. Andere wurden allein nur dadurch gesund, dass sie gemeinsam mit ihr die verdrängten Konflikte ihrer Kindheit bearbeiteten. Sie selbst hatte gefühlt jeden einzelnen Tag in ihrem Elternhaus mehrfach vorwärts und rückwärts durchgekaut, sie hatte Globuli geschluckt, war bei Aufstellungen gewesen, hatte ihr inneres Kind befreit und ihre Geburt noch einmal erlebt. Es war ihr wirklich nichts zu blöd gewesen, denn wenn es schon nichts brachte, wusste sie dann wenigstens über die diversen Methoden Bescheid, über die man ihr in der Praxis immer wieder berichtete. Sie war also eigentlich immer recht locker an die Sache herangegangen und im Endeffekt dann aber doch oft schwer enttäuscht, dass das, was bei anderen so erfolgreich angewandt wurde, bei ihr einfach nicht zu fruchten schien.

Seit sie mit Gerhard zusammen war, vertraute sie wieder ganz auf die Hilfe der Schulmedizin. Wundgekratzte Haut passte nicht zu der Frau, die sie für ihn sein wollte. Doch das Thema ließ ihr keine Ruhe. Nicht zuletzt deswegen, weil sie mit ihrer derzeitigen Herangehensweise ihre eigenen Werte verletzte. Sie hätte nicht Psychologie studiert, wenn sie nicht überzeugt davon wäre, dass Körper, Geist und Seele zusammengehörten und sich gegenseitig beeinflussten. Sie glaubte fest daran, dass aus psychischen Konflikten Krankheiten entstehen konnten und man umgekehrt genesen konnte, wenn man seine Konflikte löste. Es behagte ihr nicht, Symptome mit Tabletten einfach wegzudrücken. Damit war sie ein schlechtes Vorbild für ihre Patienten, die zwar nicht wussten, dass sie das tat, aber sie selbst wusste es. Sie wollte verstehen, warum sich die Symptome bei ihr so hartnäckig zeigten, obwohl zwischen der Sechzehnjährigen von damals und der Frau, die sie heute war, Welten lagen. Und sie wollte wissen, was es war, das sie bisher völlig übersehen hatte. In den letzten Wochen kam ihr dieses Thema immer wieder in den Kopf. Das lag wohl in erster Linie daran, dass sie irgendwann einmal mit sich vereinbart hatte, niemals länger als zwei Jahre am Stück das Cortison zu nehmen. Sie hatte schon viel zu oft die Veränderungen an Menschen beobachtet, die es viele Jahre nehmen mussten. Soweit sollte es bei ihr nicht kommen und jemandem wie ihr sollte es doch wirklich gelingen, einen anderen Weg zu finden. Doch dann war Gerhard dazwischen gekommen, der zwar von ihrer Krankheit wusste, aber noch nicht wirklich mitbekommen hatte, was es bedeutete, dass sie darunter litt. Das sollte auch so bleiben, nur waren es nun schon sechs Jahre, dass sie die Tabletten schluckte, und ihr schlechtes Gewissen deswegen war bisweilen schon unerträglich. Sie musste sich in der nächsten Zeit wieder mehr um sich selbst kümmern, nicht mehr so tun, als gäbe es ihre Krankheit nicht, sondern es noch einmal mit Entgiften probieren und endlich herausfinden, welchen Konflikt sie bisher zu bearbeiten vergessen hatte. So schwer konnte das doch nicht sein, schließlich war sie ein Profi.

So, wie sie sich jetzt gerade fühlte, lag es fast nahe, dass es tatsächlich noch irgendetwas mit ihren Eltern zu tun hatte. Könnte das wirklich sein, nach so viel gründlicher Arbeit?

Es graute ihr davor, noch einmal in die Thematik einzutauchen, aber sie würde es tun. Schließlich konnte sie sich nicht vor etwas drücken, was sie von ihren Patienten verlangte. Doch erst einmal musste sie dieses Wochenende überstehen.

Ihre Eltern sprachen gerade über eine entfernte Bekannte.

„Ich habe mich immer gewundert, warum sie so schlecht ausschaut, und neulich erzählt mir Frau Sieber aus dem Friseursalon, dass sie kein Fleisch isst. Das ist nicht gesund, Kind, warum machst du das denn?" Nach echtem Interesse hörte sich der Tonfall ihrer Mutter nicht gerade an, doch immerhin tat sie nicht wie so oft so, als hätte sie nicht gehört, was ihre Tochter gesagt hatte. Martina wollte gerade den Mund aufmachen, um ihr zu antworten, als ihr ihr Vater zuvorkam: „Alles neumoderne Hirngespinste. Gib mir bitte das Salz."

„Ist es dir zu wenig gesalzen?", fragte die Mutter. Nun gut, das Thema war vom Tisch.

Umso besser, das wäre sowieso nicht gut gegangen, dachte Martina und nahm sich noch von den Kartoffeln.

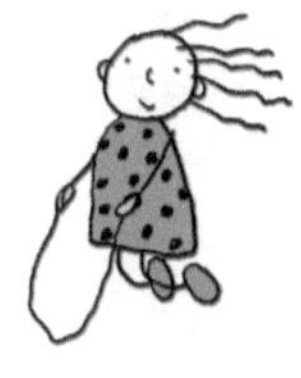

Mit Martina hast du nun eine Frau kennengelernt, die – im Gegensatz zu den Damen aus den Beispielen davor – ganz in der Verantwortung für ihr Leben ist. Sie ist von niemandem abhängig und scheint eine richtige Powerfrau zu sein. Und dennoch gibt es da Beschwerden, die sich zwar medikamentös unterdrücken lassen, aber hartnäckig seit vielen Jahren immer wiederkehren, wenn die Medikamente abgesetzt werden. Martina befindet sich in einer Konfliktsituation, weil sie nicht weiß, wie sie weiter vorgehen soll.

Einen Konflikt zu haben, bedeutet, dass es zwei Werte gibt, zwei Überzeugungen oder zwei Ziele, die nicht miteinander vereinbar sind. Demzufolge weiß man nicht, in welche Richtung man sich bewegen soll. Weil man das Gefühl hat, es nur falsch machen zu können, fühlt man sich hilflos und verharrt bewegungslos.

Versuch dich einzuspüren und anschließend auszuformulieren, worin deiner Meinung nach Martinas Konflikt besteht. Kannst du vielleicht sogar mehrere Konflikte entdecken?

Welche ihrer Werte stehen einander entgegen?

Was ist aus deiner Sicht das Schlimmste, was ihr passieren kann? Was möchte sie um jeden Preis vermeiden?

Bitte entwirf jetzt dein Worst-Case-Szenario für Martina, bevor du umblätterst und das liest, was ich mir ausgemalt habe. Ab Seite 213 findest du wieder die möglichen Stolpersteine und meine persönlichen Antworten auf die obigen Fragen.

WORST-CASE-SZENARIO MARTINA

„Du hörst dich nicht gut an, Kind. Wenn du möchtest, können dein Vater und ich zu dir kommen und dich ein wenig unterstützen."

Das fehlte gerade noch.

„Es ist alles in bester Ordnung, Mutter, ich brauche nur ein wenig Ruhe." Es gelang ihr tatsächlich unzureichend, einen überzeugenden Tonfall anzuschlagen.

„Es ist einfach nicht gut für dich, so viel zu arbeiten. Und dann die ganzen jammernden Leute ..."

Das unausgesprochene „Hab ich es nicht immer gesagt, dass dieser Beruf nicht das Richtige für dich ist?" lag deutlich in der Luft. Sie musste das Gespräch schleunigst beenden, bevor ihr ihre Mutter den letzten Nerv raubte.

„Ich muss mich jetzt auf meine nächste Patientin vorbereiten, Mutter, ich melde mich." Schnell drückte sie auf den kleinen roten Telefonhörer am Display.

Sie konnte es ihrer Mutter kaum verdenken, dass sie sich Sorgen machte. Seit etlichen Wochen schon fühlte sie sich völlig kraftlos und brachte es einfach nicht mehr fertig, so zu tun, als wäre nichts. Ihre Stimme gehorchte ihr nicht mehr richtig und sogar ihre Zunge fühlte sich schwer an. Ganz zu schweigen von ihren Gliedern. Sie brauchte wirklich dringend Erholung, doch in der Nacht wälzte sie sich nur hin und her und fand nur für einzelne Stunden einen unruhigen Schlaf mit dunklen Träumen. Selbst die Menschen, die zu ihr in die Praxis kamen, fragten sie, ob sie krank sei.

Am Schlimmsten war, dass sie nicht wusste, was mit ihr los war. Hätte ihr ein Patient einen solchen Zustand beschrieben, hätte sie sofort auf Burnout getippt. Doch warum sollte sie plötzlich ausgebrannt sein? Eigentlich war doch alles wie immer. Gut, Gerhard hatte sich ein wenig zurückgezogen, doch das konnte ja wohl nicht der Grund für ihren seltsamen Zustand sein. War sie verletzter, als sie es sich eingestehen wollte? Sie konnte es nicht mit Sicherheit sagen, alles fühlte sich so stumpf an.

Nach dem Wochenende bei ihren Eltern hatte sie für sich beschlossen, sich noch einmal näher mit ihrer Neurodermitis zu beschäftigen und langsam das Cortison zu reduzieren. Sie wollte wissen, wo sie überhaupt stand, vielleicht waren die Symptome ja gar nicht mehr so schlimm wie vor sechs Jahren. Schließlich hatte sich zwischenzeitlich ja doch einiges geändert. Sie hatte ihre Praxis auf ein wirklich solides Fundament gestellt, eine wunderbare Beziehung zu einem wunderbaren Mann und das Leben, das sie immer wollte. Und trotzdem hatte sie noch einmal mit einer Kollegin das

Elternthema besprochen und erfolgreich zu dem Ergebnis gebracht, dass sie den beiden nicht mehr böse war. Sie waren eben wie sie waren, kannten es selbst vermutlich gar nicht anders und ganz sicher liebten sie sie. Außerdem, wer weiß, was aus ihr geworden wäre, wenn sie nicht so viele Jahre ein so überzeugendes Negativbeispiel vor ihren Augen gehabt hätte. Die Erlebnisse ihrer Kindheit hatten ihr die Kraft gegeben, sich zu überlegen, was sie wirklich wollte, und alles zu tun, was es dazu brauchte. Nun war sie erfolgreich und was sie tat, machte so großen Sinn. Sie konnte Menschen dabei helfen, ein glücklicheres Leben zu führen.

Als sie vor einigen Wochen gemeinsam mit der Kollegin übereingekommen war, dass es nun erst einmal nichts mehr zu bearbeiten gab, hatte sie ihren Eltern gegenüber sogar das erste Mal so etwas wie Dankbarkeit gefühlt.

Doch zu alldem fand sie nun keinen Zugang mehr. Die Dankbarkeit war der alten Genervtheit gewichen. Wenn sie nur drei Minuten mit ihrer Mutter am Telefon sprach, brauchte sie mindestens drei Stunden, um sich annähernd wieder davon zu erholen. Es war einfach unerträglich, dass diese Frau, die ihr eigentlich so nah sein sollte, nicht den Funken einer Idee davon hatte, wer ihre Tochter war, wie sie sich fühlte und was ihr helfen konnte. Das

Verhältnis zu Gerhard hing irgendwie in der Luft. Als sie ihm von ihrem Vorhaben erzählte, die Tabletten zu reduzieren und sich die Sache mit der Neurodermitis noch einmal anzuschauen, hatte er schnell das Thema gewechselt. Seitdem meldete er sich weniger, hielt aber den Kontakt - oft, um Vorwände abzuliefern, warum sie sich nicht sehen konnten. Bei den wenigen Treffen gab er sich betont fröhlich, aber irgendwie unnahbar, und er drängte stets darauf, dass sie gemeinsam die Wohnung zu verließen. Er lud sie zum Essen oder ins Kino ein und verabschiedete sich unmittelbar danach, so als würde er jegliche Intimität vermeiden wollen. Wenn sie ehrlich war, hatte sie immer geahnt, dass er nur so lange an ihr interessiert sein würde, solange sie dem Bild der schönen, erfolgreichen und vor allem unkomplizierten Frau entsprach, mit der er etwas Leichtigkeit in sein stressiges Leben bringen wollte. Eigentlich war sie sich sicher gewesen, dass das auch das war, was sie selbst wollte. Jetzt war sie von seinem Verhalten verletzt und hatte weder die Lust noch die Energie, die Strahlende zu geben und gemeinsame Unternehmungen zu starten. Sie hätte viel eher die berühmte starke Schulter zum Anlehnen und ein offenes Ohr gebraucht, doch ihn darum zu bitten oder es gar einzufordern, kam nicht in Frage, das würde nur zu Streit und weiterer Enttäuschung führen.

Das Schlimmste aber war, dass sie keinen Sinn mehr in ihrer Arbeit sah. Sie verbrachte so viele Stunden täglich in Gesprächen, von denen sie doch nicht wusste, ob sie überhaupt irgendetwas bewirkten. Sie selbst versuchte seit 20 Jahren, bei ihren Beschwerden Hilfe zu finden, und genau das, was sie den Menschen anbot, hatte sie selbst in all der Zeit nicht weitergebracht. Bisher hatte sie sich einreden können, dass der Erfolg nur auf der körperlichen Ebene noch nicht sichtbar geworden war, sie im geistig-seelischen Bereich jedoch schon etliche Durchbrüche aufweisen konnte. Mittlerweile war sie da nicht mehr so sicher. Vielleicht war alles eine riesige Selbstlüge gewesen, eine Luftblase, die sie sich aufgebaut hatte und die gerade dabei war zu zerplatzen. Womöglich war es gar keine Hilfe, irgendwelche unbewussten Konflikte auszugraben, wenn es doch nie eine Garantie gab, dass man sie hinterher auch auflösen konnte. Wer sagte, dass sie ihren Patienten nicht mehr schadete als nützte?

Weil ihr Terminkalender trotzdem voll war, saß sie weiterhin den ganzen Tag irgendwelchen Leuten gegenüber und versuchte, die Energie aufzubringen, dabei nicht den Kopf in die Hände zu stützen und ihren Zwischenfragen einen interessierten oder zumindest neutralen Tonfall zu verleihen. Am Gesichtsausdruck ihrer Gegenüber zeigte sich, dass ihr das nicht immer gelang.

„Irgendetwas ist anders mit Ihnen“, ganze drei Mal hatte sie diesen Satz in den letzten Wochen gehört, und sie konnte davon ausgehen, dass sich die meisten anderen, mit denen sie seither Gespräche geführt hatte, nicht getraut hatten, es auszusprechen. Ihr kleiner Wecker im Regal war nun so positioniert, dass sie ganz unauffällig hinüberschauen konnte, während sie sich Notizen machte. Immer öfter ertappte sie sich dabei, dass sie es nicht einmal fünf Minuten lang schaffte, nicht zu überprüfen, ob man nicht schon zum Ende kommen sollte. Bei jedem Einzelnen, der die Tür hinter sich schloss, fiel ihr ein riesiger Stein vom Herzen. Doch wenn für den Tag noch weitere Besucher geplant waren, wurde es schnell wieder eng in ihrer Brust. Und sie schämte sich dafür, dass sie diesen Menschen, die ihr Intimstes mit ihr teilten und ihr so vertrauten, nicht mehr ihre volle Aufmerksamkeit schenken konnte und es noch nicht einmal wirklich wollte.

Selbstmitleid, Selbstverurteilung, Anklage anderer. Wie gut kannte sie diese Muster aus der Praxis und wie oft hatte sie andere darauf hingewiesen und zu einer anderen Sicht auf die Dinge eingeladen. Nun war sie selbst die Königin in Sachen Destruktivität und Drama. Kunststück – bei ihrem Leben. Wo sie auch hinsah, ein einziger Scherbenhaufen: Ihre Haut blühte

und juckte, obwohl sie nur eine Vierteltablette weniger nahm. Die Beziehung zu ihren
Eltern: ein Trauerspiel. Partnerschaft? Fehlanzeige. Vielleicht war sie jetzt sogar gerade
dabei, das zu verlieren, was ihr am allermeisten bedeutet hatte: die Erfüllung durch ihre
Arbeit.

„Fällt dir sonst nichts mehr ein, du Scheiß
Leben?", sagte sie zu ihrem Spiegelbild, als
sie sich beim Waschbecken Wasser ins Gesicht
spritzte, um zumindest ein bisschen frischer
auszusehen. Da hörte sie schon die Klingel.
Frau Hase mit ihrem ewig gleichen Gejammere
war jetzt genau das, was sie brauchte. Martina
seufzte und drückte auf den Türöffner.

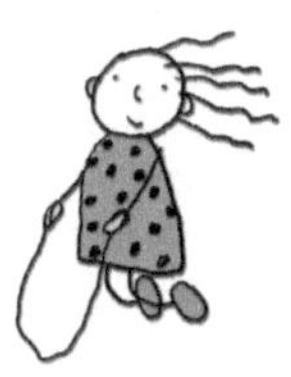

Achtung, Stolpersteine!

„Was ist denn auf einmal los, im Grunde genommen hat sich doch gar nichts geändert?", könnte man fragen, und das stimmt uneingeschränkt. Mit Andrea habe ich dir ein Beispiel präsentiert, bei dem sich gar nichts ändern musste, damit sich die Misere auflösen konnte. Dass es auch andersrum geht, zeige ich dir mit Martina. Vielleicht kennst du das ja auch: Auf einmal taucht da ein machtvoller Gedanke im Kopf auf. Er schleicht sich ein, schaut vorbei, geht wieder, kommt dann aber doch immer öfter und irgendwann glaubt man ihm. Manchmal kommt er auch ganz plötzlich – wie ein Geistesblitz – und entfaltet seine Kraft, weil er wie eine Eingebung wirkt. Und auf einmal interpretiert man alles völlig anders. Bei Martina muss es wohl das gewesen sein, dass ihr plötzlich in den Sinn kam, sie könnte keine gute Psychologin sein, wenn sie selbst keine Lösung für ihr gesundheitliches Problem finden konnte.

Vielleicht ist es ihr auch zum Verhängnis geworden, dass sie das uralte, nicht einmal ausgesprochene „Du wirst schon sehen, was du davon hast" ihrer Mutter mit sich herumträgt, seit sie deren Rat, eine Bürolehre zu machen, frech in den Wind geschlagen und sich für ein Studium entschieden hatte.

Denn auch, wenn wir es uns nicht eingestehen, tief in unserem Inneren sehnen wir uns alle nach dem Segen unserer Eltern, wollen ihnen gute Söhne und Töchter sein und haben ein schlechtes Gewissen, wenn wir ganz andere Wege einschlagen als sie. Unbewusst programmieren wir uns dann darauf zu scheitern. Hierfür könnte ich dir ganz viele Beispiele aufzählen. Junge Frauen erreichen beruflich nicht den Erfolg, den sie sich wünschen, weil sie nicht wie die eigene Mutter bei den Kindern zu Hause geblieben sind. Söhne setzen ihre Ehe fast schon zwanghaft auf die gleiche Art in den Sand wie ihr Vater und ganz viele bekommen die gleichen Krankheiten wie ihre Eltern oder Großeltern.

Damit solche Muster ablaufen können, ist es noch nicht einmal notwendig, dass die vorangegangenen Generationen den Weg des Betroffenen tatsächlich missbilligen oder missbilligen würden, sofern sie noch am Leben wären. Keine Mutter würde sich wünschen, dass ihr Kind an der gleichen Krebsart verstirbt wie sie selbst, und das kann diesem Kind auf der bewussten Ebene auch völlig klar sein, während es sich auf der unbewussten Ebene schuldig fühlen würde, es nicht zu tun.

Wann immer ich feststelle, dass einer meiner Klienten ein Problem hat, das in irgendeiner Art etwas mit der Ahnenreihe zu tun hat, lasse ich denjenigen Übungen durchführen, bei denen er oder sie sich die uneingeschränkte Unterstützung der Vorfahren einholt. Die Erfahrung zeigt, dass das ungemein stärkt.

Eine solche Übung kann zum Beispiel so aussehen, dass man sich mitten in den Raum stellt, wo es einem gerade stimmig erscheint, dann schließt man die Augen, atmet einige Male tief durch und in Gedanken lädt man dann die Ahnen ein, hinter sich zu kommen, damit sie einem den Rücken stärken. Eine ganz besondere Einladung spricht man an diejenigen Vorfahren aus, die in ihrem Leben selbst Erfahrungen mit dem Thema gemacht haben, das einen gerade beschäftigt. Hat man zum Beispiel ein Geldproblem, ist der Onkel Franz, der auch immer pleite war, ganz besonders wichtig.

In der Regel spüren die meisten Leute tatsächlich, dass sich die Energie hinter ihnen irgendwie verändert. Wenn das jedoch nicht der Fall ist, tut man einfach so, als wäre es so, und macht weiter. Die Übung wird so oder so eine Wirkung zeigen.

Dann dankt man den anwesenden Seelen für ihr Kommen und spricht laut aus, dass man sich mit ihnen über dieses oder jenes Thema unterhalten möchte und dass man sich ihren Segen wünscht. Das könnte zum Beispiel so aussehen:

„Liebe Ahnen, ich habe gerade ein Problem damit, beruflich richtig Fuß zu fassen, und ich bitte um eure Unterstützung. Ich habe dies und das vor, habe aber derzeit noch Schwierigkeiten damit. Deshalb bitte ich euch, mir den Rücken zu stärken, mir euren Segen zu geben und eure Ratschläge zu übermitteln. Gerne dürft ihr aber auch eure Einwände gegen mein Vorhaben vorbringen.“

Gerade der Teil mit den Einwänden ist besonders kraftvoll. Ich erinnere mich diesbezüglich an einige sehr witzige Situationen. Zum Beispiel wollte eine Klientin unbedingt Gewicht verlieren, doch obwohl sie sehr engagiert war, hatte sie immer wieder Fressattacken, die das bisher Erreichte ins Gegenteil verkehrten. Es stellte sich im Gespräch heraus, dass sämtliche weibliche Verwandte der mütterlichen Linie, auch die bereits Verstorbenen, eher füllig gebaut waren. Besonders häufig kommt es nämlich zu Problemen, wenn man tatsächlich der erste in der kompletten Ahnenreihe ist, der etwas ganz anders macht als alle anderen. Wenn man zum Beispiel der erste ist, der sich scheiden lässt, die erste berufstätige Frau, der erste Selbständige, der erste, der den Heimatort verlässt, und so weiter und so weiter. Es ist fast so, als wären die Gewohnheiten unserer Vorfahren in unsere Zellen einprogrammiert.

Als meine Klientin jedenfalls ihre Verwandten im Geiste darum bat, es vorzubringen, falls sie etwas gegen ihre Gewichtsabnahme vorzubringen hätten, meldete sich sogleich die verstorbene Oma zu Wort. Die Oma hatte natürlich im Krieg hungern müssen und hatte noch ganz verinnerlicht, dass man stets kräftig zulangen müsste, wenn es die Gelegenheit dazu gab. Mit dem Essen aufzuhören, bevor man restlos satt war, fand sie schlicht gefährlich.

„Und überhaupt sind nur die armen Leute dünn."

Die Sätze, die der Reihe nach im Kopf meiner Klientin auftauchten, waren genau in dem Wortlaut formuliert, den auch ihre Großmutter verwendet hätte. Ob sie es tatsächlich war, die sich da äußerte, oder alles nur Einbildung war, spielte überhaupt keine Rolle. Die Übung zeigte Wirkung. Die junge Frau erkannte, dass sie diese Einwände tatsächlich in sich trug und dass es einen Zusammenhang zu ihrem unüberwindbaren Heißhunger gab. Also galt es nun, die richtigen Argumente zu finden, um die Oma davon zu überzeugen, ihr Vorhaben zu unterstützen. Meine Klientin sagte laut, dass sie zwar vielleicht weniger essen wollte, dafür aber umso gesünder, und sie versprach ihrer Großmutter, immer darauf zu achten, genügend Nährstoffe zu sich zu nehmen. Außerdem erklärte sie ihr, dass sie es sich so wünschen würde, endlich richtig schön schlank zu sein, und dass es ihr wichtig war, den Segen ihrer Oma dafür zu haben.

„Und wenn ich merke, dass es mir nicht guttut, kann ich ja jederzeit wieder so essen wie bisher", fügte sie dann noch hinzu, und gerade dieser letzte Satz zieht eigentlich immer. Egal wen man überzeugen möchte, und auch dann, wenn man ansonsten keine allzu schlagkräftigen Argumente in der Tasche hat. Auch wenn sich – ob mit oder ohne Ahnenreihe im Hintergrund – der eigene Verstand gegen eine geplante Veränderung stellt, kann es eine wertvolle Hilfe sein, ein Gespräch mit ihm zu suchen und ihm zu sagen, dass man es jetzt so lange auf die alte Art getan hat und man jetzt seine Unterstützung braucht, um etwas Neues auszuprobieren. Schließlich weiß man nie, ob etwas anderes als das Bewährte nicht noch besser ist, wenn man es nicht ausprobiert hat, und zum alten Muster kann man problemlos immer wieder zurückkehren. Selbst der schärfste Verstand kann dann kaum mehr etwas einwenden und mit Mitmenschen oder verstorbenen Vorfahren verhält es sich ebenso.

Wem übrigens die Vorstellung weit hergeholt erscheint, man könne sich auf diese Art mit seinen Ahnen unterhalten, dem sei gesagt, dass man zumindest von denjenigen, die man persönlich noch gekannt hat, mit Sicherheit unbewusst Überzeugungen abgespeichert hat, und es wäre leicht denkbar, dass vor allem tiefsitzende Ansichten genetisch weitergereicht werden können. Für mich spielt es keine Rolle, woher die inneren Stimmen kommen, die manchmal nicht einmal in unser Bewusstsein dringen. Wenn wir damit unsere eigenen Vorhaben sabotieren, sollten wir sie uns anschauen. Meinen Klienten hat die Ahnenübung jedenfalls oft weitergeholfen und fast jeder, mit dem ich sie bisher durchgeführt habe, spürte eine stärkende Energie im Rücken und konnte interessante Erkenntnisse daraus gewinnen.

Wann immer einer der Ahnen seine Bedenken vorbringen durfte und man sich auf eine neue Herangehensweise einigen konnte, lohnt sich die Frage, ob noch jemand etwas sagen will.

Und bevor man schließlich ganz aus dem Gespräch aussteigt, weil man das Gefühl hat, es sei alles gesagt, sollte man sich selbstverständlich bei den Anwesenden bedanken und vielleicht auch noch einmal betonen, wie sehr man sich über ihre Hilfe und Begleitung freut.

Generell finde ich, dass es sich immer lohnt, sich die Bedenken der Mitmenschen anzuhören, wenn man etwas plant. Die weit verbreitete Ansicht diesbezüglich ist jedoch eher gegenteilig. Die Erfahrung zeigt ja, dass wir alle jemanden haben, der uns mit einem Halbsatz alles madig machen kann. Doch wenn man ganz ehrlich ist: Die Einwände, die es schaffen, einem die Freude zu nehmen, fördern lediglich die eigenen Zweifel zutage. Dann sollte man dankbar sein, sich dieser unbewussten Anteile bewusst zu werden, die oft ganz leicht ausgeräumt werden können. Also, wenn man hört, dieses und jenes könnte passieren, und man merkt, oh ja, da gerät etwas in mir in Schwingung, ist das eine geniale Gelegenheit, sich gründlich zu überlegen, ob man nicht irgendwelche Vorkehrungen treffen könnte, um die Wahrscheinlichkeit zu minimieren, dass es tatsächlich passiert.

Wer sich seiner Sache dagegen ganz sicher ist, den wird man nicht verunsichern können. Und die besorgten Angehörigen kann man beruhigen, indem man zum Beispiel sagt: „Lieb, dass du dir Sorgen machst, ich verspreche dir, ich werde all das bedenken."

Tatsächlich sind die Bedenken ja in der Regel ein Ausdruck von Liebe, eine andere Art zu sagen: „Es ist mir wichtig, dass du in Sicherheit bist und dass es dir gutgeht."

Doch jemand, der glaubt, eine gute Idee zu haben, erhofft sich begeisterte Zustimmung und ist enttäuscht, wenn er diese nicht bekommt. Sein Gegenüber kommt stattdessen mit guten Ratschlägen um die Ecke und merkt sofort, dass diese nicht richtig ankommen. Auf beiden Seiten verhärten sich dann oft die Fronten und jeder wiederholt beständig seinen Standpunkt.

Eine Entschärfung der Situation erfolgt nur dann, wenn eine der beiden Parteien die Ansicht der anderen auch dann gelten lässt, wenn sie nicht geteilt wird.

Es gibt ja etwas zwischen „Nein, du siehst das völlig falsch" und „Ah, dann mache ich es so, wie du meinst".

Nämlich zum Beispiel: „So siehst du das also. Ich danke dir für deine Einschätzung, wähle für mich aber dennoch einen anderen Weg."

Bei Martina ist das über viele Jahre nicht erfolgt. Das Problem ist längst nicht mehr, dass ihre Eltern ihr Studium nicht unterstützt haben, sondern dass sie ihnen immer noch deswegen grollt. Genauso wie die Eltern bis heute nicht wirklich verstehen, warum die Tochter nicht auf sie hören wollte, wo sie – aus ihrer Sicht doch so offensichtlich – ihren Platz im Leben bis heute nicht gefunden hat. Es ist eine Spiegelsituation.

„Ich will nicht, dass du so denkst."

„Und ich finde blöd, was du denkst. Meine Meinung ist die richtige, warum willst du das nicht endlich einsehen?"

Mit ziemlicher Sicherheit wird das zumindest einer der Gründe sein, warum Martina bei ihren Beschwerden so gar nicht weiterkommt. Auf der bewussten Ebene rebelliert sie gegen die Haltung der Eltern, auf der unbewussten trägt sie sie auch ein Stück weit in sich und sabotiert sich selbst.

Nun noch zur Beantwortung der Fragen, die ich dir vor dem möglichen Worst-Case geschildert habe. Aus meiner Sicht hat

Martina mehrere Konflikte: Zunächst einmal liebt sie es, ihre Probleme selbst in die Hand zu nehmen und zu lösen. Ihnen hilflos ausgeliefert zu sein, ist für sie unaushaltbar.

Dann will sie die Tabletten eigentlich nicht mehr nehmen, fürchtet sich aber auch davor, sie abzusetzen. Vor allem wegen ihrem Freund, den sie weder belasten noch verlieren möchte und für den sie bisher die erfolgreiche, strahlende Geliebte gespielt hat.

Ein weiterer Zwiespalt hat mit ihrem Beruf zu tun. Sie vertritt die Meinung, dass körperliche Beschwerden gelindert oder geheilt werden können, wenn man sich die seelischen Konflikte anschaut. Nachdem das bei ihr jedoch bisher erfolglos geblieben ist, beginnt ihr Weltbild zu wanken. Wenn sie, wie in meinem Worst-Case geschildert, den Glauben an die Sinnhaftigkeit ihres Berufs verliert, verliert sie auch die wichtigste Quelle, aus der sie Kraft, Anerkennung und Selbstwert schöpft.

Noch mehr fürchtet sie vielleicht insgeheim, sich eingestehen zu müssen, dass ihre Eltern Recht gehabt haben und sie sich mit ihrer Berufswahl vergriffen hat.

Doch wie könnte sich Martinas Geschichte zum Guten wenden? Obwohl die Ausgangssituation gar nicht allzu schlecht ist, finde ich diesen Fall durchaus ein wenig knifflig. Immerhin ist Martina ein Profi und hat schon sehr viel ausprobiert. Auch die volle Verantwortung für ihr Leben hat sie längst übernommen.

Wenn du möchtest, beschäftige dich mit folgenden Fragen:

- Wo siehst du noch Luft nach oben?

- Wo täte es ihr gut, andere Wege einzuschlagen als bisher?

- Was würdest du ihr raten, wenn sie vor dir stünde?

- In welcher Lebenssituation könntest du dir vorstellen, dass ihr die Lösung für ihre Probleme begegnet?

Es könnte dich inspirieren, dir noch einmal die Regeln Nr. 2, 3, 4 und 5 zu Gemüte zu führen, bevor du loslegst. Ich stelle dir hier nun meine Happy-End-Version vor, die abschließende Diskussion dazu beginnt ab Seite 235.

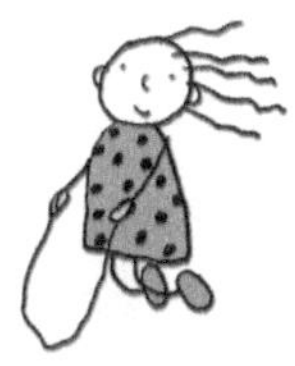

EIN HAPPY-END FÜR MARTINA

Ein kurzer Blick auf das Display ihres Handys zeigte ihr, dass sie noch vier Minuten hatte, bevor die letzte Patientin für heute kommen würde, und dass ihre Mutter angerufen hatte. Es war typisch, dass sie sich genau jetzt viel öfter meldete als sonst, nachdem Martina nach ihrer Rückkehr von ihrem letzten Besuch beschlossen hatte, sich noch mehr zurückzuziehen. Sie wollte keinen endgültigen Bruch, das würde sie vielleicht später einmal bereuen. Doch sie musste sich einfach eingestehen, dass jeder Kontakt mit ihren Eltern sie nur unnötige Kraft kostete. Heute war Donnerstag, sie war seit Sonntag Abend wieder zu Hause und fühlte sich immer noch geschwächt, fast so wie nach einem Schock. Sie hatte geglaubt, es wäre für alle Beteiligten das Beste, wenn sie zweimal im Jahr hinfuhr, diese Tage zu genießen versuchte und dazwischen etwa alle ein bis zwei Wochen ein Telefonat zu führen, bei dem man sich auf Oberflächlichkeiten beschränkte. Doch wenn sie ganz ehrlich war, hatte sie es in den Jahren, in denen sie das jetzt so handhabte, kein einziges Mal hinbekommen, bei ihren Besuchen auch nur bei einigermaßen guter Laune zu bleiben. Beim letzten Mal war noch nicht einmal etwas anders gewesen als sonst, doch irgendwie schien das Maß voll zu sein. Sie würde sich das künftig nicht mehr antun und musste nun nur noch einen Weg finden, das so durchzuziehen, ohne den Kontakt ganz abzubrechen und Streit vom Zaun zu brechen. Bei den nächsten ein, zwei Malen würde sie einfach ihre Arbeit als Ausrede nehmen, dann eine neue Bekanntschaft und danach könnte sie ja immer noch weitersehen. Ihr würde schon was einfallen. Auch zurückrufen würde sie diesmal nicht. *Schluss mit den faulen Kompromissen, jetzt geht es darum, endlich ganz gesund zu werden,* dachte Martina und dann läutete es.

Frau Jung kam immer auf die Minute pünktlich. Seit sechs Monaten kam sie schon zu ihr in Therapie und noch kein einziges Mal war sie zu früh oder zu spät erschienen. Martina schätzte solche Leute. Nichts war schlimmer als die, die eine halbe Stunde zu früh auftauchten. Frau Jung war Anfang dreißig, schlank und attraktiv. Sie hatte Betriebswirtschaft studiert, allerdings unmittelbar nach dem Studium geheiratet und ihr erstes Kind bekommen. Nach der Geburt ihres zweiten Kindes vor drei Jahren entzündete sich mehrmals hintereinander ihre Brust, so dass sie nicht mehr stillen konnte. Drei Monate später wurde bei ihr Brustkrebs diagnostiziert.

Mittlerweile hatte sie sämtliche Therapiemaßnahmen ganz gut überstanden und galt seit acht Monaten als geheilt. Weil ihr Mann aber beruflich sehr stark eingebunden war, war sie in den Monaten davor nahezu ununterbrochen auf die Hilfe ihrer Mutter angewiesen gewesen, die die Kinder versorgte, während Frau Jung die Operation, die Chemo und die Bestrahlungen über sich ergehen ließ oder von den Nebenwirkungen außer Gefecht gesetzt war. Das Problem dabei war, dass ihre Mutter einen völlig anderen Erziehungsstil pflegte. Frau Jung war eine moderne Mutter, die ihre Kinder als ebenbürtig ansah und deren Talente optimal fördern wollte. Der Schriftzug „Du bist wunderbar" zierte jede der beiden Kinderzimmertüren, auch wenn die beiden es noch gar nicht lesen konnten, das wusste Martina aus ihren Erzählungen. Für den älteren Sohn war bereits ein Jahr vor der Einschulung ein Platz in einer privaten Montessori Schule reserviert. Frau Jung wollte alles perfekt machen. Sie besuchte regelmäßig Erziehungsworkshops und las unzählige Bücher über das Thema. Laute Worte den Kindern gegenüber oder gar Degradierungen waren ein absolutes No-Go, und auch für das leibliche Wohl der Kleinen war natürlich stets bestens gesorgt. Alles biologisch hochwertig und selbstgekocht, versteht sich. Umso mehr litt sie darunter, dass sie ihrer Tochter vom Start weg nicht die Mutter hatte sein können, die sie sein wollte. Martina vermutete sogar, dass der Schock, die Kleine nicht stillen zu können, an der Entstehung des Brustkrebses beteiligt gewesen sein könnte.

Den ganzen Frust über ihre Krankheit und sämtliche damit verbundene Begleiterscheinungen projizierte Frau Jung auf ihre Mutter. Soweit Martina das beurteilen konnte, und nach einem halben Jahr Gesprächstherapie mit Frau Jung traute sie sich das durchaus zu, hatte sich die ältere Dame jedoch ganz hervorragend um ihre Enkelkinder gekümmert und eine sehr innige Beziehung zu ihnen aufgebaut. Nach wie vor fragten die beiden nahezu täglich nach der Oma und wollten sie besuchen. Frau Jung fand das überhaupt nicht toll, denn ihre Mutter diente ihr nicht erst seit ihrer Erkrankung als Feindbild. Nachdem sie selbst in ihrer Kindheit und Jugend sehr unter der Strenge ihrer Mutter gelitten und sich geschworen hatte, bei ihren Kindern alles anders zu machen, war es ein harter Schlag für sie, dass die beiden nun erst recht maßgeblich vom großmütterlichen Erziehungsstil geprägt wurden. Dass sie darunter so überhaupt nicht zu leiden schienen, machte es eher noch schlimmer als besser.

Möglich, dass Frau Jungs Mutter sich vor vielen Jahren ihrer Tochter gegenüber ganz anders verhalten hatte, doch das, was Martina bisher über ihren Umgang mit ihren Enkeln gehört hatte, erschien ihr absolut vertretbar, wenn auch vielleicht nicht ganz dem neumodernen Erziehungsstil entsprechend. Sie machte klare

Ansagen, wurde auch mal ein bisschen lauter und sagte schreckliche Dinge wie „Reiß dich mal zusammen!" oder „Gleich setzt es aber was!".

Einmal hatte ihre Tochter ihr den Vorschlag unterbreitet, den Enkeln doch auch einmal zu sagen, dass sie wunderbar wären. Über ihre Reaktion hatte Frau Jung sich dann eine volle Therapiesitzung lang aufgeregt. Die Mutter hatte gelacht und gesagt: „Wer, glaubst du, sagt ihnen das, wenn sie erstmal bei dir ausgezogen sind? Sie sollten sich besser nicht allzu sehr dran gewöhnen."

Gerade war Martina dabei, sich die neuesten Vergehen von Frau Jungs Mutter anzuhören, und hatte Mühe, mit ihrer Konzentration nicht abzuschweifen. Sie musste das Gespräch wieder in eine sinnvolle Richtung lenken.

„Was glauben Sie denn, warum Ihre Mutter damals so streng zu Ihnen war?" Martina wollte verhindern, dass Frau Jung sich wieder allzu sehr in Rage redete.

„Weil sie alles besser weiß als alle anderen, weil sie niemandem irgendetwas zutraut und weil sie alles kontrollieren muss. Bis heute muss alles so laufen, wie sie meint. Natürlich weiß sie besser, wie meine Kinder erzogen werden sollen."

„Kritisiert sie denn Ihren Erziehungsstil?"

„Naja, sie macht gelegentliche Andeutungen. Und wenn ich sie bitte, bestimmte Dinge auf eine bestimmte Art zu tun, hält sie sich absichtlich nicht daran."

„Könnte es sein, dass Sie auch ein Thema mit Kontrolle haben?"

Zum ersten Mal antwortete Frau Jung nicht wie aus der Pistole geschossen, sondern sie holte kurz Luft, hielt dann aber inne und schaute Martina so an, als würde sie ihr am liebsten ins Gesicht springen wollen. Doch dann wurde an ihrer Mimik und an ihrer Körperhaltung sichtbar, dass ihr Widerstand geringer wurde und sie nachzudenken begann.

„Möglich", sagte sie schließlich.

„Haben auch Sie sehr genaue Vorstellungen davon, wie man Kinder - speziell ihre eigenen - behandeln sollte?"

„Natürlich."

„Und warum haben Sie das?"

„Natürlich weil ich für meine Kinder das Beste möchte. Sie sollen sich nie so fühlen, wie ich mich gefühlt habe. Sie sollen glückliche Menschen werden und einen gesunden Selbstwert haben."

„Heißt das, Sie wissen besser als Ihre Mutter über Kindererziehung Bescheid?"

„Ich weiß, wie Kinder sich fühlen, wenn man sie anschreit und ständig kritisiert."

„Halten Sie es für ausgeschlossen, dass Ihre Mutter auch das Beste für Ihre Kinder will und dass sie früher auch das Beste für Sie wollte?"

„Nein, das nicht ..." Sie hielt inne und dachte nach, bevor sie fortfuhr: „Was weiß denn ich? Was wollen Sie mir eigentlich sagen?"

„Manchmal kommt es vor, dass Kinder gegen die Muster ihrer Eltern ankämpfen. Sie versuchen krampfhaft, das genaue Gegenteil von dem zu tun, was man ihnen vorgelebt hat. Jedoch nur auf einer oberflächlichen Ebene. Auf einer tieferen Ebene kann es sein, dass die Muster eins zu eins übernommen werden und man die ganze Zeit gegen sich selbst kämpft."

Martina hatte den Satz noch nicht ganz zu Ende gesprochen, als sie plötzlich spürte, dass ihr schwindlig wurde. Frau Jungs Gesicht verschwamm vor ihren Augen und sie hatte ein so starkes Bedürfnis, sich an der Armlehne ihres Sessels festzuhalten, dass sie den Stift, mit dem sie sich Notizen machte, einfach fallen ließ. Wäre sie in diesem Moment gestanden, wäre sie mit Sicherheit umgefallen. Was war nur los mit ihr? Am liebsten hätte sie sich für einen Moment entschuldigt und wäre zur Toilette gelaufen, doch sie befürchtete, gar nicht laufen zu können. Einen so starken Schwindel kannte sie nicht. Nun begann sie auch, leicht zu schwitzen, und sie konnte spüren, dass ihr Herz sehr schnell schlug. Sie musste die Sitzung beenden. Auch die Zeiger des kleinen Weckers im Regal sah sie nur verschwommen, doch sie glaubte erkennen zu können, dass das Gespräch noch zehn Minuten dauern sollte.

„Frau Jung, ich würde vorschlagen, dass wir heute ausnahmsweise ein wenig früher Schluss machen. Bitte lassen Sie das heutige Gespräch ganz bewusst auf sich wirken und wenn Sie Lust haben, überprüfen Sie einmal, ob Sie irgendwelche Gemeinsamkeiten zwischen sich und Ihrer Mutter entdecken können." Sie hoffte inständig, dass man ihrer Stimme nicht anmerken konnte, wie es ihr ging.

Frau Jung sprang sofort auf, um sich zu verabschieden. Offensichtlich war auch sie von dem Gespräch unangenehm berührt und froh über den frühzeitigen Abbruch. Es schien ihr nicht aufzufallen, dass Martina sich nicht wie sonst erhob, um ihr die Hand zu reichen. Sie verließ das Zimmer in einer Haltung, die darauf schließen ließ, dass sie verärgert war, doch Martina hatte ganz andere Sorgen. Ungeduldig wartete sie, bis sie die Praxistür ins Schloss fallen hörte. Dann stand sie ganz vorsichtig auf. Sofort wurde der Schwindel unerträglich und sie spürte, dass sie sich übergeben musste.

Zwanzig Minuten später saß sie an die Wand gelehnt auf dem Boden ihrer Praxistoilette. Nachdem sie sich sehr ausgiebig entleert hatte, ließ der Schwindel endlich nach und sie konnte wieder einigermaßen klar denken. Nachdem sie sich gefühlte hundert Mal in Gedanken gefragt hatte, wie ihr von einer Minute auf die andere so unglaublich schlecht werden konnte, bekam sie nun ganz langsam eine Idee davon: Sie hatte auf das reagiert, was sie zu Frau Jung gesagt hatte. Es traf auf sie selbst genauso zu. Sie kämpfte nicht nur gegen ihre Mutter, sondern vor allem gegen sich selbst und ihre eigenen Gewohnheiten. Was auch immer sie in der Vergangenheit getan hatte, egal ob sie versucht hatte, ihrer Mutter zu vergeben oder sich zu distanzieren, es war ihr nie bewusst geworden, dass das meiste von dem, was sie so verurteilte, eben nicht nur in der Mutter war, dort fiel es ihr nur auf. Es war in IHR.

Unglaublich, dass es ihr als das Logischste auf der ganzen Welt erschienen war, dass Frau Jung sich lieber für ihre eigenen Gewohnheiten interessieren sollte, als noch länger ihre Mutter als Feindbild zu betrachten, während sie selbst schon so viele Jahre vergeblich nach der Lösung für ihre Probleme suchte. Nachdem sie nach jahrelanger Therapie verstanden hatte, dass es keinen Sinn machte, zu hoffen, dass ihre Eltern sich ändern würden, hatte sie ihre ganze Energie darauf gerichtet, ihnen verzeihen zu wollen oder aus dem Weg zu gehen. Warum nur hatte sie nicht gesehen, dass das fast das Gleiche in Grün war? Beide Herangehensweisen resultierten aus der Überlegung, dass der andere das Problem war.

Kein Wunder, dass sie gerade seit ihrem letzten Besuch zu Hause das Gefühl nicht mehr los wurde, dass ihre Haltung mit der Ausübung ihres Berufes schwer vereinbar war. Sie hatte nur in die falsche Richtung gedacht, als sie glaubte, es wäre womöglich gar nicht richtig, dass eine Veränderung der geistigen Haltung eine Verbesserung des Gesundheitszustandes bewirken könnte. Vielmehr war es unvereinbar, die Menschen jeden Tag aufs Neue zu einer eigenverantwortlichen Herangehensweise einzuladen, während sie sich selbst immer noch als Opfer sah.

Martina war gleichermaßen fasziniert wie erschüttert von all diesen Erkenntnissen. Nur ganz kurz blitzte der Gedanke in ihr auf, ob sie nicht lieber aufstehen und an einem weniger unkonventionellen Ort über all diese Dinge nachdenken sollte, doch sie schob ihn sogleich beiseite. Viel zu groß war die Gefahr, dass die Verbindung zu diesem Informationsfeld abreißen würde, wenn sie sich erhob. Ihr Gehirn arbeitete auf Hochtouren und sie wollte es keinesfalls unterbrechen. Also, sie selbst musste das tun, was sie Frau Jung geraten hatte: all die Gemeinsamkeiten zwischen ihr und ihrer Mutter herausfinden. Gut, da war einmal die Kontrolle, die ihr bei ihrer Patientin sofort aufgefallen war. Der extreme Ordnungswahn, der sie bei ihrer Mutter so störte, war genauso ein verzweifelter Versuch, alles zu kontrollieren, wie ihr eigener Perfektionismus in anderen Bereichen und ihr Ehrgeiz. Und dann natürlich die Besserwisserei. Wie konnte sie jemandem vorwerfen, ihre Herangehensweise nicht zu verstehen, wo sie doch selbst auch nie versucht hatte, Verständnis für die andere Seite aufzubringen? Sie war sich so sicher gewesen, dass sie selbst es richtig machte und die Eltern falsch. Nichts, aber auch gar nichts kapierten sie, während Martina natürlich genau wusste, wie der Hase läuft.

Sie schämte sich für ihre Blindheit und gleichzeitig spürte sie, dass das noch längst nicht alles war, da gab es noch etwas viel Wichtigeres. Was waren noch gleich die anderen Dinge, die sie ihren Eltern immer vorgeworfen hatte? Es dauerte keine Sekunde, bis die Antwort in ihr Bewusstsein drang: die fehlende Lebendigkeit, die mangelnde Leidenschaft, die absolute Abwesenheit von gelebter Liebe. Wie hatte sie sie gehasst dafür, dass sie lebten wie Roboter, nicht laut lachten, sich nicht küssten, nicht anschrien. Und was machte Martina selbst? Im Außen scheinbar das Gegenteil. Ja, sie lachte laut, sie küsste und hatte wilden Sex, machte die Dinge, die ihr Freude bereiteten. Mit dem Streiten war auch sie sehr vorsichtig, doch viel gravierender war, dass ihr gerade klar wurde, warum sie sich einen Partner gesucht hatte, der gar nicht verfügbar war. Es steckte viel mehr dahinter als nur die Rebellion gegen die übliche Kleinfamilie. Sie wollte sich selbst davor bewahren, zu tiefe Gefühle zu entwickeln, sich selbst zu verlieren, sich und anderen vielleicht irgendwann einmal eingestehen zu müssen, dass sie gefühlsmäßig von jemandem abhängig war.

Da war es also wieder, das Kontrollthema. Ihr ganzes Leben bestand nur daraus, zu kontrollieren und nebenbei vorzugeben, ach so lebendig zu sein.

Eigentlich könnte mir gleich wieder schlecht werden, dachte sie. Doch das war eine Richtung, in der sie jetzt nicht weiterdenken wollte, sonst würde sie sich sinnlose Selbstvorwürfe machen.

„Stop", sagte sie laut und stand auf. Sie stellte sich vor den Spiegel und schaute sich selbst tief in die Augen. „Wow, was für ein Reinigungsprozess! Das hast du großartig gemacht."

Ab jetzt würde vieles anders werden, das spürte sie. Sie war unglaublich dankbar für all diese Erkenntnisse, auch wenn es vielleicht nicht ganz leicht werden würde, sie in die Praxis umzusetzen. Sie würde das schon schaffen, Hauptsache, sie wusste endlich, wo sie ansetzen konnte. Jetzt konnte sie auch wieder fühlen, wozu sie in den letzten Wochen den Kontakt ein wenig verloren hatte, nämlich warum sie ihren Beruf so sehr liebte. Es gab nichts Schöneres, als zu begreifen, warum man in eine bestimmte Lage gekommen ist, und zu erkennen, dass alles einen Sinn hat. Das war es, was sie an andere weitergeben wollte, und anschließend durfte sie die Menschen dabei begleiten, ihre Lage aktiv zu verändern.

Doch jetzt durfte sie ihren Patienten zunächst einmal auf diesem Weg vorausgehen. Diesmal würde es gelingen. Und als Zeichen dafür, dass jetzt eine neue Zeit angebrochen war, nahm sie ihr Mobiltelefon zur Hand, suchte die Handynummer ihrer Mutter und tippte eine Kurznachricht ein:

„Ich bin stolz und dankbar, dass ihr meine Eltern seid. In Liebe, eure Tochter!"

Es dauerte nur etwa dreißig Sekunden, bis eine Antwort kam:

„Wir lieben dich auch. Küsschen, deine Mama."

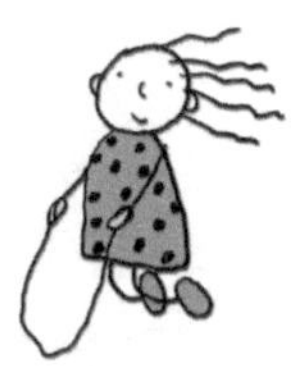

Achtung, Stolpersteine!

Wie groß ist die Herausforderung für dich, dir vorzustellen, dass sich Martinas Gefühle ihren Eltern gegenüber so schnell geändert haben, dass sie den Impuls hat, dieses SMS zu schreiben? Gerade noch waren die beiden, insbesondere die Mutter, eine Art rotes Tuch für sie, ein wandelndes Negativbeispiel dafür, wie sie ihr Leben niemals leben wollte, und plötzlich soll da auf einmal große Liebe sein?

Nein, ganz so ist es nicht. Selbstverständlich war die Liebe immer da. Sie war nur verdeckt von Verletzungen und Enttäuschungen und wurde wieder spürbar, als Martina bewusst wurde, dass das Verhalten ihrer Eltern auch gute Seiten hatte. Viele von uns sind ja der Meinung, dass die Eltern vieles falsch gemacht haben. Manche reagieren mit lebenslangem Groll, einigen gelingt es, sich in die andere Seite hineinzuversetzen und zu erkennen, dass jeder immer sein Bestes gibt. Meist hat das zur Folge, dass ein Verzeihen erfolgt, und man hört dann in diesem Zusammenhang oft den Satz: „Sie haben es nicht besser gewusst."

Nur ganz wenige gehen auch den letzten Schritt, den Martina im Happy-End jetzt vollzogen hat. Nämlich den, zu verstehen, dass gar nichts falsch gelaufen ist und man demnach eigentlich auch nichts verzeihen muss.

Hätten sich Martinas Eltern ihr gegenüber anders gezeigt, hätte sie nicht begreifen können, dass sie selbst in einer Art Kontrollzwang gefangen und ihr Herz verschlossen war. Nun könnte man natürlich argumentieren, dass dieser Zustand aus der Behandlung der Eltern resultiert, doch das muss nicht der Fall sein. Wenn man davon ausgeht, dass wir als Seelen mehrere Leben in verschiedenen Körpern erleben, kann es sein, dass wir schon bestimmte Herausforderungen hierher mitbringen und ein Umfeld brauchen, das uns hilft, das Lebensthema zu erkennen und aufzulösen. Wie es sich tatsächlich verhält, wird wohl niemand je beweisen können. Ich finde, egal welche Gesetzmäßigkeiten des Lebens auch immer dahinterstehen mögen, es lohnt sich die Überprüfung, welche Denkweise sich besser anfühlt, und eine klare Entscheidung zu treffen. Ich möchte lieber davon ausgehen, dass jeder Mensch im Kern gut ist und es das Leben gut mit mir meint, als andere zu verurteilen und mir selbst mit Groll die Freude am Leben zu nehmen.

Wer wie Martina beschließt, aktiv Schritte zu setzen, um dem Groll zu entfliehen, wird deswegen nicht gleich für immer mit der tiefen Liebe verbunden sein. Manchmal wird sie aufblitzen und dann wieder verschwinden. Im Laufe der Zeit wird sie dann immer öfter und immer länger verweilen, vor allem dann, wenn man auch entsprechend handelt. Es gibt nämlich nicht nur die Möglichkeit, zum Beispiel ein solches SMS dann zu schreiben, wenn das Herz gerade weit geöffnet ist. Gut möglich ist auch, dass Martina als echter Profi in Bezug auf die geistig-seelische Ebene die Nachricht geschrieben hat, um es sich zu erleichtern, ihr Herz zu öffnen. Ein Gefühl stellt sich nämlich umso schneller ein, wenn man so agiert, als wäre es bereits da. Jedenfalls sei daran erinnert, dass man sich nicht nur dann liebevoll verhalten kann, wenn man gerade in liebevoller Stimmung ist.

Auch wenn der Ausgang dieser Geschichte in großen Teilen von mir selbst erdacht ist, habe ich es schon ganz oft erleben dürfen, dass sich das Verhalten des Gegenübers sehr schnell, sehr gravierend ändern kann, wenn man die eigenen Muster durchbricht, anstatt es vom anderen zu erwarten. Oft scheint es geradezu so, als wäre der andere froh, seine starre Haltung endlich aufgeben zu können. Insofern empfinde ich die schnelle und herzoffene Antwort von Martinas Mutter keineswegs als unrealistisch. Ebenso schnell reagiert das Leben in der Regel, wenn man den Entschluss fasst, einer bestimmten Thematik ab jetzt verstärkte Aufmerksamkeit zu widmen. Es ist absolut typisch, dass kaum nachdem Martina beschlossen hat, sich noch einmal mit ihrer Neurodermitis auseinanderzusetzen und herausfinden zu wollen, warum sie noch keine Besserung erfahren hat, Dinge ereignen, die ihr Antworten auf ihre Fragen liefern. Eine konkrete Formulierung dessen, was man erreichen möchte, wirkt immer Wunder.

Wir haben bereits angesprochen, was ein Konflikt ist. Doch wenn zwei Werte oder Ziele einander entgegenstehen und man auf der bewussten Ebene mit sich selbst ringt, ist das – ebenso wie ein körperliches Symptom oder jedes andere Problem, das im Leben auftaucht – nur ein Hinweis für einen unbewussten Prozess, der gesehen werden will. Ich bin nach alldem, was ich selbst erlebt habe, und nach tausenden Geschichten, die ich in den letzten fünfzehn Jahren von meinen Klienten gehört habe, tief davon überzeugt, dass alles, was uns begegnet, sinnvoll ist. Bei Martina diente der ständige Ärger über ihre Eltern und die erfolglosen Versuche, ihrer Neurodermitis beizukommen, dazu, sich ihres tiefen Kontrollbedürfnisses bewusst zu werden, mit dem sie sich selbst von der Lebendigkeit abschnitt, die sie – genau aus diesem Grund – bei ihren Eltern so verzweifelt vermisste.

Vielleicht hast du dich gewundert, warum ich dir vor dem Happy-End ans Herz gelegt habe, dir die Regeln Nr. 2 bis 5 noch einmal anzuschauen. In den Regeln Nr. 2 – 4 geht es um die Polarität, darum, dass alles paradox ist, also auch halb richtig und halb falsch. In Martinas Fallbeispiel schlägt die Polarität ununterbrochen zu.

Zum Beispiel wird sie von genau dem verfolgt, was sie am meisten ablehnt. Sie trägt es sogar in sich, ohne es zu merken. Sie bewegt sich in eine Richtung und die andere holt sie ein. So erfolgt ganz automatisch ein Ausgleich, eine Wiederherstellung der Balance. Sich nur in eine Richtung auszurichten, geht einfach nicht, es widerspricht dem Leben. Wer einen Ball weit werfen will, muss sich weit zurücklehnen, wer einen hohen Turm baut, beginnt damit, ein Loch zu graben, wer etwas haben will, muss zuerst etwas hergeben. Demzufolge muss jeder von uns sich zuerst mit der Herangehensweise der Eltern aussöhnen, bevor er erfolgreich einen ganz anderen Weg einschlagen kann. Wer körperliche Symptome loswerden will, muss sie zuerst annehmen. Es lohnt sich, sich immer an diese Gesetzmäßigkeit zu erinnern, spätestens dann, wenn es Probleme gibt. Wenn du an einer Stelle hängst, definiere noch einmal ganz genau, was du erreichen willst, und überprüfe, ob du auch die Gegenseite in dein Vorhaben integriert hast.

Ebenfalls mit Polarität und Balance hat es zu tun, dass es oft um uns selbst geht, wenn wir meinen, es ginge eigentlich um andere, und natürlich auch umgekehrt. Es ist ganz klassisch, dass Martina ausgerechnet dann ihre wertvollen Erkenntnisse erlangt, wenn sie gerade überhaupt nicht damit befasst ist, sogar jemand anderem bei seiner Problematik beistehen will. Manchmal hält man etwas für phänomenal wichtig und es stellt sich als Nebensächlichkeit heraus, und manchmal ist es genau andersrum. Je sicherer wir uns sind, umso häufiger irren wir uns. Das Leben lädt uns ein, offen zu bleiben und unsere eigenen Meinungen und Interpretationen immer wieder zu hinterfragen.

Regel Nr. 5 besagt schon wieder ganz polar, dass man auch im übertragenen Sinn einen Schritt zurückgehen muss, wenn man nach vorne ausschreiten will. Wenn ein Heilungsprozess seinen Anfang nimmt, wird das in der Regel dadurch spürbar, dass es erstmal schlimmer wird. In ganz vielen Fällen ist eine deutliche Entwicklung zum Negativen überhaupt erst der notwendige Auslöser, um bestimmte Maßnahmen zu ergreifen und endlich eine echte Verbesserung anzustreben. Ganz typisch ist auch, dass – wie bei Martina – wichtige Erkenntnisprozesse von äußerst unangenehmen körperlichen Empfindungen begleitet sind. An dieser Stelle wird ein weiteres Mal deutlich, wie widersinnig es ist, sich gegen Schmerz und andere Unannehmlichkeiten zu wehren. Ich halte die Regel Nr. 5 für phänomenal wichtig, da ich immer wieder beobachte, wie meine Klienten sofort wieder damit aufhören, bestimmte Schritte zu setzen, wenn ihre Beschwerden zunächst einmal schlimmer werden. Stattdessen ist das als absolut gutes Zeichen zu werten und man sollte unbedingt weitermachen.

Erinnerst du dich, dass in der Fallbeschreibung von Martina erwähnt wurde, dass sie immer wieder Schübe bekam, wenn sie ihre Ernährung umstellte? Dass sie an diesen strategisch so wichtigen Punkten wieder umgekehrt ist, ist einer der Gründe, warum sie in ihrem Heilungsprozess nicht vorankam. Mittlerweile hast du auch noch etliche andere Gründe kennengelernt. Dir zeigt das: Es liegt niemals nur an einer einzigen Sache, warum etwas klappt oder nicht klappt. Es gibt viele Wege zum Ziel, jedoch auch eine Formel, die man durchaus verallgemeinern kann:

Erfolg ist das Produkt aus dem Engagement mal der Zeitdauer, mit der bestimmte Maßnahmen gesetzt werden. Engagierst du dich ganz enorm, kannst du schon innerhalb relativ kurzer Zeit vieles erreichen, setzt du dagegen kleine Schritte, brauchst du zwar länger, du kommst aber garantiert auch an. Die weitaus meisten Erfolge werden mit der zweiten Herangehensweise erzielt, da viele zwar sehr engagiert starten, sich dann aber schnell verausgaben und nicht so lange durchhalten, wie es erforderlich wäre. Auch wenn hohes Engagement die Einsatzdauer minimiert, so gibt es doch eine gesunde Relation zwischen der Zeitspanne seit Beginn der Problematik und der, die es braucht, um sie zu beseitigen.

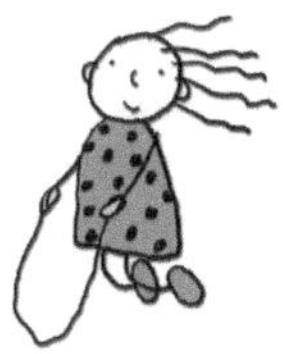

ZUSÄTZLICHE SPIELAUFGABEN:

- Erinnerst auch du dich an Gedankenblitze, die dazu geführt haben, dass du bestimmte Dinge plötzlich mit völlig anderen Augen gesehen hast?

- Gibt es einen Bereich in deinem Leben, in dem du – egal was du probierst – einfach dein Ziel nicht erreichst?

- Glaubst du, dass du diesbezüglich die volle Unterstützung deiner Ahnenreihe hast? Wenn ja, stell sie dir alle hinter dir vor, wie sie dich stützen. Wenn nein, höre dir ihre Einwände an und überlege dir Argumente, wie du sie an Bord holen kannst.

- Welche kleineren und größeren Konflikte hast du aktuell in deinem Leben?

- Welche Werte, Überzeugungen oder Ziele stecken hinter dem Konflikt?

- Welcher größere unbewusste Konflikt könnte dahinterstecken?
  Wenn du keine Idee hast, schreib dir die Frage auf und lass sie auf dich wirken.

- Beobachte einmal wachsam, wie oft in deinem Leben die Polarität zum Tragen kommt. Wo und wann erfolgt wie von selbst ein automatischer Ausgleich zwischen zwei Extremen? Wo stagnierst du zum Beispiel, weil du zu stark vorwärts drängst, wo musst du loslassen, wenn du halten willst, wo findest du, wenn du gar nicht suchst, und wo bekommst du, wenn du genug hast? Fallen dir noch weitere Beispiele für Polarität im Alltag ein?

- Überblicke einmal deine Vergangenheit. Bist du schon einmal an der Polarität gescheitert, weil du sie nicht verstanden hast? Wenn ja, was würdest du heute anders machen?

Der Fall
Katharina

„Soll ich einen Krankenwagen rufen?"

„Nein, mir fehlt nichts. Aber ich stehe nicht auf."

„Kann ich sonst irgendetwas für Sie tun?"

„Nein."

„Es tut mir so leid, ich habe Sie nicht gesehen."

„Mir fehlt nichts, ich stehe nur nicht auf."

Ganz offensichtlich hatte Katharina einen schweren Schock. Sie saß mit angewinkelten Beinen auf der Straße, die Arme hatte sie um ihre Knie geschlungen und der Kopf lag mit Blick nach unten auf den Armen. Ihr linker Turnschuh war ebenso zerrissen wie die schwarze Sporthose, auf der in dezentem Grau die Reifenabdruckspuren des Traktors zu sehen waren. Katharinas Fahrrad lag - deutlich deformiert - ein Stück bergab am Straßenrand und hatte sich mit dem Lenker im Maschendrahtzaun verkeilt, der ein abschüssiges Wildgehege von der schmalen Bergstraße trennte. Der Traktor stand mit offener Fahrertür mitten auf der Straße. Wo hätte er auch sonst stehen sollen, es war alles so eng hier. Auch die andere Straßenseite bot keinerlei Platz zum Ausweichen, die dicht bewaldete Böschung begann unmittelbar neben dem Asphalt, einige Brombeerranken ragten sogar in die Fahrbahn.

Katharina war mit dem Mountainbike am äußersten rechten Straßenrand bergauf gefahren. Mindestens zweimal die Woche fuhr sie diese Strecke. Der Helm hing wie immer am Lenker, denn bei dieser Hitze setzte sie ihn immer erst beim Bergabfahren auf. Bergauf war es ja nicht gefährlich. Doch Gott sei Dank war ihrem Kopf nichts passiert. Es war überhaupt nichts passiert, aber aufstehen wollte sie noch nicht. Sie musste das erst verarbeiten. Sie konnte sich noch erinnern, dass sie aufgrund der Anstrengung erst kurz vor der Kurve gehört hatte, dass da ein Traktor von oben kommen musste. Sie fuhr weiter, denn ein Ausweichen war wegen des Maschendrahtzauns ohnehin nicht möglich. Als sie ihn sah, war er schon direkt vor ihr, und da war nur der Gedanke: *Das geht sich nicht aus.*

An den Aufprall konnte sie sich nicht erinnern und sie hatte auch keine Ahnung, wo sie gelandet war, da war doch gar kein Platz. Sie musste sofort wieder aufgestanden sein, ihre Erinnerung setze wieder ein, als sie stehend ihr Rad am Boden liegen sah und das dringende Bedürfnis verspürte, sich hinzusetzen. Sie spürte keinen Schmerz und wenn sie verletzt wäre, hätte sie sicher nicht aufstehen können.

Das war schon mal gut. Und trotzdem konnte das alles überhaupt nicht wahr sein.

Zwei Stunden später lag Katharina zu Hause auf der Couch und versuchte ihre Gedanken zu ordnen. Immer noch kam sie sich vor wie in einem Wattebausch. Zwar schien alles an ihr einigermaßen zu funktionieren, doch ihre Gefühle waren wie ausgeschaltet. Sie war verwundert, dass sie sich weder ärgerte, noch Sorgen machte. Immer noch hatte sie niemanden angerufen. Die Kinder hatten Ferien und waren beide mit Freunden unterwegs, ihr Mann war in der Arbeit. Später würde er ihr Rad holen müssen, aber egal, das war vermutlich ohnehin im Eimer. Nachdem sie sich mehrmals gegen einen Krankenwagen ausgesprochen hatte, hatte sie der Landwirt mit seinem Traktor den Berg herunter gebracht und vor der Tür des Arztes im Dorf abgesetzt. Die Fahrt war zwar nicht gerade komfortabel, doch Katharina tat nichts weh und es hätte ohnehin keine andere Möglichkeit gegeben. Sie hatte eingesehen, dass es keine gute Lösung war, noch länger auf der Straße zu sitzen. Der junge Mann stand mindestens genauso unter Schock wie sie, nur dass sich das bei ihm so auswirkte, dass er ununterbrochen vor sich hinplapperte und sie wirklich jede Minute fragte, ob es ihr noch immer gut ginge. Dazwischen entschuldigte er sich immer wieder, doch Katharina war nicht böse auf ihn, sie wollte einfach nur, dass er die Klappe hielt. Sie war erleichtert, als sie ihn endlich los war. Zunächst war ihr nicht ganz klar, warum die Sprechstundenhilfe sie bei ihrem Anblick an all den Wartenden vorbei sofort in das zweite Behandlungszimmer lotste. Intuitiv griff sie sich mit beiden Händen an den Kopf. War sie doch verletzt, war da irgendwo Blut? Doch an ihren Händen klebte nur Staub und ein Blick auf ihre zerrissene Kleidung lieferte ihr die Erklärung, die sie suchte. Vermutlich war ihre Gesichtsfarbe auch nicht die frischeste.

Der Arzt untersuchte sie gründlich, nachdem sie ihm erzählt hatte, was sie wusste, und er erklärte ihr, dass sie riesen Glück gehabt hätte, trotzdem aber wahrscheinlich in ein paar Stunden nicht mehr richtig laufen können würde, weil sie an ihrer gesamten linken Körperhälfte schwere Prellungen davongetragen hatte. Immer wieder blickte sie auf ihren Arm, der sich zunehmend blau verfärbte, und immer wieder winkelte sie ihn ab und streckte ihn aus. Es hatte schon wieder ihren schlimmen Arm getroffen. Vor drei Jahren hatte sie sich ihn gebrochen, direkt im Ellbogengelenk. Sie musste operiert werden, doch leider gab es da ein Knochenteil, das trotz der Operation nicht wieder anwachsen wollte. In einer weiteren Operation wurde es entfernt, weil es die Beweglichkeit störte. Doch als sie ihren

Arm Monate später immer noch nicht ausstrecken konnte, wurde nach unzähligen Untersuchungen schließlich noch ein freiliegendes Knochenstück gefunden, das ebenfalls entfernt wurde. Sie war so froh gewesen, dass sie nach all den Schmerzen, dem immer wieder Hoffen und Bangen, ob es diesmal geklappt hat, den ganzen Enttäuschungen und dem permanentem konsequenten Training in den letzten Monaten nur noch leichte Einschränkungen in Kauf nehmen musste. Auch der Unfall vor drei Jahren war beim Sport passiert, als sie sich auf ein paar freie Tage gefreut hatte, die sie dann im Krankenhaus verbracht hatte. Zugegeben, sie übertrieb es vielleicht ein bisschen mit dem Sport. Als ehemalige Leistungssportlerin brauchte sie nicht nur die Bewegung, sondern auch die Herausforderung. Umso mehr, weil ihr Alltag wirklich stressig war. Die Kinder, das Haus und der Vollzeitjob forderten sie extrem und da musste die eine Stunde am Tag für sie selbst einfach sein. Doch die Unfälle und Operationen, die sie schon zu verzeichnen hatte, konnte sie schon gar nicht mehr alle aufzählen. Komischerweise hatte sich daran auch gar nichts geändert, seit sie vor mittlerweile zwanzig Jahren mit dem Geräteturnen und den Wettkämpfen aufgehört hatte und nur noch rein zum Vergnügen diverse Sportarten im Freien betrieb. Es ließ sich nicht mehr beschönigen, immer wieder hatte sie Unfälle und immer wieder hatte sie richtig großes Pech dabei. Sie war die, die sich bei einem Sturz nach einem Flüchtigkeitsfehler nicht nur einen Trümmerbruch zuzog, der operiert werden musste, sondern bei ihr wurde nach der Operation auch noch der Gips viel zu eng angebracht, das falsche Medikament verabreicht oder es wuchs eben einfach nicht alles zusammen. Insofern war es ja schon fast außergewöhnlich, dass sie diesmal mit einem Traktor kollidiert und trotzdem nicht schwer verletzt war. Aber konnte man wirklich von Glück sprechen? Oder war es eher Pech, dass sie – selbst völlig unschuldig – mit dem wahrscheinlich einzigen Fahrzeug in einer Kurve zusammengetroffen war, das in den letzten zwei Tagen diese Bergstraße befahren hatte?

Wie ein Glückspilz fühlte sie sich im Moment jedenfalls nicht gerade. Sie war sich nicht sicher, doch es kam ihr so vor, als wäre der Schock diesmal so stark wie noch nie. Sie fühlte sich völlig kraftlos und verzweifelt, während sie doch sonst immer alle anderen beruhigt und sogar noch Späßchen gemacht hatte. Sie war stets bei allen Ärzten und Schwestern beliebt, weil sie sich so gut als möglich selbst versorgte und nie jammerte, sondern – ganz im Gegenteil – sogar noch gute Laune auf der Station verbreitete. Vom Krankenhaus aus unterstützte und koordinierte sie die familiären Abläufe und hielt – mit dem Laptop im

Bett - sogar mit ihrer Firma Kontakt. Diesmal kannte sie sich selbst nicht wieder. Sie hatte das Gefühl, dass nichts mehr wie vorher war. Sie war nicht mehr die Gleiche. Hatte sie der Traktor zu schwer beeindruckt, wurde sie alt oder war es jetzt einfach das eine Mal zu viel?

Sie dachte an ihre Freundin Marion, die immer irgendwelche esoterischen Bücher las und fest davon überzeugt war, dass alles, was passierte, eine Bedeutung und eine Botschaft hatte. „Es gibt keine Zufälle", sagte sie immer. Katharina hatte sie bisher ein wenig belächelt. Ein Unfall passierte, weil man einen Moment unachtsam gewesen war, eine größere Bedeutung dahinter zu vermuten, war ihr immer lächerlich erschienen. Doch was, wenn nicht Marion blauäugig war, sondern sie, wenn sie nach dem zigsten Unfall immer noch an Zufall glaubte? Und wenn Marions Theorie stimmte, was war dann ihre Botschaft? Dass sie es mit dem Sport übertrieb? Aber was ergäbe das für einen Sinn, sie liebte den Sport doch so sehr? Das Nachdenken fiel ihr schwer, vielleicht sollte sie Marion morgen einfach mal anrufen.

Sie hörte den Schlüssel in der Haustür und gleich danach Johannes Stimme: „Hallo, ich bin es!" Offensichtlich war er bester Laune. Beide mussten sie nur noch zwei Tage arbeiten und danach wartete eine Woche Urlaub auf sie.

Nur wenige Sekunden später steckte er den Kopf zur Wohnzimmertür herein. Sein Lächeln löste sich umgehend in Luft auf, als er sie mit leerem Blick liegen sah.

„Sag jetzt nicht, dir ist schon wieder was passiert!"

„Ich bin von einem Traktor angefahren worden." Während sie es sagte, hob sie ganz leicht den linken Arm und den linken Fuß, so dass er die blauen Verfärbungen und die zerrissene Hose wahrnehmen musste.

Das war der Moment, wo sie normalerweise einen Witz riss, um der Situation die Schwere zu nehmen und ihren Liebsten zu signalisieren, dass sie sich keine Sorgen machen mussten. Doch heute fand sie nicht die Kraft dazu. Man konnte Johannes ansehen, dass er nicht wusste, wie er reagieren sollte.

Hilflos ließ er sich neben sie auf die Couch fallen und griff nach ihrer rechten Hand.

Katharina vermied es, ihn anzusehen. Während sie den Kopf nach links drehte, spürte sie eine einzelne Träne aus ihrem rechten Augenwinkel rollen.

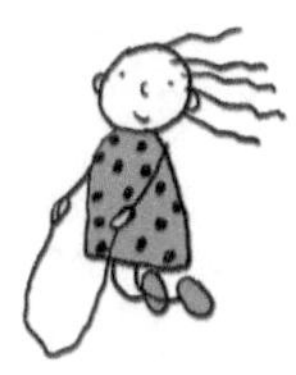

Katharinas Beispiel steht stellvertretend für die Wiederholungsschleifen, in denen viele Menschen gefangen sind. Der eine glaubt immer wieder, seine Symptome endlich hinter sich gelassen zu haben, bevor sie – genau in den unpassendsten Momenten – ein weiteres Mal zu ihm zurückkehren, der andere findet sich in exakt den gleichen Beziehungsmustern wieder, egal wie oft er sich auch trennt. Auch Menschen, die wie Katharina häufig Unfälle haben, kenne ich eine ganze Menge. In weniger gravierender Form hat wohl fast jeder irgendeine typische Situation, die ihm immer wieder begegnet. Sei es, dass man gerade die wichtigsten Dinge mit Vorliebe vergisst, einen der Chef bei großen familiären Events garantiert um Überstunden bittet, man nie zurückbekommt, was man verleiht, oder man jedes Mal im Urlaub krank wird. Während manche sich einfach ihrem Schicksal ergeben und schon von vorneherein auf den nächsten Zwischenfall warten, der dann natürlich zur selbsterfüllenden Prophezeiung wird, versuchen andere alles, um eine weitere Wiederholung zu vermeiden. Wieder anderen gelingt es tatsächlich, das Ganze so weit zu verdrängen, dass sie bei jeder Wiederholung überrascht feststellen, dass sie Derartiges von irgendwoher kennen. Und keine dieser Strategien scheint die Dinge in andere Bahnen lenken zu können. Immer wieder grüßt das Murmeltier und man steht völlig machtlos daneben. Kann es dennoch gelingen, den Kreislauf irgendwie zu durchbrechen? Und wenn nicht, wohin kann das führen? Ist davon auszugehen, dass es im Laufe der Zeit immer schlimmer werden wird?

Wie immer beschäftigen wir uns zunächst mit der wenig optimistischen Variante. Um ein Worst-Case-Szenario für Katharina zu zeichnen, bitte ich dich, dich ganz in sie hineinzuversetzen. Was hat der jüngste Vorfall wohl in ihr ausgelöst? Was für Emotionen stehen vermutlich jetzt bei ihr im Vordergrund und was befürchtet sie?

Hier ist mein Vorschlag für einen schlechten Ausgang der Geschichte, ab Seite 259 diskutieren wir darüber.

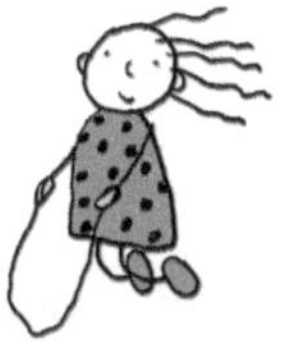

Worst-Case-Szenario Katharina

„Du könntest mich zum Einkaufen begleiten und wir gehen danach noch ein Eis essen."

Johannes' Vorschlag war lieb gemeint, aber nur allzu leicht zu durchschauen. Er ließ sich jeden Tag etwas Neues einfallen, um Katharina aus dem Haus zu locken. Doch sie war noch nicht bereit dazu. Verstand er denn nicht, dass es nur noch länger dauern würde, wenn er sie so unter Druck setzte? Es war ja nicht so, dass sie es nicht probiert hätte. Nach dem Unfall vor vier Monaten hatte sie sofort, nachdem die schlimmsten Schmerzen wieder abgeklungen waren, versucht, das normale Leben wieder aufzunehmen. Doch es hatte kein gutes Ende genommen. Sie war wie immer in ihr Auto gestiegen, um ein paar Besorgungen zu machen, und hatte schnell gemerkt, dass sie nicht damit klarkam, wenn ihr Fahrzeuge entgegen kamen. Auch wenn die Straße mehr als breit genug war für beide, verfiel sie in eine Art Schockstarre. In ihrem Kopf begannen Filme abzulaufen, in denen der andere Fahrer plötzlich grundlos nach links ausschwenkte und mit ihrem Auto kollidierte. Diese erste Fahrt hatte sie weinend und mit schrecklichem Herzklopfen irgendwie hinter sich gebracht. Vor dem Supermarkt rief sie dann jedoch Johannes in der Arbeit an, der sie gemeinsam mit einem Kollegen abholen kam und nach Hause brachte. Danach hatte sie sich noch ein einziges Mal ans Steuer gesetzt, allerdings in Begleitung von Johannes. Er redete ihr beständig gut zu, sagte ihr, dass alles überhaupt kein Problem sei und sie ja jederzeit einfach stehen bleiben konnten. Bei jedem Auto, das ihnen auf der Dorfstraße entgegen kam, erinnerte er sie daran, ihren Blick auf den rechten Fahrbahnrand zu lenken, und so kamen sie tatsächlich zwei Kilometer weit. Als sie dann aber, kurz nachdem sie auf die Bundesstraße eingebogen war, beim ersten entgegenkommenden LKW einfach in der Mitte der Fahrbahn eine Vollbremsung hinlegte, überließ er ihr bereitwillig seinen Platz auf der Beifahrerseite. So hatte er das mit dem jederzeit stehenbleiben eigentlich nicht gemeint. Es war ihm furchtbar peinlich, dass er vor all den hupenden Autos, die sich hinter ihnen ebenfalls scharf einbremsen mussten, aussteigen und seine zitternde Frau auf die andere Seite des Wagens bringen musste, und es wurde ihm schmerzlich bewusst, wie gefährlich es nicht nur für sie beide war, was sie da gerade taten. Katharina war paralysiert und nicht im Entferntesten dazu in der Lage, einfach Hintern und Beine über die Mittelkonsole zu schwingen und innerhalb des Wagens den Platz zu wechseln, so wie sie das früher immer getan hatte, wenn es aus irgendeinem Grund notwendig gewesen war, sich mit dem Fahren abzuwechseln. Nachdem Johannes selbst das Auto umrundet hatte, musste er seiner Frau beim Aussteigen helfen, sie auf die andere Seite führen und mühsam wieder hineinbugsieren. Sie blockierten fast fünf Minuten die stark befahrene Straße, ehe sie endlich weiterfahren konnten.

Seitdem hatte er sie nicht mehr überredet, selbst zu fahren, doch schon zwei Wochen später hatte Katharina damit begonnen, sich auch zu weigern, als Beifahrerin einzusteigen. Nicht einmal ihr Fahrrad, das er reparieren hatte lassen und das wieder aussah wie neu, rührte sie noch an, und Spazierengehen hatte ihr nie große Freude gemacht. Vor dem Zwischenfall war es ihr zu langweilig gewesen, nun befürchtete sie, auf den Feldwegen einem Traktor zu begegnen, und auf den Bürgersteigen oder entlang des kleinen Baches im Dorf war es ihr ohnehin zu eng. Viel zu viele Leute fuhren da mit ihren Rädern und Kinderwägen und führten ihre Hunde aus. Katharina musste dort nicht nur bangen, wieder Platzangst zu bekommen, sondern noch viel mehr, sich irgendwelchen unangenehmen Fragen von Bekannten stellen zu müssen, die wissen wollten, warum man sie nicht mehr sah. Von der Arbeit war sie noch befreit, sie hatte ein Attest wegen „posttraumatischer Belastungsstörung".

Johannes war der Meinung, dass sie dabei war, zu alldem noch eine handfeste Depression zu entwickeln. Er sprach sie wiederholt darauf an und hatte auch schon die Telefonnummer eines Psychiaters herausgesucht. Wahrscheinlich hatte er sogar Recht. Sie verbrachte viel Zeit vor dem Fernseher und oft starrte sie einfach nur ins Leere. Der Haushalt interessierte sie kaum und es ließ sie sogar kalt, wenn Johannes sich den Staubsauger schnappte oder die Küche aufräumte, wenn er von der Arbeit nach Hause kam. Früher wäre sie sofort herbeigeeilt und hätte ihn abgelöst, weil er es sowieso nicht so machen konnte, dass es ihren Ansprüchen genügte. Würde er jetzt nicht abends und am Wochenende zumindest das Notwendigste erledigen, würde das Haus schon im Chaos versinken. Die Einkäufe blieben sowieso zur Gänze an ihm hängen und die Kinder ernährten sich seit Wochen von Tiefkühlpizza und Rührei. Es kam ihr fast vor, als wäre die Frau, die Johannes jeden Abend gut gelaunt in einem aufgeräumten Haus und mit einem vorbereiteten Abendessen empfangen hatte, gar nicht sie gewesen. Genauso wenig wie die, die für jedes Problem eine Lösung suchte, selbst dann, wenn sie gar nicht selbst davon betroffen war, und egal wie viel Einsatz es auch erforderte. Noch vor ein paar Wochen hätte sie es niemals für möglich gehalten, von heute auf morgen mit dem Sport aufhören zu können, und nun konnte sie sich nicht erklären, wie sie es jemals fertiggebracht hatte, sich beinahe täglich irgendwelche Work-Outs abzuverlangen.

Sie spürte, dass sie immer lustloser wurde und auch dass ihr Körper litt. Sie hatte bestimmt schon fünf Kilo zugenommen und ihre Gesichtsfarbe war zum Fürchten. Es war auch nicht so, dass sie nicht merkte, dass Johannes sich Sorgen machte und überfordert war. Plötzlich war er allein für die gesamte Organisation des Familienalltags zuständig, doch sie fand nicht die Kraft, es zu ändern. Es war ihr nicht wichtig genug, sie war einfach nur müde.

Die Versuche ihres Mannes, sie zu motivieren, bewirkten das genaue Gegenteil, sie zog sich noch mehr in sich selbst zurück. Wozu sollte sie sich aufraffen, wenn es doch nur ein Horror für sie war, das Haus zu verlassen. Und was brachte es schon, ihn zu begleiten, das machte es für ihn auch nicht leichter. Es war sicher das Beste, sich ruhig zu verhalten, bis alles wieder besser wurde. Vielleicht war das ja auch das, was sie lernen sollte, sich einfach mal auszuruhen. Und genau das würde sie tun, ob es Johannes verstand oder nicht.

Sie hörte die Haustür ins Schloss fallen und drehte den Fernseher leiser, um zu lauschen. Er würde doch sicher nicht einfach wegfahren, ohne sich zu verabschieden und noch einmal zu fragen, ob sie wirklich nicht mitkommen wollte? Unwillkürlich zuckte sie ein wenig zusammen, als sie das Zuschlagen der Autotür und unmittelbar danach das Starten des Motors hörte.

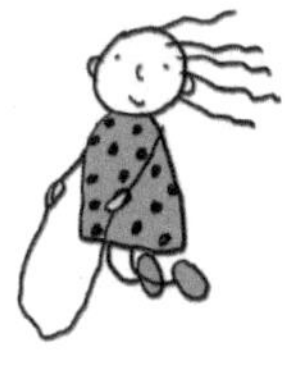

Achtung, Stolpersteine!

Wenn Menschen ein tief beeindruckendes Erlebnis hinter sich haben und erahnen können, dass das Leben sie damit zu einer Veränderung einlädt, fallen sie oft von einem Extrem ins andere. Ich kenne Frauen, die nach jahrelanger Aufopferung für die Familie alles hingeworfen und sich nur noch um sich selbst gekümmert haben, Genussmenschen, die nach einem Seitenhieb von ihrem Körper plötzlich die totalen Asketen waren, und Workaholics, die von einem Tag auf den anderen die Firma verkauft haben, um nur noch zu meditieren. Wie bei Katharina wurde davor in der Regel jahrelang auf sehr eingefahrene Weise agiert, dann wird man plötzlich von der Angst gepackt und krempelt alles um. Hier sind wir wieder beim Pendel, das zunächst stark in die eine und dann ebenso stark in die andere Richtung ausschlagen muss, das ist reine Physik.

Doch auch auf der gegenüberliegenden Seite kann es nicht verweilen, über kurz oder lang muss es sich in der Mitte einpendeln. Die einzige Herangehensweise, die auch über einen längeren Zeitraum funktionieren kann, ist also die, einen gesunden Mittelweg zu finden. Zunächst gilt es jedoch herauszufinden, um welchen Themenbereich es überhaupt geht, was manchmal nicht ganz einfach ist.

Katharina geht davon aus, dass sie es mit dem Sport übertrieben hat, eine naheliegende Vermutung, da die meisten ihrer Unfälle beim Sport passiert sind. Doch es gibt auch noch andere Bereiche, in denen sie möglicherweise aus der Balance geraten ist. Welche, möchte ich gerne noch bis nach dem Happy-End offen lassen, da ich dir die Möglichkeit zu deiner eigenen Interpretation nicht nehmen möchte.

Es sind jedenfalls intensive Gefühle, die Menschen dazu veranlassen, gravierende Veränderungen in ihrem Leben einzuleiten. Sehr oft ist es die blanke Angst. Gerade wenn einem zum wiederholten Male etwas passiert, kann das schon sehr furchteinflößend sein. Katharina hat zum Beispiel wirklich allen Grund, sich Sorgen zu machen. Ihr Unfall ist Gott sei Dank glimpflich ausgegangen, hätte aber auch böse ins Auge gehen können. Als erfahrene Sportlerin kann sie gut damit umgehen, wenn sie sich aufgrund eigener Fehler verletzt. Das ist zwar ärgerlich, doch es gibt ihr auch die – zumindest theoretische – Chance, durch Erhöhung der Konzentration oder des Trainingsaufwands eine Wiederholung zu verhindern. Die Begegnung mit dem Traktor hat ihre Überzeugung, das, was ihr geschieht, maßgeblich beeinflussen zu können, tief erschüttert. Sie konnte nichts tun, um den Unfall zu verhindern, was für sie bedeutet, sie kann auch nichts tun, um auszuschließen, dass Derartiges wieder geschieht. Ihr Urvertrauen ist ins Wanken geraten, vielleicht sogar ihr gesamtes Weltbild. Dies ist übrigens ein weiteres Indiz dafür, dass es hier um mehr geht, als nur um den Sport. Es geht um Gewohnheiten, die auch in anderen Lebensbereichen relevant sind.

Ein weiteres Gefühl, das – außer der Angst – nach einem Schock ebenfalls auftaucht, ist die Wut. Je nachdem, wie die Leute gestrickt sind, sind sie in unangenehmen Ausnahmesituationen wütend auf andere Beteiligte, wie hier zum Beispiel den Traktorfahrer, oder auf sich selbst. Später wird der Zorn dann gerne auch auf Familienangehörige projiziert, weil sie das Geschehene nicht im Vorfeld verhindert haben, im Augenblick der Not nicht erreichbar waren oder völlig anders reagiert haben, als der Betroffene sich das gewünscht hätte. Und dann kenne ich noch eine ganz eigene Form der Wut, nämlich darüber, einem fürchterlichen göttlichen Irrtum zum Opfer gefallen zu sein. Man fühlt sich betrogen, weil man stets sein Bestes gegeben hat und doch völlig unschuldig in eine so folgenschwere Lage geraten ist.

Sind so starke Emotionen da, wollen sie gefühlt und nicht unterdrückt werden, andernfalls besteht die Gefahr, dass sie das System dauerhaft blockieren. Ich gehe davon aus, dass die Angst mit ihren vielen Gesichtern die am häufigsten unterdrückte Emotion ist. Viele sehen die Vermeidung angstauslösender Situationen als einzige Möglichkeit klarzukommen. Letztendlich kann es soweit kommen, dass nicht mehr der Betroffene selbst die Kontrolle über seine Entscheidungen in der Hand hat, sondern seine Panik ihm diktiert, was er tun kann und was nicht. Der Fall von Katharina zeigt, dass das bisweilen auch sehr schnell gehen kann. Je stärker man Herausforderungen aus dem Weg geht, umso mehr potentielle Gefahren wird man erkennen, weil man dem, was gefühlt werden will, einfach nicht entkommen kann.

Lässt man das Gefühl jedoch völlig ungehindert aufsteigen, wenn es kommt, nimmt man ihm ganz viel von seiner Macht. In ganz kleinen, gangbaren Schritten sollte man sich dann bewusst immer wieder dem annähern, was man fürchtet. Jeder Mensch trägt ängstliche und mutige Anteile in sich. Auch wenn erstere vorübergehend überrepräsentiert sind, machen sie stets nur einen Teil der Gesamtpersönlichkeit aus.

Doch schauen wir uns an, welchen guten Ausgang Katharinas Geschichte hätte nehmen können. Bitte überlege dir ein schönes Happy-End für sie. Wenn du möchtest, kannst du sogar von zwei verschiedenen Ausgangspunkten starten. Du könntest davon ausgehen, dass sie, wie in meinem Worst-Case beschrieben, bereits von der Panik heimgesucht wurde, und ihr dabei helfen, wieder herauszufinden. Oder du könntest direkt nach dem Unfall ansetzen und einen Fortgang beschreiben, in dem die Angst erst gar keine Rolle spielt.

Denk immer daran, dass du gar nicht genug für dein kreatives Lösungsdenken tun kannst. Ich fände es großartig, wenn du schon verinnerlicht hast, dass es niemals nur eine gute Lösung gibt, und du dich darauf freust, künftig für jede große und kleine Herausforderung deines Lebens unzählige Ansätze parat zu haben.

Zu deiner Inspiration hier wie immer noch ein paar Fragen für dich:

- Über welche Eigenschaften und Stärken verfügt Katharina ganz offensichtlich, die ihr in dieser Situation sehr hilfreich sein werden?

- In welchem ihrer Lebensbereiche könnte ein Ungleichgewicht herrschen, das nach Ausgleich verlangt?

- Nachdem du sie ein bisschen kennengelernt hast, was würdest du anders machen als sie?

Die Spielregeln sind dir mittlerweile wahrscheinlich schon in Fleisch und Blut übergegangen. Für dieses Fallbeispiel erscheinen mir die Nr. 4, 5, 6 und 7 besonders relevant, nur für den Fall, dass du sie dir noch einmal anschauen möchtest.

Wenn du mein Happy-End für Katharina noch nicht lesen willst, findest du ab Seite 278 die Diskussion dazu und ab Seite 289 das nächste Fallbeispiel.

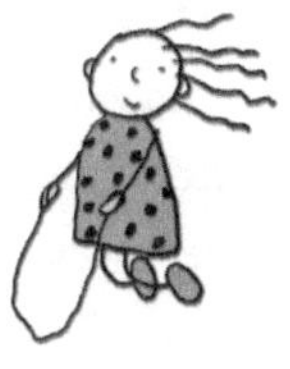

EIN HAPPY-END FÜR KATHARINA

Das Kribbeln in ihrem Bauch wurde langsam unerträglich. Obwohl ihr gefühlt jeder einzelne Knochen und jeder Muskel wehtat, wurde sie immer unruhiger. Den ganzen Tag lag sie nun schon im Bett, weil sie sich ernsthaft vorgenommen hatte, sich zu erholen. Dass es so gar nicht funktionieren wollte, war typisch für sie. Eher außergewöhnlich war dagegen, dass sich ihre Gedanken nicht darum drehten, ob man in der Arbeit auch ohne sie zurückkam, denn schließlich hätte sie vor ihrem Urlaub noch ein paar wirklich wichtige Dinge abschließen wollen. Auch ob der Haushalt womöglich schon völlig entgleist war oder die Kinder ordentlich gefrühstückt hatten, interessierte sie gar nicht. Stattdessen spielten sich vor ihrem Auge immer wieder die Szenen des gestrigen Tages ab. Sie sah sich am Boden neben dem Traktor sitzen, den aufgeregten jungen Landwirt neben sich auf dem Weg vom Berg nach unten, den besorgten Blick der Sprechstundenhilfe und die Verzweiflung im Gesicht ihres Mannes. Und immer wieder drehten sich diese Fragen in ihrem Kopf: *Warum passiert mir so häufig etwas? Hat es einen Grund, warum ich mich immer dann verletze, wenn ich eigentlich dringend Erholung brauche und ein paar freie Tage bevorstehen?*

Kann das noch Zufall sein? Und was, wenn ich irgendetwas Wichtiges übersehe? Bin ich dann beim nächsten Unfall tot?

Natürlich merkte sie, dass ihr dieses Gedankenkarussell alles andere als guttat, doch auf ihre bewährte Strategie in derartigen Situationen konnte sie nicht zurückgreifen. Wann immer sie sich sonst in einer unangenehmen Lage befand, setzte sie umgehend alle Hebel in Bewegung, um die Störfaktoren zu beseitigen. Nicht umsonst eilte ihr ihr Ruf als hocheffektive Problemlöserin weit voraus, beruflich wie privat. Doch jetzt wusste sie nicht, was sie tun sollte. Schon zweimal hatte sie zum Telefon gegriffen und Marions Nummer herausgesucht, doch dann hatte sie es nicht fertiggebracht, die Verbindung auch tatsächlich herzustellen. Schließlich konnte sie sich ziemlich genau ausmalen, was Marion sagen würde, wenn sie ihr von dem Unfall erzählte. Schon so oft hatte die Freundin ihr gepredigt, dass es keine Zufälle gäbe und Katharina sich überlegen sollte was ihr ihre immer wiederkehrenden Verletzungen sagen wollten. Und sie selbst hatte immer einfach nur abgewinkt, bisweilen fast schon ein wenig überheblich.

„Schon klar, Marion, das Leben hat bestimmt nichts Besseres zu tun, als mir irgendwelche Botschaften zu übermitteln. Das Universum dreht sich ja quasi nur um mich. Bitte verschon mich mit deinen esoterischen Theorien."

Sie konnte sich in erster Linie deswegen so gut an ihr letztes Gespräch über dieses Thema erinnern, weil Marion zum ersten Mal wirklich beleidigt reagiert hatte. „Wie du meinst, Gott sei Dank sind es ja nicht meine Knochen, die du dir brichst, und entschuldige bitte, dass ich mir Sorgen um dich mache, ich werde künftig davon Abstand nehmen", hatte sie gesagt und seither nie wieder Derartiges angeschnitten.

Sie jetzt anzurufen und um Rat zu fragen, war nicht nur ein Eingeständnis ihrer eigenen Sturheit, sie befürchtete auch, dass sie die Antworten auf all ihre drängenden Fragen in Wahrheit gar nicht hören wollte. Es war so herrlich unkompliziert, dem Zufall die Verantwortung für ihre Missgeschicke zuzuschieben.

Doch hier untätig herumzuliegen, war genauso unerträglich. Wenn Marion wirklich Recht hatte, durfte sie dann überhaupt Zeit verlieren? Oder verlor sie jetzt völlig ihren Verstand? War das Panik, was sich da gerade in ihr entwickelte?

Schluss jetzt, sie musste wirklich etwas tun, egal was. Sie schlug die Decke zurück und setzte sich unter Schmerzen auf. Immerhin war ihre rechte Seite relativ unversehrt, sodass sie sich ganz gut aufrichten konnte. Der Sessel, auf dem ihre Hose lag, stand nur eine Armlänge vom Bett entfernt, doch die Hose anzuziehen, gestaltete sich schwieriger, als Katharina sich das vorgestellt hatte.

„Was ist das für ein verdammter Mist!" Schon beim zweiten Versuch, ihr verletztes linkes Bein zu belasten, um mit dem rechten Bein einzufädeln und dabei mit der gesunden Hand die Hose nach oben zu ziehen, verlor sie die Geduld und schrie laut auf.

„Hey, du bist ja bester Laune!" Verdutzt schaute sie in Johannes' grinsendes Gesicht. Sie hatte nicht gemerkt, dass er die Tür geöffnet und hereingekommen war. Seine fröhliche Stimmung heiterte sie gar nicht auf, ganz im Gegenteil, sie wurde noch wütender und schleuderte Johannes ihre Wut lautstark entgegen:

„Wundert es dich? Mir geht das alles hier gewaltig auf die Nerven. Ich habe die Nase voll davon, fast jeden Urlaub im Bett herumzuliegen und mich mindestens einmal im Jahr gröber zu verletzen. Das muss jetzt alles anders werden!"

„Na dann, mach mal", sagte er, und schloss schnell die Tür wieder hinter sich.

„Danke für den tollen Tipp", rief sie ihm nach und schlug mit der Faust gegen die Rückenlehne des Sessels.

Das war genau das, was sie jetzt brauchte, einen Ehemann, der sich über sie lustig machte. Und andererseits, vielleicht hatte er das ja ernst gemeint. Dann mach mal. Hieß das etwa, dass er auch der Meinung war, dass es an ihr lag? *Ok, es ist mir jetzt egal, was Marion sagt, ich rufe sie an und frage sie nach ihrer Meinung, danach kann ich immer noch sehen, was ich damit mache. Dieses ewige ‚Soll ich oder soll ich nicht?'* macht mich noch ganz wahnsinnig.

Katharina griff zum Telefon und während sie darauf wartete, dass ihre Freundin den Hörer abhob, registrierte sie, dass ihr Herz bis zum Hals schlug.

„Katharina, was für eine Freude!"

„Ja, und du wirst gleich noch mehr Freude haben, wenn ich dir sage, warum ich anrufe."

Doch nach Katharinas Schilderung zeigte sich Marion ernsthaft betroffen.

„Ich bin jetzt soweit, dass ich bereit bin, mich damit auseinander zu setzen, ob meine ewigen Unfälle etwas mit mir zu tun haben, und ich wollte dich um deine Hilfe bitten."

Sofern Marion so etwas wie Genugtuung verspürte, ließ sie es sich nicht anmerken, sie blieb ganz ruhig.

„Kannst du mir sagen, was ich ändern soll?"

„So genau weiß ich das auch nicht. Doch das ist kein Problem. Wichtig ist, dich selbst zu beobachten und dich überall dort ein bisschen anders zu verhalten als bisher, wo du dich nicht wohlfühlst oder du völlig automatisiert reagierst, ohne dich bewusst dafür zu entscheiden."

„Nicht so schnell, kannst du das nochmal sagen?"

„Wichtig ist, wachsam zu sein und dich vor allem in unangenehmen Situationen anders zu verhalten als bisher. Auch dort, wo du die Dinge immer wieder auf die gleiche Art tun musst, weil du es sonst nicht aushalten kannst, sind kleine Veränderungen angesagt."

„Den ersten Teil verstehe ich, den zweiten nicht so ganz, fürchte ich."

„Meistens geht beides Hand in Hand."

„Kannst du bitte aufhören, in Rätseln zu sprechen, ich bin Anfängerin auf dem Gebiet."

„Naja, nachdem ich dich ja ein bisschen kenne, kann ich dir ein Beispiel nennen: Wenn man dir einen Vorschlag macht, wiegelst du schnell ab. Wenn du ganz ehrlich bist, fühlst du dich nicht wohl damit, wenn jemand glaubt, er wüsste etwas besser als du. Und das wäre dann genau so eine Situation, in der du dich anders verhalten könntest als sonst. Zum Beispiel könntest du einmal nur das unangenehme Gefühl zur Kenntnis nehmen, ohne den Vorschlag abzuwiegeln. Oder du könntest dich sogar für den Vorschlag bedanken."

„Na toll! Und wenn es ein super doofer Vorschlag ist?"

„Dann kannst du immer noch sagen: Ich denk darüber nach!"

„Und dann habe ich keine Unfälle mehr?"

„Einen Versuch ist es wert."

„Bitte erklär mir genauer, warum du glaubst, dass das helfen könnte. Was haben die Vorschläge meiner Mutter oder meines Mannes damit zu tun, dass mich der Traktor vom Fahrrad holt?"

„Gar nicht so wenig. Es braucht schon ein schwereres Gerät, um dich von deiner Spur abzubringen."

Auch wenn sie sich nicht sehen konnten, Katharina wusste genau, dass ihre Freundin gerade bis über beide Ohren grinste. Ihr selbst war eher mulmig zumute. Zwar verstand sie noch nicht zu hundert Prozent, was Marion da sagte, doch sie konnte spüren, dass es etwas in ihr berührte.

„Du findest mich stur?"

„Mein Gott, ich versuche dir zu helfen."

„Kannst du mir noch ein Beispiel geben?"

„Was weiß ich, vielleicht könntest du beim Trainieren einfach mal eine Viertelstunde früher aufhören und nicht immer noch einen und noch einen draufsetzen."

„So macht man das, wenn man seine Leistung steigern will."

„Halleluja, kannst du dich langsam entscheiden, ob du dich auf eine Veränderung einlassen oder weiterhin alles besser wissen willst? Es ist ja nicht grundsätzlich schlecht, so zu trainieren, aber es ist nicht gut, wenn du mit dir selbst nicht klarkommst, wenn du nicht immer bis zum Letzten gehst. Du brauchst es ja nicht für immer so zu machen, aber probier es zumindest einmal aus, du wirst es überleben."

Katharina schluckte.

„Botschaft angekommen."

Der forsche Ton in ihrer Stimme war jetzt verschwunden. Ganz offensichtlich ließ sie wirklich nicht leicht andere Anschauungen an sich heran. Und wahrscheinlich gab es noch ein paar andere Bereiche zu entdecken, wo sie ziemlich eingefahren agierte.

„Ich lass das jetzt mal wirken und dann fang ich an, eine Liste mit Übungsbeispielen zu machen."

„Das hört sich doch gut an."

„Ich danke dir so sehr." Als sie das sagte, hatte Katharina Tränen in den Augen. Sie war ihrer Freundin tatsächlich unglaublich dankbar in diesem Moment. Nicht nur für ihre wertvollen Tipps, sondern auch dafür, dass sie kein Wort über ihr unangenehmes Wortgefecht beim letzten Treffen verloren hatte. Wie viele andere hätten sich in dieser Situation ein „Hab ich's dir nicht gleich gesagt?" nicht verkneifen können.

Schnell legte sie auf, denn sie spürte, dass sie weinen musste. Da hatte sich etwas gelöst. Die Reste vom Schock, die Wut und der Widerstand sowie die Angst, wie es nun weitergehen sollte, begannen, der Idee davon zu weichen, dass alles vielleicht auch etwas Gutes hatte. Es waren keine Tränen des Schmerzes mehr, vielmehr waren sie Ausdruck von Erleichterung. Auch darüber, dass Marion ihr gar nicht böse war und ihr so bereitwillig geholfen hatte. Und dass das, was sie sagte, bei weitem nicht so haarsträubend war, wie sie befürchtet hatte. Ganz im Gegenteil. Es gab ihr eine Perspektive, die ihr gefiel. Da war wieder ein Weg für sie, selbst einzugreifen. *Also los, worauf warte ich noch? Ich brauche Stift und Zettel und einen guten Plan.*

Der stechende Schmerz in ihrem Bein erinnerte sie umgehend daran, dass sie viel zu schnell versucht hatte aufzustehen. Sofort wollte sie losfluchen, doch dann kam die Erkenntnis. Anders als bisher, hatte es geheißen. Das war also die erste Gelegenheit. Bisher war Vollgas, doch jetzt war „Immer mit der Ruhe" dran. Es blieb ihr ohnehin nichts anderes übrig. Doch als sie sich gerade dranmachte, sich noch einmal langsam und vorsichtig von ihrem Bett zu erheben, drang ein besonders kühner Gedanke in ihr Bewusstsein: *Was, wenn sie Johannes anriefe und ihn bat, ihr Stift und Block ans Bett zu bringen? Wäre das nicht Muster durchbrechen auf ganz hohem Niveau?*

Sie musste grinsen, weil sie sich über ihre Idee so freute. Tatsächlich war das etwas, was sie sich bis vor dem Gespräch gerade eben niemals erlaubt hätte. Wie konnte sie jemanden um etwas bitten, was sie genauso gut selbst machen konnte? Undenkbar, sowas tat man einfach nicht.

Doch umgekehrt machte sie ständig Dinge für andere – für Johannes, die Kinder oder die

Arbeitskollegen. War das nicht ein Widerspruch? Das war schonmal interessant, das musste sie später aufschreiben. Das war ein Anhaltspunkt, den man beobachten, womöglich sogar ändern konnte.

Ein bisschen Überwindung kostete es sie schon, Johannes' Nummer zu wählen. Würde er es nicht lästig finden, durch das ganze Haus laufen zu müssen, um ihr diesen Gefallen zu tun? Wusste er überhaupt, wo er auf die Schnelle Papier und Zettel finden würde? Sie stellte sich vor, Marion diese Fragen zu stellen, und es war, als würde sie ihre Freundin mitten in ihrem Kopf lachen hören: „Du, ich glaub, das kriegt er hin." Katharina war wirklich beeindruckt, wie schnell sie nicht nur die Antworten auf ihre Fragen geliefert bekam, sondern auch eine Gelegenheit auf die andere folgte, bei der ihr ihre Gewohnheiten bewusst wurden. Sich unnötige Gedanken um ihre Mitmenschen zu machen, anstatt ihnen eigenständiges Entscheiden zuzutrauen, war offensichtlich die nächste.

Sehr schmeichelhaft war das nicht, was sie da über sich herausfand. Aber umso interessanter, das musste sie zugeben.

Schon beim zweiten Läuten hob er ab: „Katharina, was ist?"

„Könntest du mir einen Block und Stifte bringen?"

„Sicher."

Er klang weder so überrascht, wie sie sich das vorgestellt hatte, noch schien er sich belästigt zu fühlen. Für ihn war es also keine große Sache, und für Katharina war es ein ganz neues Gefühl. Eine Mischung aus ein wenig schlechtem Gewissen und gleichzeitig Geborgenheit. Sie konnte spüren, dass das schlechte Gewissen genau das war, was sie gewohnheitsmäßig empfand, wenn sie sich von jemandem helfen ließ, und die Geborgenheit eine Idee davon, was man in einer solchen Situation auch empfinden konnte. Womöglich konnte man sich mit ein wenig Übung sogar entscheiden, wie man sich fühlen wollte. Und wahrscheinlich gab es jenseits ihrer eingefahrenen Muster noch viel mehr Möglichkeiten zu entdecken.

Katharina war freudig erregt und sehr gespannt. Zum ersten Mal konnte sie verstehen, warum Marion so viel Gefallen daran fand, „hinter die Dinge zu schauen", wie sie es nannte, auch wenn sie von vielen gemeinsamen Bekannten dafür ein wenig belächelt wurde. Auch wusste sie jetzt, was sie damit meinte, wenn sie sagte: „Es ist ganz oft ganz anders, als wir glauben."

Als Johannes kurz hereinkam, um ihr zu bringen, was sie ihm aufgetragen hatte, schenkte sie ihm ihr schönstes Lächeln. Sie freute sich tierisch über seinen erstaunten Gesichtsausdruck, denn schließlich hatte sich ihre Laune im Vergleich zu seinem letzten Besuch vor einer Viertelstunde komplett gedreht. Fast noch mehr freute sie sich jedoch darüber, dass er trotzdem keine Fragen stellte, sondern nur zurückgrinste. Scheinbar spürte er, dass sie jetzt nichts erklären wollte, sondern voller Tatendrang steckte. Umgehend verließ er wieder das Zimmer.

Katharina unterteilte das Blatt in zwei Hälften, schrieb über die eine „Eingefahrene Muster" und über die andere „Möglichkeiten, es anders zu probieren". Sogleich folgten die ersten Punkte.

„Verbissenes Training" stand da, und in der Spalte daneben: „Öfter nur die halbe Distanz laufen, zwei Tage Pause pro Woche, Tempo rausnehmen, bei niedrigerer Pulsfrequenz laufen bzw. radeln."

Der nächste Punkt lautete: „Johannes und die Kinder kontrollieren, ihnen so viel als möglich abnehmen, auch das, wofür sie mich gar nicht brauchen." Auch hierzu kamen ihr sogleich etliche alternative Gedanken in den Sinn: „Maximal einmal nachfragen, ob die Hausaufgaben erledigt wurden. Am besten gar nicht, keinesfalls mehrfach!!!! Öfter mal selbst um Hilfe bitten! Johannes um Rat fragen und über alle wichtigen Dinge umgehend informieren."

Marion hatte am Telefon ziemlich lachen müssen, als sie ihr erzählte, dass Johannes erst am Abend nach seiner Heimkehr von Katharinas

Unfall erfahren hatte. Ihr selbst war das gar nicht aufgefallen. Wozu hätte sie ihn auch anrufen sollen, er hatte schließlich zu arbeiten?

Das war ihr altes Denken. Wenn sie jedoch ehrlich war, hätte sie es auf jeden Fall gerne sofort gewusst, wenn er einen Unfall gehabt hätte. Also kam der Punkt auf ihre Liste. Es begann sich bereits eine ganz wichtige Überzeugung herauszukristallisieren, die man in etwa so zusammenfassen konnte: „Ich bin für andere unentbehrlich und selbst brauche ich niemanden, ich schaffe das schon alleine."

Nach eineinhalb Stunden hatte Katharina mehr als dreißig typische Verhaltensweisen zusammengetragen, die sie regelmäßig an den Tag legte und künftig zumindest bewusster beobachten, vielleicht sogar abändern oder gänzlich weglassen wollte. Manches davon war auf den ersten Blick wenig schmeichelhaft, und dennoch konnte sie jetzt schon merken, was für eine Kraft es ihr verlieh, sich all das einzugestehen. Unbewusst hatte sie früher in schwierigen Situationen gedanklich zusammengetragen, was andere falsch gemacht hatten, und sich dabei schlecht und hilflos gefühlt. Indem sie über sich selbst nachdachte, sorgte sie dafür, dass sie die Dinge auch beeinflussen konnte. Jetzt stand ihr nur noch die Umsetzung bevor. Natürlich würde es nicht ganz leicht werden, so viele Gewohnheiten durch neue zu ersetzen, doch immerhin war ein ganz deutlicher roter Faden durch all diese Muster erkennbar, und das Auflisten ganz konkreter Situationen - in der alten und in möglichen neuen Versionen - würde es ihr immens erleichtern. Alles andere war reines Dranbleiben.

Üben, üben, üben, das kannte sie ja vom Sport und das würde sie schaffen. Hauptsache, sie war nicht mehr zur Untätigkeit verdammt, weil sie gar nicht wusste, wo sie ansetzen konnte.

Katharina legte die Liste auf ihren Nachttisch. Vor dem Einschlafen und dem Aufwachen würde ihr wohl am ehesten einfallen, was sie darauf noch ergänzen müsste, und das waren auch gute Zeitpunkte, um sich das, was bereits dort stand, noch einmal zu Gemüte zu führen. Das würde die erste von ihren neuen Gewohnheiten werden. Und weitere würden mit Sicherheit folgen.

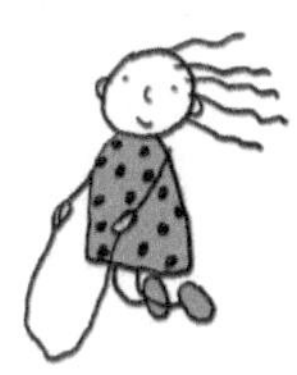

ACHTUNG, STOLPERSTEINE!

„Wenn die sich mal nicht zu früh freut, immerhin hat sie noch gar nichts umgesetzt und überhaupt keine Ahnung davon, ob diese Herangehensweise überhaupt etwas bewirken wird." So etwas in der Art würde hier sicher so manch einer kommentieren.

Schon möglich, dass für Katharina noch die eine oder andere Schwierigkeit bei der praktischen Umsetzung der geplanten Veränderungen auftauchen wird, und natürlich gibt es keine Garantie dafür, dass sie sich nie wieder wehtun wird. In diesem Buch kam schon mehrmals zur Sprache, dass sogar sehr gerne Hindernisse auftauchen, wenn man einen echten Umschwung plant. Man wird quasi vom Leben gefragt, ob man sich seiner Sache auch sicher ist, oder so voller Zweifel, dass man beim ersten Widerstand gleich wieder umdreht.

Dennoch ist Katharinas Euphorie absolut begründet. Wer jemals in einer Sackgasse gesteckt ist, der spürt genau, wenn die Dinge wieder in eine gute Richtung zu laufen beginnen, wenn sich im System etwas umdreht und das, was gerade noch so hoffnungslos ausgesehen hat, neue Perspektiven eröffnet. Das Schlimmste ist, überhaupt nicht zu verstehen, wie man dazu beigetragen hat, in eine bestimmte Situation gekommen zu sein, und nicht zu wissen, was man tun kann, um die Lage wieder zu verbessern. Wenn der „Point of Return" einmal da ist, dann geht es wieder aufwärts, es sei denn, man lässt sich tatsächlich von der ersten Schwierigkeit wieder aus der Bahn werfen.

Katharina wird das sicher nicht tun, weil sie eine Sportlerin ist. Doch auch wer eiserne Disziplin nicht zu seinen Stärken zählen kann, kann viel erreichen, wenn er sein Vorhaben in kleine, bewältigbare Häppchen zerlegt. Ich begleite schon so viele Jahre Menschen dabei, wenig zielführende Verhaltensmuster durch neue zu ersetzen, und in der ersten Zeit kam es durchaus vor, dass ich mich darüber gewundert habe, warum meine Klienten nicht umsetzten, was ich ihnen so engagiert vorgeschlagen hatte. Ich dachte, es würde reichen, ihnen aufzuzeigen, womit sie sich selbst im Weg standen. Nach und nach habe ich jedoch begriffen, dass die Wenigsten praktisch etwas mit Ratschlägen wie „Übernimm in allem selbst die Verantwortung", „Interpretiere die Dinge positiv" oder „Sei freundlicher zu dir selbst" anfangen können. Katharina macht es viel besser, indem sie sich ganz konkrete Situationen vornimmt, die in ihrem Alltag häufig vorkommen, und sie sich ebenso konkret überlegt, wie sie bisher damit umgegangen ist und wie sie künftig damit umgehen könnte. Man kann hier gar nicht konkret genug werden, ganz im Gegenteil, es ist äußert hilfreich, zum Beispiel ganz dezidiert festzuhalten:

„Wenn mich mein Kind in einem Problem um Hilfe bittet, nehme ich ihm die schwierige Situation für gewöhnlich komplett aus der Hand. Beim nächsten Mal werde ich stattdessen sagen: 'Ich verstehe, dass das schwierig für dich ist, aber du findest sicher eine gute Lösung'. Wenn eine zweite Nachfrage kommt beziehungsweise ein wenig Zeit verstrichen und mein Kind tatsächlich überfordert ist, mache ich einen konkreten Lösungsvorschlag, greife aber weiterhin nicht aktiv ein."

Natürlich kann sich das dann sehr komisch, sogar extrem unangenehm anfühlen, weil man es so einfach nicht gewohnt ist. Auch das Gegenüber wird sich erst umstellen müssen und vielleicht erst einmal ein wenig beleidigt reagieren, das ist ganz normal. Im Endeffekt werden jedoch alle Beteiligten davon profitieren. Und nein, das allseits beliebte Argument „Ich möchte nicht so genau planen, sondern lieber spontan reagieren, sonst fühle ich mich unfrei" ist hier nicht angebracht. Es ist ja gerade das Ziel, anders zu handeln als gewohnt, und die spontane Reaktion wird einen immer wieder in die alten Muster führen und auf ewig in der aktuellen Situation festnageln.

Es geht auch nicht darum, die eine perfekte Lösung zu finden, sondern sich auszuprobieren, wieder beweglich zu werden, und es spielt überhaupt keine Rolle, welche der alten Gewohnheiten man sich zuerst vornehmen möchte. Hier darf man gerne das Gefühl entscheiden lassen.

Eine andere Frage, die sich der eine oder andere beim Lesen des Happy-Ends wahrscheinlich gestellt hat, ist die: „Was mache ich, wenn ich keine Freundin wie Marion habe, dir mir dabei hilft, meine Herausforderungen zu analysieren?"

Die Sorge ist völlig unbegründet und darüber hinaus war Marions Analyse keineswegs perfekt. Was sie getan hat, war lediglich, Katharina in der Haltung zu bestärken, dass ihr Unfall mit Sicherheit auch eine große Chance bietet, und sie hat sie genau zu dem aufgefordert, wozu ich alle meine Klienten einlade: ihre Gewohnheiten zu durchbrechen.

Auch im vorangegangen Fallbeispiel hatten wir davon gesprochen, dass hinter einem offensichtlichen Konflikt in der Regel noch ein tieferliegender verborgen ist. Bei Katharina geht der wohl in die Richtung, dass sie Schwierigkeiten hat, Schwäche zu zeigen und andere um Hilfe zu bitten. Ihr Fallbeispiel zeigt jedoch, dass man gar nicht wissen muss, was dahintersteckt, um eingreifen zu können. Wichtig ist in erster Linie zu wissen, dass jede Schwierigkeit zu einer Veränderung einlädt, und dann versteht es sich ja eigentlich von selbst, dass man sich zunächst einmal die eigenen Verhaltensweisen rund um die vorhandene Problematik näher anschauen sollte. Kommt man hier gar nicht weiter, kann man immer noch groß auf einen Zettel schreiben: „Was sollte ich verändern, um meine Lage zu verbessern?" Und mit ziemlicher Sicherheit werden in den Tagen darauf zahlreiche Ideen dazu entstehen. Sehr hilfreich ist auch die Frage, die ich dir in Bezug auf Katharina nach dem Worst-Case-Szenario gestellt habe: „Welche Imbalanzen erkennst du? Wo bestehen Ungleichgewichte?"

Bei Katharina lautet die Antwort: Aktivität und Passivität, Stärke und Schwäche sowie Kontrolle und Vertrauen sind augenscheinlich unausgeglichen. Wahrscheinlich ist dir noch mehr eingefallen. Wenn du selbst in Schwierigkeiten steckst, überprüfe, wo du einseitig geworden bist, und überlege dir, was du tun könntest, um wieder mehr in deine Mitte zu kommen.

Wenn ich im Gespräch mit Klienten herausfinden möchte, welche Botschaft eine Herausforderung mitgebracht hat, interessiere ich mich in erster Linie dafür, welche Gefühle dadurch ausgelöst werden. Allein dadurch, dass eine Emotion geweckt wird, wird ein Stück weit die Balance bereits wiederhergestellt, denn wenn sie sich hinterrücks ihren Weg ins Leben bahnt, wurde sie vorher über längere Zeit nicht zugelassen. Sprich, wenn sich jemand zum Beispiel für eine Hautkrankheit sehr schämt, ist es sehr wahrscheinlich, dass er sich auch für etwas anderes schämt, das jedoch bisher erfolgreich verdrängt hat. Also hilft der Körper mit, die Aufmerksamkeit in diese Richtung zu lenken und der Empfindung Raum zu geben. Wenn es nicht der Körper ist, dann helfen Mitmenschen oder äußere Umstände mit, die richtigen Hinweise zu übermitteln.

Bei Katharina ist durch den Unfall in erster Linie sehr viel Angst ausgelöst worden, weil sie nicht nur vorhandene Ängste verdrängte, sondern auch nach Kräften versuchte, durch bestimmte Kontrollmechanismen Situationen zu vermeiden, die sie verunsichern könnten. Es wäre sicher hilfreich für sie, sich ihre Befürchtungen einzugestehen, darüber zu sprechen und sich ganz bewusst Gelegenheiten auszusetzen, die sie nicht kontrollieren kann. Auch die Angst einzuladen und sich vorzustellen, ein Gespräch mit ihr zu führen, sie zu fragen, was sie ihr sagen will, könnte sehr aufschlussreich für sie sein.

Eine andere Möglichkeit wäre, wieder eine konkrete Frage schriftlich zu formulieren und wirken zu lassen, wie zum Beispiel: „Gibt es eine andere Angst, die gesehen werden will?" Dann würde ihr vielleicht bewusst werden, dass sie sich davor fürchtet, schwach zu wirken, nicht mehr gebraucht zu werden oder die Geschicke ihrer Familie nicht mehr beeinflussen zu können. Ihr Verstand würde ihr sagen, dass niemand immer nur stark sein oder alles lenken kann, und anschließend könnte sie üben, bewusst Schwäche zu zeigen und sich in die Beobachterposition zurückzuziehen, anstatt aktiv einzugreifen. Das würde ihrer Angst den Wind aus den Segeln nehmen, weil sie die Erfahrung machen würde, dass all das gar nicht so schrecklich ist, im Gegenteil sogar sehr befreiend sein kann. Die Befreiung tritt dann ein, wenn man die Schwelle der Angst bewusst übertreten hat. Bevor man sich der Situation stellt, glaubt man, sie nicht bewältigen zu können, doch ist man erst mittendrin, fällt die ganze Last ab. Neben dem Wohlgefühl steigt dann auch der Stolz über den eigenen Mut auf. Insgesamt wächst dadurch der Selbstwert nachhaltig, sodass die nächste Herausforderung bei weitem nicht mehr so furchterregend erscheinen wird.

Doch auch wenn das für Katharina niemand so detailliert aufgeschlüsselt hat, wird sie mit ihrer Herangehensweise, das anders zu machen, wo sie bisher einseitig und stets gleich reagiert hat, nahezu genau das gleiche Ergebnis erzielen. Es ist gar nicht notwendig, eine Doktorarbeit aus dem zu machen, was für eine Botschaft das Leben einem nun ganz genau mitteilen will. Die Kernbotschaft ist immer die: „Du bist starr geworden. Beweg deinen Geist." Und, so unglaublich es klingen mag, selbst wenn man überhaupt keine Idee hat, was man ändern könnte, ist es dennoch wirkungsvoll, konsequent einfach irgendwas zu tun, was man bisher noch nie gemacht hat.

Besonders denjenigen unter meinen Kunden, die sehr kopfgesteuert sind und immer ganz exakt wissen wollen, was sie tun sollen und warum genau diese Übung sinnvoll ist, rate ich mit Vorliebe, dort anzusetzen, wo aus ihrer Sicht überhaupt keine Sinnhaftigkeit vorhanden ist. Ich liebe zum Beispiel die Übung, sich einmal am Tag für drei Minuten in die Mitte eines Zimmers auf einen Stuhl zu stellen, ohne dabei etwas zu tun, und diese Übung einfach einmal für einen Monat stur durchzuziehen.

Fühl dich mal ein, was es in einem Menschen bewirkt, der auf der Suche nach dem heiligen Gral ist, um gesund zu werden, und vom Therapeuten seines Vertrauens diese Übung bekommt? Kannst du nachvollziehen, was es in ihm bewirken könnte, sein Rechthaben hintanzustellen und es auch dann durchzuziehen, wenn sich alles in ihm dagegen sträubt, so einen sinnlosen Blödsinn zu machen?

Das ist Musterunterbrechung auf ganz hohem Niveau. Sehr, sehr wirkungsvoll. Probier es gerne aus, ich bin sicher, es kann auch dein Leben verändern. Umso mehr, je blöder du dir dabei vorkommst.

Es gibt noch eine andere, recht radikale und effektive Möglichkeit, Gewohnheiten zu durchbrechen, die ich gerne vorschlage und dabei verdutzte Gesichter ernte. Anstatt sich über Missgeschicke, Fehler und Probleme zu ärgern, kann man sie einmal so richtig feiern. Warum nicht die Korken knallen lassen, so richtig schön essen gehen oder einen Kauf tätigen, über den man vielleicht schon länger nachdenkt, wenn es gerade nicht so läuft, wie gewünscht. Die guten Dinge sind doch aus sich heraus schon eine Belohnung, und wenn man mit einer Menge Mist konfrontiert ist, muss man sich nicht wirklich auch noch selbst mit trübsinnigen Gedanken herunterziehen. Abgesehen davon gibt es auch nach ganz herkömmlicher Interpretation selbst im Unglücksfall eigentlich immer noch etwas zu feiern.

Katharina hatte zum Beispiel wirklich Glück, dass ihre Kollision mit dem Traktor so glimpflich ausgegangen ist. Andere Kulturen, wie zum Beispiel die Thailänder, machen sogar aus dem Todesfall eines Angehörigen ein rauschendes Fest. Eine Sitte, die in unseren Breiten richtiggehend moralisch verwerflich erscheint. Wie immer gibt es nicht nur schwarz oder weiß, sondern auch viele Zwischenstufen. Was spricht dagegen, zumindest die kleineren Ärgernisse des Alltags zu feiern oder sich bei schweren Schicksalsschlägen im Stillen so oft als möglich etwas Gutes zu tun, um für die Herausforderung Kraft zu schöpfen?

Abschließend möchte ich noch kurz erläutern, warum ich dir geraten habe, dir vor dem Skizzieren eines Happy-Ends die Regeln Nr. 4, 5 und 7 des Spiels noch einmal anzuschauen. Ich beginne von hinten: Die Regel Nr. 7 besagt, dass Angst der wichtigste Wegweiser ist, was dieses Fallbeispiel sehr eindrücklich zeigt. Wovor wir uns am meisten fürchten, sucht uns oft heim, um wieder Balance in unser Leben zu bringen. Das erscheint uns unangenehm, wird uns aber befreien, wenn wir uns bereitwillig stellen. Sehr oft ist die Angst auch das tieferliegende Gefühl hinter einem anderen, das gerade im Vordergrund steht, weil wir sogar Angst vor der Angst haben und lieber etwas anderes empfinden. Wenn es uns zum Beispiel wütend macht, wenn uns jemand um etwas bittet, wozu wir keine Lust haben, steckt die Angst dahinter, nein sagen zu müssen, und dahinter wieder die Angst, nicht geliebt zu werden. Katharina will um keinen Preis schwach wirken und kann gar nicht anders, als sich ständig voll auszupowern. Sie glaubt, sich absolut wohlzufühlen mit dieser Strategie, und hat ihre Emotionen soweit ausgeblendet, dass sie unbewusst entscheidet, lieber den körperlichen Schmerz ihrer wiederkehrenden Unfälle zu fühlen. Doch irgendwann geht das Spiel nicht mehr auf und die Angst kommt doch ans Tageslicht. Ein freiwilliger Blick in diese Richtung zu einem früheren Zeitpunkt hätte möglicherweise die eine oder andere Verletzung überflüssig gemacht.

Die Nr. 5 ist die Regel, die uns daran erinnert, dass wir auf ein niedrigeres Level zurückgehen müssen, wenn wir ein höheres erreichen wollen. Weil Weiterentwicklung eben nur dann funktioniert, wenn wir den Mut finden, etwas zu ertragen, wovor wir bisher geflüchtet sind. Streng genommen findet also gar kein richtiger Rückschritt statt, sondern der Fortschritt fühlt sich zunächst nur unangenehm an. Wir haben dagegen gelernt, es als Erfolg zu empfinden, durch verschiedenste schlaue Strategien dem aus dem Weg zu gehen, was uns vermeintlich behindert. Zu erleben, dass diese Taktik nicht mehr aufgeht, wird als Misserfolg wahrgenommen.

Ein sehr weit verbreitetes Beispiel hierfür ist, wenn wir immer wieder den Kontakt zu Personen abbrechen, die uns mit unseren Unzulänglichkeiten konfrontieren. Wir wissen dann, dass diese Menschen uns nur Kraft kosten und im Voranschreiten behindern, also ziehen wir uns vor ihnen zurück. Im Laufe der Zeit haben wir aber immer wieder Begegnungen mit ähnlichen Typen und wir laufen erneut davon. Irgendwann kommt die erleuchtende Erkenntnis, dass es die nachhaltigere Lösung ist, zu lernen, sich mit den als unerfreulich bewerteten Charaktereigenschaften zu arrangieren. Kaum sind sie uns egal geworden, verfolgen sie uns nicht mehr oder wir nehmen zumindest keine Verfolgung mehr wahr. Wir sehen unsere Mitmenschen in viel positiverem Licht.

Die Regel Nr. 4, die besagt, dass Gegensätze sich anziehen, erklärt noch einmal auf einer anderen Ebene, dass es gar nicht anders sein kann, als dass man erst zurückgehen muss, wenn man nach vorne will. Permanentes nach vorne streben hätte nur zur Folge, dass wir zurückgeschleudert werden oder uns zumindest ausgebremst fühlen. Im Fallbeispiel wird Katharinas Drang nach Kontrolle durch unkontrollierbare Ereignisse und Gefühle ausgeglichen. Alle Kontrollfreaks sind unbewusst von Angst beherrscht, die irgendwann nicht mehr gedeckelt werden kann. Die Lösung liegt jetzt ganz klar auf dem Tisch: freiwilliges Abgeben von Kontrolle und freudvolles Durchbrechen starrer Muster. Jede extreme Haltung wird früher oder später auf die andere Seite umschlagen.

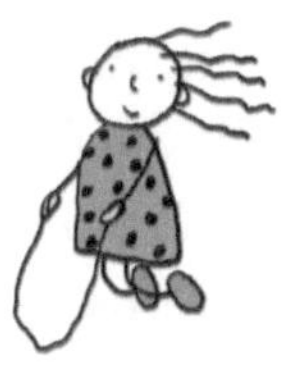

ZUSÄTZLICHE SPIELAUFGABEN:

- Welches Murmeltier grüßt dich immer wieder?
  Was sind in deinem Leben die kleinen und die
  großen Unannehmlichkeiten, denen du schon
  wiederholt begegnet bist, jedoch nicht mehr
  begegnen möchtest?

- Was für Gefühle lösen diese Situationen in dir aus?

- Auf welche Art könntest du diesen Gefühlen in
  deinem Leben mehr Raum einräumen?

- Welche kleinen und großen Ungleichgewichte
  erkennst du bei dir?
  Gibt es etwas, was du – wenn möglich regelmäßig –
  tun könntest, um hier einen Ausgleich zu schaffen?

- Katharina ist im Leben und im Sport eine
  Kämpferin. In welchen Bereichen fällt es dir leicht,
  alles zu geben, all deine Kräfte zu mobilisieren, um
  ein Ziel zu erreichen? Was gibt dir die notwendige
  Motivation, Schwierigkeiten zu bewältigen und
  Hindernisse zu überwinden? Bitte denk länger über
  diese Frage nach und trage möglichst viele Beispiele
  zusammen, die dich daran erinnern, wie oft du zur
  Heldin oder zum Helden wirst.
  Ist es z.B. im Einsatz für deine Kinder? Für Tiere
  oder für Menschen, die ungerecht behandelt werden?

Oder kommst du nur dann in die Gänge, wenn eine fette Belohnung für dich winkt?

Das ist nicht verwerflich, wichtig ist nur, zu wissen, womit man sich selbst am besten motivieren kann. Allein, dir darüber bewusst zu werden, wie viel Power du in dir hast und was diese Power am schnellsten in dir weckt, kann dir helfen, sie auch zu mobilisieren. Überlege dir zusätzlich, wie du das Wissen um deine wichtigsten Motivatoren dazu einsetzen kannst, auch im Alltag kraftvoller zu agieren.

DER FALL MANUEL

Nicht schon wieder, das war das dritte Mal innerhalb einer halben Stunde. Schnell zog Manuel seine zitternde rechte Hand von der Tischplatte und platzierte sie auf seinem Oberschenkel. Danach überprüfte er der Reihe nach in den Gesichtern der Kollegen, ob es jemandem aufgefallen war. Die meisten von ihnen schienen in sich selbst versunken. Der Stocker sah fast so aus, als wäre er schon eingeschlafen, der Bachleitner kaute an den Fingernägeln und der Linder war der Einzige, der tatsächlich die Augen an die Wand gerichtet hatte, an die der Novak die Präsentation zu seinem wenig mitreißenden Vortrag geworfen hatte. Aber der Radinger, hatte der nicht gerade in seine Richtung geblickt und schnell den Kopf gedreht, als er ihn angeschaut hatte? Im Moment gab er vor, interessiert zu lauschen, was gerade für ihn verdächtig war. Der Radinger war immer der, der darauf achtete, dass die Meetings schnellstmöglich ein Ende fanden. Manuel beschloss, ihm beim Hinausgehen zu erzählen, dass es gestern Abend später geworden war und er seit langem einmal wieder mit seinen Freunden einen über den Durst getrunken hatte. Er musste auf Nummer sicher gehen, damit es sich nicht in der Firma herumsprach, dass etwas mit ihm nicht in Ordnung war. Zumindest noch nicht. Irgendwann würde er es sowieso nicht mehr verbergen können, aber daran wollte er jetzt noch nicht denken. Bis vor ein paar Wochen hatte er das lästige Zittern ja selbst noch auf diverse Umstände zurückzuführen versucht. Auf die Nervosität vor dem wichtigen Termin, die Grippe, die ihm womöglich noch in den Knochen steckte, oder auf die paar Bierchen am Vorabend. Den Termin beim Neurologen hatte er trotzdem vereinbart. Eigentlich nur, um sich selbst zu beruhigen und um nichts zu übersehen. Ausgerechnet jetzt, wo er so kurz davorstand, das Ziel zu erreichen, für das er so lange gekämpft hatte. Er hatte sich für den Posten als Geschäftsführer beworben, weil Persson zurück nach Schweden gehen würde. Es war nicht das erste Mal, dass er diesen Aufstieg versuchte, doch diesmal standen seine Chancen so gut wie noch nie. Die Bewerbungsgespräche gingen bereits in die zweite Runde und es war neben ihm nur noch ein möglicher Kandidat im Gespräch. Diesmal würde es klappen und er würde nicht zulassen, dass sein Körper ihm einen Strich durch die Rechnung machte.

Parkinson mit 38. Ein wirklich seltener Sonderfall, der ganz gut in sein Leben passte. Als Glückspilz konnte er sich nicht gerade bezeichnen, obwohl alles so gut angefangen hatte. Eine wirklich glückliche und wohlbehütete Kindheit in einer gut situierten Familie. Die Mutter Lehrerin und der Vater Filialleiter in der Bank. Er hätte sich keine besseren Eltern vorstellen können. Sie waren immer da und erfüllten ihm jeden Wunsch. Völlig selbstverständlich finanzierten sie ihm sein Studium, er hätte noch nicht einmal jobben müssen. Doch es war ihm immer ein Bedürfnis gewesen, auch etwas zurückzugeben. Schon im dritten Semester hatte er begonnen, in der Firma zu arbeiten, in der er immer noch beschäftigt war. Sein Studienfortschritt hatte darunter nicht gelitten, er schloss in der Mindestzeit mit Auszeichnung ab. Er träumte von einem schnellen Aufstieg und später sollte es eine eigene Firma sein. Und natürlich wollte er auch Familie. Mit wem, war von Anfang an klar gewesen. Mit Silvia hatte er schon das Gymnasium besucht und ab der zwölften Klasse waren sie ein Paar. Alles war perfekt. Sie liebten sich nicht nur, sie waren auch beste Freunde, hatten die gleichen Interessen und die gleichen Vorstellungen, wie das Leben weiter verlaufen sollte. Erst das Wirtschaftsstudium, dann die Heirat und im Job Fuß fassen und danach die Kinder. Drei bis vier Jahre wollte Silvia ganz zu Hause bei den beiden Kindern bleiben, danach noch zwei Jahre in Teilzeit arbeiten und im Optimalfall dann mit ihm die gemeinsame Firma gründen. Alles war bis in Detail geplant, alles stimmte. Sogar ihre Eltern verstanden sich prima und waren begeistert von ihren Plänen. Doch plötzlich begannen die Dinge aus dem Ruder zu laufen. Silvia wurde einfach nicht schwanger. Vier Jahre probierten sie es, und vor allem Silvia verlor dabei sukzessive die innere Ausgeglichenheit, die er so an ihr liebte. Die Untersuchungen hatten bei beiden keine Auffälligkeiten ergeben, doch scheinbar machte sie sich Vorwürfe. Bis heute verstand Manuel nicht, was eigentlich zwischen ihnen geschehen war. Wahrscheinlich hatte er einfach zu spät gemerkt, wie wichtig ihr das Thema war und wie schlecht es ihr ging. Immer öfter gab es Streit und dann war da auf einmal der Arbeitskollege, zu dem sie sich hingezogen fühlte, wie sie es ausdrückte. Sechs Wochen nachdem sie es ihm gesagt hatte, zog sie aus, und acht weitere Wochen später erfuhr er von gemeinsamen Freunden, dass sie schwanger war. Das Reihenhaus wurde überstürzt verkauft. Zwar hätte er sich die Raten gerade so auch alleine leisten können, doch er musste Silvia auszahlen. Darüber hinaus hätte er es nicht ertragen, ohne sie darin zu leben. Jedes einzelne Möbelstück erzählte ihm eine Geschichte aus ihrer Vergangenheit. Nun waren sie fast fünf Jahre geschieden und es wollte immer noch nicht so richtig in seinen Kopf hinein. Etwas in ihm war nicht bereit für einen neuen Lebensentwurf.

Parallel dazu war es auch in der Firma nicht so gelaufen, wie er sich das vorgestellt hatte. Während andere jedes Jahr befördert wurden, fühlte er sich oft übergangen. Schon beim letzten Wechsel der Geschäftsführung hatte er sich große Chancen ausgerechnet. Er war schon so lange in der Firma und mit allen Agenden bestens vertraut. Stattdessen hatte man ihm diesen Schweden vor die Nase gesetzt, der weder die Belegschaft noch das übliche Prozedere kannte. Nicht nur einmal musste Manuel ihn mit viel Überzeugungskraft davon abhalten, Dummheiten zu wiederholen, die in der Vergangenheit bereits von anderen gemacht wurden, was Persson natürlich nicht wissen konnte. Es war mehr als frustrierend, dass der andere die Lorbeeren für sein Wissen einstreifte.

„Du kannst von Glück reden, dass du in dieser Firma überhaupt so weit gekommen bist", hatte sein bester Freund und Studienkollege Max zu ihm gesagt. „Wenn du wo als Student beginnst, sehen die immer den Studenten in dir."

Max selbst war seit zwei Jahren leitender Finanzer eines Konzerns. Davor hatte er mehrere Jahre im Ausland verbracht und etwa alle zwei Jahre die Stelle gewechselt. So flexibel war Manuel nicht. Solange er mit Silvia zusammen war, kam ein Auslandsaufenthalt für ihn nicht in Frage, und seit der Trennung fühlte er sich wie paralysiert. Abgesehen davon sollte es irgendwann ja ohnehin die eigene Firma sein.

Und jetzt kam auch noch die Krankheit dazu. Den Schock der Diagnose hatte Manuel noch nicht verdaut und er hatte sich bisher keinem einzigen Menschen anvertraut. Noch nicht einmal seinen Eltern. Es war, als würde er dem Ganzen erst die volle Wahrheit verleihen, wenn er es jemandem erzählte, und das wollte er nicht. Womöglich war ja alles doch ein Irrtum, auch wenn das MRT, das der Neurologe angeordnet hatte, eigentlich jeden Irrtum ausschloss.

„Wie geht es denn jetzt weiter?", hatte Manuel ihn gefragt.

„Sie bekommen Medikamente und wir werden gemeinsam den Verlauf in Ihrem speziellen Fall beobachten. Am besten Sie führen ein Tagebuch über alle auftretenden Beschwerden. Dann können wir schon bald einschätzen, wie schnell die Krankheit bei Ihnen fortschreitet."

„Gibt es eine Chance auf Heilung?"

„Nein."

Diese Antwort wollte Manuel noch nicht akzeptieren. Es gab doch heutzutage so viele Möglichkeiten und er war noch so jung.

Fast jede freie Minute hatte er seither im Internet verbracht, um zu recherchieren. Er wusste so gut wie nichts über diese Krankheit, bis auf das, dass Muhammad Ali daran erkrankt gewesen war und dieser kleine Schauspieler von dem uralten Film mit der Zeitmaschine, dessen Name ihm nicht mehr einfallen wollte. Manuel wollte herausfinden, was auf ihn zukommen würde. Bisher waren da nur die zitternden Hände, ab und zu, und nur wenn er nicht beschäftigt war.

Gelegentlich ließ ihn auch sein Gedächtnis im Stich. Doch das konnte schließlich vom Stress kommen, oder nicht? Vielleicht war es ein Fehler, den Termin beim Arzt gemacht zu haben. Wollten Ärzte nicht unbedingt etwas finden? Schließlich lebten sie von kranken Menschen und nicht von gesunden. Er sollte noch andere Experten aufsuchen, sicher würden die den Irrtum aufdecken.

Permanent drehten sich solche Gedanken in seinem Kopf. Er fand heraus, dass seine willkürlichen Bewegungen langsamer und seine Mimik nach und nach immer schwächer werden würde. Auch das Sprechen würde im schwerfallen. Irgendwann würde er häufig Gefahr laufen zu stürzen und schließlich gar nicht mehr gehen können. Und Depressionen würde er bekommen, weil sein Gehirn irgendein Hormon nicht mehr ausreichend produzieren würde können.

Das waren geniale Aussichten, die nicht exakt dem Bild entsprachen, das er sich von sich selbst als künftiger Firmenchef gemacht hatte. In wie vielen Jahren würde es wohl soweit sein? Und was ein Glück für Silvia, dass sie rechtzeitig die Kurve gekratzt hatte.

„Herr Kollege, es freut mich außerordentlich, dass Sie meinen Vortrag gar so genossen haben. Wollen Sie noch ein wenig darüber nachsinnen oder begleiten Sie mich hinaus, dann kann ich den Raum absperren?“

Als Manuel hochblickte, sah er in das grinsende Gesicht von Christian Novak.

„Ist alles ok bei dir?"

„Mist!" Manuel fluchte, weil alle anderen längst gegangen waren. Er hatte doch noch mit Radinger sprechen wollen.

„Kann ich dir irgendwie helfen?" Jetzt klang Novak wirklich besorgt.

„Nein danke, alles bestens, ich war nur in Gedanken. Wir sehen uns morgen." Manuel nahm sein Tablet und ließ den Kollegen einfach stehen. Er war jetzt nicht in der Verfassung, sich eine glaubhafte Ausrede für sein seltsames Verhalten auszudenken. Morgen würde er aber eine wirklich gute Geschichte brauchen. In der letzten Zeit war er wirklich nicht gut drauf gewesen und heute gleich zwei Zwischenfälle, erst Radinger und dann Novak. Wenn es ihm nicht schnellstens gelang, sein Leben wieder auf die Reihe zu bekommen, war er umgehend Klatschthema Nummer eins in der Firma und seine Chancen auf den Geschäftsführerposten würde das nicht gerade erhöhen. Es war wirklich an der Zeit, aus dieser dämlichen Schockstarre wieder herauszukommen. Er brauchte einen guten Plan.

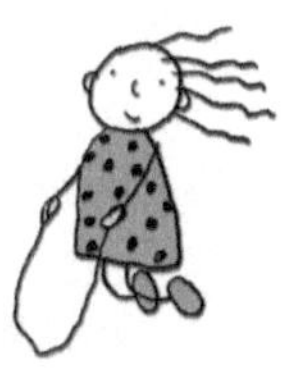

Vielleicht hattest du dich schon gewundert, warum die Heldinnen all meiner bisherigen Fallbeispiele weiblich waren. Das liegt daran, dass die überwiegende Mehrheit meiner Kunden aus Frauen besteht und ich die Beispiele aus deren Leben entlehnt habe. Möglich, dass die durchschnittliche Frau eine Neigung zu etwas anderen Problemen als der durchschnittliche Mann hat, doch die Gesetzmäßigkeiten zu deren Lösung gelten natürlich für beide Geschlechter gleichermaßen. Und wer würde sich schon selbst als durchschnittlich bezeichnen? Wir haben alle eine männliche und eine weibliche Seite in uns und in der überwiegenden Mehrzahl der Fälle sehr ähnliche Herausforderungen. Der Leser wird in jedem Beispiel Punkte finden, die er auf sich selbst übertragen kann, und andere, die ihm fremd sind, ganz unabhängig vom Geschlecht des Protagonisten, das für mich persönlich völlig nebensächlich ist.

Manuels Fall ist der letzte in diesem Buch und du kannst hier noch einmal alles zusammentragen, was du bei den anderen Geschichten gelesen hast. Es ist immer ein guter Anfang, zunächst einmal die Ausgangssituation festzuhalten, also worin der Konflikt überhaupt genau besteht. Was werden Manuels größte Ängste sein? Worin bestehen die Gemeinsamkeiten mit den bisherigen Geschichten und was ist hier anders und neu? Wie würde er wohl selbst derzeit sein Leben beschreiben? Welche Überzeugungen hat er deiner Meinung nach über sich selbst und das Leben ausgebildet? Und wohin kann das führen, wenn er daran nichts ändert?

Bitte zeichne wieder dein ganz persönliches Worst-Case-Szenario für Manuel, bevor du nachliest, was ich mir ausgemalt habe. Die Stolpersteine findest du ab Seite 304.

Worst-Case-Szenario Manuel

Luise ließ verzweifelt den Löffel sinken, weil Manuel den Mund nicht öffnete. Wenn sie ehrlich war, machte es sie fast ein wenig wütend, wie sehr ihr Sohn sich gehen ließ. Sie wollte nicht glauben, dass er wirklich nicht mehr dazu in der Lage war, selbst zu essen, doch er probierte es nicht einmal. Es kostete sie viel Kraft, rund um die Uhr für ihn dazu sein. Mit ihren 68 Jahren hatte sie nicht mehr die Energie, um ihre eigenen Bedürfnisse vollständig zurückzustellen, ohne selbst dabei Schaden zu nehmen. Ihre Bandscheiben rebellierten bereits lautstark und neuerdings hatte sie nach dem Essen oft Bauchschmerzen. Wahrscheinlich hatte sie eine Magenschleimhautentzündung. Ihre Rente hatte sie sich wahrlich anders vorgestellt, doch sie brachte es auch nicht über sich, Manuel in ein Pflegeheim zu geben. Noch nicht. Über kurz oder lang würde ihnen wohl keine andere Wahl bleiben. Ihr Mann unterstützte sie rein praktisch, wenn es aber darum ging, sich über die Situation auszutauschen und gemeinsam nach Lösungen zu suchen, wie man ihrer aller Leben wieder ein wenig einfacher gestalten könnte, schaltete er völlig auf Durchzug. „Er ist unser Sohn und es ist, wie es ist", sagte er dann und fand gleichzeitig immer öfter Ausreden, um für Stunden das Haus zu verlassen. Mal war es ein Treffen mit alten Kollegen, mal brauchte ein Nachbar dringend seine Hilfe und wenn er die Einkäufe erledigte, brauchte er neuerdings zwei volle Stunden, während er früher nach einer Dreiviertelstunde zurück war.

Auch sie selbst wollte am liebsten davor fliehen, Manuel bei seinem schnellen Verfall zuzusehen. Die Diagnose lag noch keine sechs Jahre zurück und die Ärzte sprachen von einem außergewöhnlich schnellen Verlauf, den sie sich nicht erklären konnten. Manuel wirkte völlig leblos. Er hatte aufgehört zu sprechen und konnte nicht mehr alleine gehen. Bei sämtlichen alltäglichen Verrichtungen war er auf Luises Hilfe angewiesen. Meistens saß er in dem Sessel, den sie ihm in die Küche zum Tisch geschoben hatten, und starrte ausdruckslos vor sich hin. Bei schnellem Hinsehen konnte man oft nur an seinem Zittern sehen, dass er überhaupt noch lebte. Manchmal weinte er auch tonlos, ohne dabei das Gesicht zu verziehen.

Sie dachte oft zurück an den fröhlichen Jungen, der er einmal gewesen war. Er war bei allen beliebt, wusste, was er wollte, und er erreichte es auch. Dabei war er nie verbissen, sondern stets voller mitreißender Begeisterung und Lebensfreude. Mittlerweile war sie unsicher, ob sie ihn durch die rosarote Brille der mütterliche Liebe so wahrgenommen hatte oder ob es tatsächlich möglich war, dass sich ein Mensch komplett drehen konnte.

Für Luise hatte alles lange vor der Diagnose begonnen. Nach der Trennung von Silvia war ihr Sohn nie mehr zu dem geworden, den sie kannte. Er funktionierte nur noch, ging zur Arbeit, erledigte, was zu tun war, doch ganz ohne die Freude, die er sonst immer ausgestrahlt hatte. Seinen Humor schien er gänzlich verloren zu haben und er wurde immer wortkarger. Als sie ihn einmal bei einer Putzaktion in seiner Wohnung unterstützte, fand sie im Bad das Päckchen mit den Antidepressiva. Damals war sie fast erleichtert darüber gewesen, weil sie glaubte, es würde ihm damit vielleicht bald wieder besser gehen. Doch ihre Hoffnung erfüllte sich nicht, er zog sich immer mehr zurück. Als er die Diagnose bekam, konnte sie ein kleines Wiederaufflammen seiner Lebensenergie entdecken. Er begann, genauestens zu recherchieren, informierte sich über den Verlauf und die unterschiedlichen Behandlungsmöglichkeiten. Doch auch das stellte sich eher als Fluch denn als Segen heraus. Je mehr er über die Krankheit wusste, umso schneller begann er, Symptome zu entwickeln. In immer kürzer werdenden Abständen schraubte sein behandelnder Arzt die Dosierung der starken Medikamente nach oben, doch scheinbar ohne Erfolg. „Es muss doch noch etwas anderes geben, wozu schluckst du all dieses Zeug, wenn es dir nicht hilft?" Immer wieder drang sie auf ihn ein, doch er wollte nichts davon hören. „Wer weiß, ob es ohne die Medikamente nicht noch viel schlimmer wäre. Die Ärzte wissen, was sie tun", war seine Antwort. Doch ob es wirklich das große Vertrauen in die Mediziner war, das ihn abhielt, etwas anderes zu probieren, oder ob er damals längst keinen Lebenswillen mehr hatte, diese Frage hatte sich Luise unzählige Male gestellt.

Drei Monate nach der Diagnose erfuhr Manuel, dass wieder ein Ausländer an seiner Stelle den Geschäftsführerposten übernehmen würde, doch als er das seinen Eltern mitteilte, schien es ihn kaum zu berühren. „Wahrscheinlich ist es besser so, ich weiß ohnehin nicht, wie lange ich noch arbeiten kann", meinte er. Weitere drei Monate später war er das erste Mal für mehrere Wochen krankgeschrieben. Die Phasen, in denen er zwischen seinen Krankenständen in die Firma ging, wurden immer kürzer, und es gab dort sowieso nichts mehr, was auf ihn wartete. Auch auf seinem alten Posten saß längst ein anderer. Nach etwa zwei Jahren stellte Manuels behandelnder Arzt einen Antrag auf Frührente für ihn, dem sechs Monate später stattgegeben wurde. Zur selben Zeit beschloss die Familie gemeinsam, Manuels Wohnung aufzulösen und ihn wieder in seinem alten Kinderzimmer einzuquartieren. Ein letztes Mal hatte sich Luise damals der Illusion hingegeben, dass jetzt alles besser werden würde. Wenn Manuel nicht mehr so oft alleine war und sie ihn noch liebevoller umsorgen konnte, würde er wieder neuen Mut schöpfen, so dachte sie. Mittlerweile hatte sie jedoch jegliche Zuversicht verloren, ihren Sohn ein Stück weit ins Leben zurückholen zu können. Er vegetierte vor sich hin und nahm nicht nur sich selbst, sondern auch seinen Eltern nahezu jede Lebensqualität.

War sie ungerecht, einen kranken Menschen für ihre eigene Verzweiflung verantwortlich zu machen? Vielleicht machte sie sich damit selbst genauso zum hilflosen Opfer wie er. Und was war sie für eine Mutter, wenn sie sich nicht ohne Wenn und Aber für ihr Kind aufopfern konnte?

Sie hasste dieses Gedankenkarussell in ihrem Kopf, das beständig die Richtung wechselte. Mal machte sie sich selbst Vorwürfe, mal ihrem Sohn, ihrem Mann oder dem Leben als Ganzes. Nichts davon brachte sie oder Manuel auch nur einen Schritt weiter.

Ein letztes Mal probierte sie, den Löffel voller Kartoffelbrei Manuels Mund zu nähern. Er starrte nur und schien sie nicht zu sehen. Luise starrte zurück. „Schau mich an", rief sie, „du siehst mich doch!" Am liebsten hätte sie ihrem Sohn jetzt eine Ohrfeige verpasst.

Mitten in sein glänzendes Gesicht. Ohne ihren Blick von ihm abzuwenden, schleuderte sie den Löffel zurück in den Teller, der neben ihr auf der Tischkante stand. Das feuchte Gefühl auf ihrem Oberschenkel und das nachfolgende Klirren verrieten ihr, dass ihre Bewegung ein klein wenig zu heftig gewesen war. Der Teller war auf den Fliesen zerbrochen, Scherben und Kartoffelbrei zeichneten ein unappetitliches Muster darauf. Auf ihrer Hose war der Löffel mitsamt seinem klebrigen Inhalt gelandet.

Luise schlug die Hände vor das Gesicht und begann laut zu schluchzen.

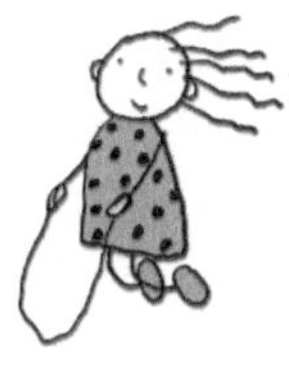

Achtung, Stolpersteine!

Was Manuel zum Verhängnis wird, kenne ich aus der Praxis nur allzu gut. Eine unerwartete Diagnose mit tödlicher Prognose lähmt ihn völlig. Er identifiziert sich so mit seiner Krankheit und nimmt sie als unveränderlich an, dass er wesentlich schneller verfällt, als es Betroffene mit Parkinson normalerweise tun. Dass eine Heilung möglich sein könnte, daran denkt er gar nicht.

Doch wie siehst du das? Ist es tatsächlich mit jeder Krankheit möglich, wieder gesund zu werden?

Ich denke, dass es theoretisch immer möglich ist. Es bedarf jedoch in vielen Fällen eines enormen Überlebenswillens und großer Bereitschaft, die gesamte Lebensweise umzukrempeln. Es ist nicht schönzureden, eine tödliche Erkrankung ist eine Einladung, sehr vieles zu verändern. Ginge es nur um Kleinigkeiten, hätte man sich einen Schnupfen eingefangen oder den Kopf gestoßen. Und das ist es, was es so schwierig macht. Wenn es überhaupt so weit gekommen ist, dass sich so schwerwiegende Symptome entwickeln konnten, ist der Betroffene tief verstrickt in Mustern, die seiner Gesundheit und seinem Glück nicht förderlich sind. Nun kommt für ihn vieles zusammen. Es geht ihm körperlich und vielleicht auch seelisch schlecht, er hat von einer Autoritätsperson glaubhaft versichert bekommen, dass er sterben wird, und er soll trotzdem guter Dinge bleiben und sein gesamtes Leben umkrempeln. Das macht man sicher nicht mit links, und trotzdem ist es möglich. Beweise von wundersamen Heilungen gibt es genug und glücklicherweise durfte ich selbst viele Male Zeugin davon werden. Ebenso gibt es die umgekehrten Geschichten, wo Menschen nach einer Diagnose sehr schnell verstorben sind und sich im Nachhinein herausstellte, dass die Laborbefunde vertauscht wurden und ein Gesunder sein Leben gelassen hat. „Nur" weil er glaubte, sterben zu müssen.

Das ist der Unterschied zwischen Manuel und den anderen Helden aus diesem Buch, die zwar teilweise schwere Symptome zu beklagen hatten, jedoch nicht mit einer so niederschmetternden Prognose konfrontiert waren. Die geistige Grenze, über die Manuel sich hinwegsetzen muss, ist enorm, und im Worst-Case-Szenario schafft er es nicht. Er zeigt uns auch, dass es nicht unbedingt die beste Idee ist, allzu gründlich im Internet über Krankheiten zu recherchieren. Es kommt oft vor, dass man sich in dem einen oder anderen beschriebenen Symptom wiederfindet, das genauso gut völlig unbedeutend oder aber ein Zeichen für etwas wirklich Gravierendes sein könnte. Und schon kann ein Muskelzucken aufgrund von Nervosität oder Nährstoffmängeln zu einer schweren zentralnervalen Störung werden, ein Ziehen im rechten Unterbauch zu einer Blinddarmentzündung, ein Kribbeln im Bein zu einem Bandscheibenvorfall, ein Insektenstich zu einer Borreliose, Sodbrennen zu einem Herzinfarkt sowie Kopfschmerzen oder Augenflimmern zu einem Gehirntumor. Das klingt lustig, ist es aber nicht. Weder für die Betroffenen, die in echter Panik sind, noch für deren Angehörige, die sich bisweilen ganz schön was anhören dürfen. Dabei sind die Symptome keineswegs erfunden, sie verstärken sich jedoch ganz erheblich, wenn sie so stark im Fokus stehen.

Doch was soll man tun, wenn man sich leicht in Angst versetzen lässt? Ist es besser, sich gar nicht zu informieren, was genau hinter bestimmten Beschwerden stecken könnte oder was eine Diagnose genau bedeutet?

Für mich liegt die wahre Lösung nie auf der einen oder auf der anderen Seite, sondern in der Mitte. Die Augen zu verschließen und so zu tun, als wäre nichts, ist genauso wenig förderlich, wie alles aufzusaugen und direkt für bare Münze zu nehmen. Schon bevor man startet, sollte man sich das klare Ziel setzen, sich die Informationsquellen genau anzusehen und stets genau nachzuspüren, ob das, was da steht, auch auf einen selbst zutreffen könnte. Es ist auf dem Heilungsweg sowieso unerlässlich, den Kontakt zur inneren Stimme wieder aufzubauen, und dies ist eines von vielen Beispielen, um das zu üben. Auch für den Rest des Lebens ist es nützlich, die Fähigkeit zu erwerben, aus einer Fülle von Informationen die herauszufiltern, die einem nützen. Es macht Sinn, zu wissen, welche Art der Ernährung bei einer bestimmten Symptomatik hilfreich ist und durch welche zusätzlichen Maßnahmen eine gute Entwicklung begünstigt werden kann. Auf Statistiken in Bezug auf die durchschnittliche Überlebensdauer nach der Diagnose würde ich dagegen lieber verzichten und mir stattdessen ein ganz individuelles Ziel für mich selbst stecken. Auch würde ich mir überlegen, was ich bis dorthin unbedingt noch erleben und erreichen möchte, das steigert die Motivation, dieses Ziel auch tatsächlich zu erreichen. Wenn ich bisher davon geträumt habe, 100 Jahre alt zu werden, gibt es keinen Grund, das zu ändern. Schließlich ist alles möglich, was man selbst für möglich hält. Das besagt die Regel Nr. 12, die du für das Happy-End dieses Falles ganz dringend brauchen wirst.

Aus meiner Sicht gilt für Heilung generell, ganz besonders aber für die Heilung von wirklich bedrohlichen Erkrankungen, einerseits nicht in eine ungesunde Kampfhaltung zu verfallen, sich andererseits aber auch nicht mit der Diagnose zu identifizieren und abzufinden. Für viele ist das eine Gratwanderung, die schon der Verstand nicht wirklich einwandfrei hinbekommt, von der anschließenden praktischen Umsetzung ganz zu schweigen. Dass es einer gängigen Überzeugung unserer Gesellschaft entspricht, dass man gegen eine Krankheit kämpfen muss, weil es nicht zu tun, bedeuten würde, sich dem Tod auszuliefern, macht es nicht gerade leichter.

Ich verstehe es so: Zu kämpfen, bedeutet für mich, im Widerstand zu sein. Also die innere Haltung zu haben: *Ich möchte das nicht. Dass es da ist, hat mit mir nichts zu tun, ich will es einfach nur loshaben.* Ein gesundes Annehmen kommt dagegen in etwa aus dieser Position: *Wenn es da ist, brauche ich es für irgendetwas. Ich übernehme die Verantwortung dafür und halte die Augen offen, was mir das Leben damit sagen möchte. Ich bin bereit für alle Botschaften, die es mitbringt, und für die notwendigen Veränderungen.*

Wenn ich davon ausgehe, dass etwas gekommen ist, weil ich es brauche, ist die logische Schlussfolgerung daraus: Wenn ich es nicht mehr brauche, wird es wieder gehen. Ich brauche es dann nicht mehr, wenn ich die Botschaft verstanden habe.

Ich gehe mit der Haltung der Hingabe also keinesfalls davon aus, dass ich für immer krank bleibe, sondern schaffe überhaupt erst die Grundvoraussetzung für eine Genesung, die ja nicht erfolgen kann, solange ich die Botschaft nicht hören will, die mein Körper mir zu übermitteln versucht.

Macht das Sinn für dich?

Manuel befindet sich noch im Kampf, er kann sich nicht vorstellen, dass es gut für ihn sein könnte, was gerade passiert. Die Diagnose ist hier auch nicht die einzige Baustelle. Er hat die Trennung von seiner Frau noch nicht akzeptiert und trauert seinen Träumen von der Selbständigkeit nach. Sein Hauptkonflikt besteht wohl darin, dass er nicht versteht, warum der

Lauf seines Lebens – scheinbar ganz ohne sein Zutun – so plötzlich die Richtung gewechselt hat. Erst lief alles nach Plan und auf einmal lief überhaupt nichts mehr so, wie er es sich vorstellte. Genau wie Katharina hat er gerne die Kontrolle. Dass sie ihm entglitten ist, kann er nicht verkraften, und er bedauert es lieber, als neue Pläne zu fassen und zu riskieren, erneut zu scheitern.

So zieht das Leid seine Kreise, denn dass er nicht wieder richtig auf die Beine kommt, ist wiederum für seine Eltern sehr schmerzhaft. Tatsächlich stellt sich im Leben ja öfter die Frage: Wie kann man einem lieben Menschen am besten helfen und was kann man tun, wenn sich jemand total hängen lässt und keine Hilfe mehr annehmen möchte? Oft schreiben mir Leser und berichten mir, dass ein Elternteil, der Partner oder sogar das erwachsene Kind eine schlimme Diagnose erhalten hat. „Es gäbe so viel, was sie tun könnte, doch sie macht ganz zu. Was kann ich tun, um sie zu überzeugen?", heißt es dann zum Beispiel.

Ich glaube, es ist die beste Hilfe, die Herangehensweise des Gegenübers zunächst einmal total zu akzeptieren. Auch hier kann – wenn überhaupt – nur die Hingabe helfen, damit sich eine verfahrene Situation wieder lösen lässt. Druck erzeugt immer Gegendruck, auch dann, wenn er gut gemeint ist.

Außerdem rate ich dazu, zu versuchen, sich nicht in das Drama mit hineinziehen zu lassen. Es ist gut, Verständnis auszudrücken und gleichzeitig Zuversicht auszustrahlen. Aus der Haltung heraus: „Ich vertraue darauf, dass du weißt, was gut für dich ist, und wenn du mich brauchst, unterstütze ich dich". Zu vermitteln „Oh Gott, ist das schrecklich, du tust mir wahnsinnig leid", ist aus meiner Sicht genauso wenig hilfreich wie die zuvor angesprochene versuchte Bevormundung. Bei beidem schwingt darüber hinaus eine gehörige Portion Überheblichkeit mit. Ich versuche stets, meinem Gegenüber das Gefühl zu geben, dass ich ihn für voll nehme, und ich erlaube mir auch nicht, von oben herab über ihn zu sprechen, wenn er nicht dabei ist.

Auch in meinem Sinn möchte ich davon ausgehen, dass das Leben perfekt für uns alle sorgt und es im großen Zusammenhang richtig ist, was passiert. Und ich bin absolut sicher, dass Veränderung nie ohne vorausgegangene Akzeptanz passieren kann. Wenn der Betroffene selbst aus verständlichen Gründen diese Akzeptanz noch nicht empfinden kann, nehme ich mir vor, ihm vorauszugehen und ihm damit einen Windschatten zu schaffen, ihn womöglich sogar mit der Akzeptanz zu infizieren.

Nun ist es aber Zeit für ein Happy-End. Wie denkst du, dass sich diese verfahrene Situation doch noch zum Guten wenden könnte? Lass wie immer deine Fantasie spielen, mittlerweile hast du ja schon sehr viel Übung darin. Aus meiner Sicht halte ich in diesem Fall die Regel Nr. 12 für besonders bedeutsam. Aber auch die Nr. 1, die Nr. 2 und die Nr. 8 sind wichtig.

Ab der nächsten Seite findest du dann meine Idee davon, auf welchem Weg Manuel Heilung finden könnte. Die Diskussion dazu ab Seite 324.

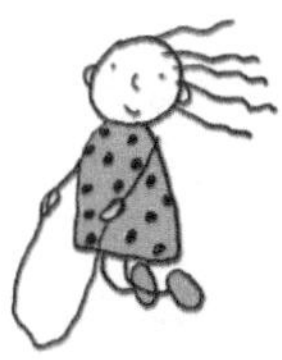

Ein Happy-End für Manuel

Manuel saß in einem der beiden großen Ohrensessel vor dem Kamin. Sonja war mit Marie nach oben gegangen, um sie ins Bett zu bringen. Er genoss die Wärme des Feuers und blickte auf seine Hände. Seit seiner Parkinson-Diagnose vor drei Jahren erfüllte es ihn jedes Mal mit unbeschreiblicher Freude, wenn er völlig entspannt war und seine Hände ganz ruhig in seinem Schoß lagen. Wahrscheinlich würde er das für den Rest seines Lebens nie wieder als selbstverständlich hinnehmen, und das, obwohl sie seit fast zweieinhalb Jahren nicht mehr gezittert hatten.

Die ersten zwei Monate nach dem alles verändernden Arztbesuch damals verbrachte er in völliger Ratlosigkeit. Weil er nicht wusste, was er tun sollte, tat er einfach gar nichts. Er nahm weder die Tabletten, die ihm der Arzt verschrieben hatte, noch sprach er mit jemandem darüber, was er erfahren hatte. Er versuchte nach Kräften, sein Leben einfach so weiterzuleben wie davor, nur wollte es ihm nicht gelingen. Er konnte sich nicht konzentrieren, wurde ständig gefragt, ob alles in Ordnung sei, und er spürte, dass man begonnen hatte, über ihn zu tuscheln. Am schlimmsten waren jedoch seine eigenen Gedanken. Er bemitleidete sich selbst, weil er nach seiner Ehe und seinen beruflichen Träumen nun auch noch seine Gesundheit verloren hatte, und wahrscheinlich würde er schon bald sein Leben verlieren. Eigentlich fühlte er sich bereits wie lebendig begraben.

Eines Morgens wachte er auf und es war, als würde er eine Stimme hören, die in seinem Inneren zu ihm sprach: „Du kannst dich jederzeit umbringen. Wenn du es nicht mehr erträgst, bringst du dich einfach um. Und vorher schaust du, ob das Leben nicht doch noch etwas für dich bereithält."

Wenn das die Stimme der Engel war, klang sie wenig romantisch, dafür aber umso vernünftiger. Das war ein Deal, auf den ich mich einlassen konnte, und so wurde dieser Morgen zu einem wichtigen Wendepunkt. So beschrieb Manuel später den denkwürdigen Moment in seinem ersten Buch. An diesem Tag stand er auf, verließ - ohne zu frühstücken - seine Wohnung und fuhr zu seinen Eltern. Weil sein Vater den wöchentlichen Einkauf erledigte, traf er nur seine Mutter an. Eigentlich hatte er mit beiden reden wollen, doch nachdem er wochenlang jede Einladung ausgeschlagen und bei jedem Anruf schnellstmöglich wieder aufgelegt hatte, wollte er nun keine Zeit mehr verlieren. In wenigen Sätzen berichtete er von seiner Diagnose und erlebte zum zweiten Mal innerhalb einer Stunde eine echte Überraschung. So oft hatte er sich vorgestellt, wie seine Mutter weinend zusammenbrechen würde, wenn sie von seiner Krankheit erfuhr. Doch er hatte sie unterschätzt.

„Manni, das ist ein Schuss vor den Bug. Du musst endlich aufwachen."

„Mama, ich habe eine unheilbare Krankheit." Trotz all der neu entdeckten Aufbruchsstimmung erwartete er sich doch ein wenig Mitgefühl von seiner Mutter.

„Manuel, du hast vor vier Jahren aufgehört zu leben, kein Wunder, dass dein Körper Probleme macht."

„Probleme nennst du das?"

„Es ist egal, wie man es nennt. Du bist noch so jung. Schmeiß doch dein Leben nicht einfach so weg."

Ihre Stimme war sanft und ruhig, so dass sein Impuls schwächer wurde, weiter gegen das anzugehen, was sie zu ihm sagte.

„Wie meinst du das?"

„Seit Silvia mit diesem Typen durchgebrannt ist, bist du nicht mehr der, den ich kenne. Du tust dir nur noch selbst leid."

„Ich habe sie geliebt, Mama."

„Das weiß ich, aber du bist jetzt seit fünf Jahren geschieden und dein Leben besteht aus so viel mehr als nur aus dieser Frau. Du hattest so viele Träume. Was ist zum Beispiel aus deiner Firma geworden?"

Manuel konnte nichts mehr sagen. Was er da hörte, brachte etwas in ihm zum Klingen. Da war sehr viel Wahres dran. Nie im Traum wäre er darauf gekommen, dass seine Mutter das so sah. Sie hatte sich sein Gejammere immer schweigend angehört und er hatte dieses Schweigen als stilles Verständnis gedeutet.

Auch in Bezug auf den Umgang mit seiner Krankheit hatte er sie völlig falsch eingeschätzt. Erst als er das, was sie gesagt hatte, auf sich wirken ließ, fiel ihm wieder ein, dass sie ihm einmal erzählt hatte, dass im Alter von 12 Jahren ein Tumor in ihrem Bauch gewachsen war und sie seit ihrer Heilung ein völlig anderes Lebensgefühl hatte. Sie hatte also am eigenen Leib erfahren, dass eine lebensbedrohliche Erkrankung sich auch als Segen herausstellen konnte. Wie hatte er das vergessen können?

Also bat er sie, ihm noch einmal von ihrem Tumor zu erzählen. Wie sie sich damals gefühlt hatte und was es genau war, was seither für sie anders war. Und sie erzählte von ihren Ängsten und von denen ihrer Eltern, der Zeit im Krankenhaus, als sie zum ersten Mal längere Zeit nicht zu Hause war und damit konfrontiert wurde, dass andere Kinder in ihrem Alter sterben mussten. Sie erzählte von berührenden Begegnungen, der unendlichen Dankbarkeit, als sich herausstellte, dass sie weiterleben durfte, und dem Schwur, den sie sich damals im Namen ihrer beiden verstorbenen Freunde selbst gegeben hatte, dass sie jeden Tag ihres Lebens genießen und bei allem, was sie tat, ihr Bestes geben wollte.

„Es ist mir nicht immer gelungen, mich daran zu halten, aber mit zunehmendem Alter gelingt es mir immer besser, und bis heute denke ich jeden Tag daran." In diesem Moment bedauerte Manuel unendlich, dass er nicht viel öfter so tiefgehende Gespräche mit seiner Mutter führte und dass er nicht schon längst mit ihr gesprochen hatte. Zum ersten Mal seit Wochen hatte er sein eigenes Problem vergessen und einfach nur interessiert zugehört.

Etwas später kam dann auch sein Vater dazu. Auch er reagierte gelassen und ermutigte ihn nach Kräften. Er erzählte von einem früheren Kollegen, bei dem der Krebs erst entdeckt worden war, als sein gesamter Körper bereits voller Metastasen war. Die Ärzte lehnten jede Behandlung ab, weil sie sagten, dass sie ihm nicht mehr helfen konnten. Stattdessen riet man ihm, seine Angelegenheiten zu regeln und sich ein Hospiz zu suchen. Seither waren 15 Jahre vergangen und er lebte immer noch. Er genoss seine Rente und fühlte sich gut, auch wenn – oder vielleicht gerade weil – er nicht wirklich wusste, wie es in seinem Körper aussah. Seit damals hatte er sich nämlich nie wieder untersuchen lassen.

„Wir wissen alle nicht, wie viel Zeit wir noch haben, und kein Arzt der Welt kann sagen, wie viel Lebenskraft in dir ist und ob es hier noch etwas für dich zu erledigen gibt", sagte Manuels Vater. „Lass dich bloß nicht einfach hängen."

Als er an diesem Tag sein Elternhaus verließ, hatte Manuel das Gefühl, seine Eltern hätten ihm ein zweites Mal sein Leben geschenkt. Er fasste den Entschluss, in die Fußstapfen seiner Mutter zu treten und ihren Schwur zu übernehmen. Auch er wollte für die Zeit, die ihm noch blieb, dankbar sein und das Beste daraus machen. Das erste Mal seit seiner Trennung von Silvia verspürte er Aufbruchsstimmung und eine Energie in sich, von der er zunächst gar nicht wusste, was er damit anfangen sollte.

„Du hattest doch so viele Träume", hatte seine Mutter gesagt.

Er nahm einen Stift und ein Blatt Papier zur Hand und begann aufzuschreiben, was er sich immer gewünscht hatte. Da war das Haus mit Garten, vielleicht sogar ein etwas größeres als das Reihenhaus, in dem er mit Silvia gelebt hatte. Eine erfüllte Partnerschaft, in der man sich blind aufeinander verlassen konnte und in der es nicht nur Leidenschaft, sondern auch eine tiefe Freundschaft gab. Und Kinder, oder zumindest eines, das war ihm schon wichtig. Es musste schön sein, zuzusehen, wie so ein kleiner Mensch heranwuchs, mit jemandem zu teilen, was man wusste und erfahren hatte.

Gerade nach dem Gespräch mit seinen Eltern war ihm besonders bewusst, dass es wohl nie eine Verbindung geben konnte, die so innig war wie die zwischen Eltern und ihrem Kind. *Vielleicht ist es nicht vernünftig, in meiner Situation an Kinder zu denken, doch vielleicht ist es auch jetzt erst recht wichtig, meine Wünsche und Träume nicht aus den Augen zu verlieren.*

Er hatte es kaum zu Ende gedacht, als ihm schon die nächsten Dinge einfielen, die er unbedingt festhalten wollte. Wenn er ehrlich war, hatte er tatsächlich immer noch den Wunsch, selbständig zu sein. Er wollte ein Unternehmen mit mehreren Mitarbeitern führen und all das anwenden, was er sich angeeignet hatte. Die Idee, Unternehmensberater zu werden, war ihm schon lange vor dem Studium gekommen. Sein Vater hatte zu Hause oft von Geschäftsleuten erzählt, die ihre Kredite nicht zurückzahlen konnten und in Konkurs gehen mussten. Er berichtete von Häusern, die versteigert und Mitarbeitern, die entlassen werden mussten, weil jemand zwar ein guter Handwerker war, aber keinen Betrieb führen konnte oder nicht wusste, wie er sein Angebot unter die Leute bringen sollte. In Manuel keimte früh die Idee, solchen Menschen zu helfen. Es musste doch möglich sein, dass jeder in dem, worin er gut war, auch erfolgreich sein konnte.

Doch als er jetzt das Stichwort „Unternehmensberatung" auf seine Liste schrieb, spürte er, dass es keine ganz gewöhnliche Unternehmensberatung werden würde. Er wollte nicht nur Kenntnisse in Betriebswirtschaft und Marketing vermitteln, sondern auch Werte. Er wollte Unternehmer beraten, denen es nicht egal war, ob ihre Mitarbeiter ihre Arbeit gerne taten oder ob durch die verkauften Leistungen und Produkte Menschen und Umwelt zu Schaden kamen. Er war fast sicher, dass seine Krankheit im positiven Sinne eklatanten Einfluss auf seine künftige berufliche Tätigkeit ausüben würde.

Nicht zuletzt wollte er auch seine Freizeit wieder genießen. Sich bewegen, in die Natur hinausgehen, Freundschaften pflegen und vielleicht auch neue Kontakte knüpfen. Wie sollte er sonst eine neue Partnerin kennenlernen?

Ist das nicht alles ein bisschen viel auf einmal?, meldete sich eine wohlbekannte Stimme in seinem Inneren.

Ja, richtig. Ich will alles, genauso, wie du über alles meckern kannst.

Manuel war wirklich in Fahrt. Und auf einmal tauchte da ein Gedanke in ihm auf, der so kühn war, dass er im ersten Moment selbst schockiert war: *Morgen kündige ich und baue mir diese Selbständigkeit auf.*

Bist du verrückt? Du bist kurz davor, Geschäftsführer zu werden.

Das war ich schon einmal und bin es nicht geworden.

Du bekommst eine zweite Chance.

Und wenn schon. Ich werde Geschäftsführer. In meiner Firma. Ich habe mich nur ein zweites Mal beworben, weil ich es nicht gewagt habe, den Sprung alleine zu wagen. Ich wollte versuchen, Silvias und meinen gemeinsamen Traum mit unserer Beziehung zu Grabe zu tragen. Aber das war keine gute Idee, ich muss zurück auf meine Spur. Ich darf meine Träume nicht auch noch selbst verraten.

Hast du denn keine Angst, dass es nicht klappen könnte?

Und wie. Aber noch viel mehr Angst habe ich davor, zu sterben oder dahinzusiechen, ohne es versucht zu haben.

Mit einem Mal war das Hin und Her in seinem Kopf zu Ende und es war völlig klar.

Das würde der erste Schritt in sein neues Leben sein. Er wollte nicht mehr warten, bis andere über seine Zukunft entschieden, ab jetzt war das wieder sein Job.

Danach ging alles sehr schnell. Nach seiner Kündigung wurde er sofort freigestellt, wie das bei einer Anstellung mit sehr viel Einblick in Firmeninterna absolut üblich ist. Von einem Tag auf den anderen hatte er also viel Freizeit und nutzte sie, indem er einen Businessplan erstellte und ein genaues Konzept darüber, was er seinen künftigen Kunden anbieten wollte. Außerdem erstellte er eine Website, sammelte Themen, über die er Artikel schreiben wollte, um sich als Experte einen Namen machen zu können, und sammelte fleißig Kontakte über die sozialen Medien im Internet. Sein Plan war, sich zunächst eine Leserschaft für interessante Blog-Artikel aufzubauen, aus der früher oder später Kunden entstehen würden, solange interessant genug war, worüber er schrieb. Ihm fiel auf, dass er über die diversen Plattformen teilweise innerhalb weniger Minuten feststellen konnte, welche Themen gut angenommen wurden und welche weniger Anklang fanden. Dem passte er sich an und lernte immer besser, schon von vornherein abzuschätzen, ob eine Idee es wert war, verfolgt zu werden.

Es dauerte drei Monate, bis er seine erste Buchung verzeichnen konnte. Mehrere Wochen lang unterstütze er einen jungen Firmengründer dabei, genau die ersten Schritte in seinem Business zu gehen, die er selbst gerade hinter sich gebracht hatte. Im Gegensatz zu ihm hatten viele angehende oder bereits aktive Selbständige wenig Ahnung von der strategischen Planung eines Geschäftsaufbaus, von Marketing, Kundenbindung, Preiskalkulationen und all diesen Dingen, da die meisten von ihnen ihr Herzblut lieber in ihre Dienstleistung investierten. Dass dieser Fehler häufig die Existenz kosten konnte, wussten sie nicht. Sie wunderten sich nur, warum ihr extremes Engagement unzureichend Früchte trug, und fanden sich in Manuels genialen Blog-Artikeln im Internet sofort wieder. Nach einem halben Jahr war er gut gebucht und verdiente mehr als in seinem alten Job in der Firma. Viel mehr als das Geld gab es ihm, all seine Stärken und Ideen wirklich einsetzen zu können und damit andere Menschen glücklicher zu machen. Erst jetzt fiel ihm auf, wie routiniert er seine Aufgaben in der Firma erledigt hatte und wie sehr es ihm gefehlt hatte, mitzubekommen, was für einen Effekt seine Arbeit hatte. Auf einmal war sein Alltag aufregend und erfüllend. Er fühlte sich wieder bedeutsam und sein Selbstwert begann sich zu erholen.

Ein gutes Jahr nach dem Start in seine Selbständigkeit war er für eine Skype-Beratung mit einer Neukundin verabredet. Er freute sich auf das Gespräch, weil ihm ihr Anfrage-Mail in ausgesprochen positiver Erinnerung geblieben war. Sie schien entscheidungsfreudig, dynamisch und anspruchsvoll zu sein. Der Internetauftritt ihres Ernährungsberatungsinstituts war hochprofessionell, und dennoch wollte sie nach der Empfehlung einer Bekannten unbedingt seine Hilfe in Anspruch nehmen. Solche Kunden waren Manuel bei weitem lieber als die, die ihn erst dann konsultierten, wenn es schon fast zu spät war, das Ruder noch einmal herumzureißen. Die erste Begegnung mit ihr war absolut magisch. Er hatte das Gefühl, diesen Menschen schon ewig zu kennen. Immer wieder sprach er sie mit dem vertrauten „Du" an, obwohl er sie nicht nur gerade kennengelernt hatte, sondern sie darüber hinaus auch noch seine Klientin war. Doch sie lachte nur und lud ihn schließlich ein, sie offiziell zu duzen. Ihr Name war Sonja und obwohl Manuel sich in ihrer Gegenwart schlecht konzentrieren konnte, gelang es mit ihrer Hilfe irgendwie, dass sie nach einer Stunde eine wirklich gute Strategie für eine künftige Zusammenarbeit auf die Beine gestellt hatten. Schon eine Woche später sollte er einen Tag in ihrem Institut verbringen, um sich vor Ort mit sämtlichen Abläufen vertraut zu machen und die beiden Mitarbeiterinnen kennenzulernen. Am Abend des besagten Tages gingen sie dann miteinander essen. Der Plan war der, zu besprechen, was Manuel im Institut aufgefallen war, und das weitere Vorgehen abzustimmen. Das Treffen gestaltete sich jedoch sehr privat und endete schließlich in Sonjas Wohnung, wo die beiden noch mit einem Glas Sekt auf die gute Zusammenarbeit anstießen. Längst war beiden klar, dass da sehr viel mehr zwischen ihnen war. Manuel war völlig überwältigt von seinen Gefühlen. Er konnte sich nicht erinnern, jemals so empfunden zu haben. Bei Silvia war alles so anders gewesen, sie waren schon so lange miteinander befreundet gewesen, als sie sich das erste Mal berührten. Mit Sonja ging alles so schnell, viel zu schnell, wie er zunächst dachte, doch gleichzeitig sah er sich völlig außerstande, den Lauf der Dinge aufzuhalten. So sehr sich sein Verstand auch dagegen wehrte, diese Frau immer wieder zu berühren, die er gerade mal eine Woche kannte, so unglaublich natürlich fühlte es sich an, wenn er es dennoch tat.

Wenige Tage später verliebte er sich ein zweites Mal, nahezu ebenso heftig. In Marie, Sonjas zweijährige Tochter. Er saß auf Sonjas Couch, als sie mit der völlig verschlafenen Marie auf dem Arm das Zimmer betrat und er im gleichen Moment so sicher wusste wie selten etwas zuvor: *Das hier ist meine Familie.* Niemals würde er diesen Moment vergessen, als er diesem kleinen, zauberhaften Wesen das erste Mal in die Augen schaute. Die Kleine lachte und strampelte, weil sie vom Arm ihrer Mutter herunterwollte, um diesen neuen Freund kennenzulernen.

Ein weiterer ganz wichtiger Punkt für die weitere Entwicklung seines körperlichen und geistigen Zustandes war vermutlich der, dass sich Sonja als Expertin sehr natürlich ernährte, mit viel Rohkost und vegan. Es machte ihr Freude, ihn mit ihren außergewöhnlichen Kochkünsten zu verwöhnen, zu sehen, wie es ihm schmeckte, und sie steckte ihn an mit ihrer Zuversicht, dass es ihn heilen würde, seinen Körper auf diese Art zu unterstützen.

Seither waren drei Jahre vergangen und nahezu jeder Wunsch, den er damals nach dem Besuch bei seinen Eltern niedergeschrieben hatte, war in Erfüllung gegangen. Er hatte alles, wovon er immer geträumt hatte: eine gutgehende Firma, ein wunderschönes Haus und vor allem eine Familie.

Das Zittern in seinen Händen und die Konzentrationsstörungen waren in den Wochen nach der Kündigung sukzessive zurückgegangen und seit der Ernährungsumstellung überhaupt nicht mehr aufgetreten. Trotzdem wollten die Ärzte nach wie vor nicht von einer Heilung sprechen, sie nannten es lieber einen „stabilen Krankheitszustand". Für Manuel spielte das keine Rolle. Er betrachtete das, was andere vielleicht als Damoklesschwert empfunden hätten, als Verbündeten, der stets darüber wachte, dass er auf der Spur blieb, und dem er sein ganzes Glück zu verdanken hatte. Wo er ohne diese Diagnose heute stünde, wollte er gar nicht wissen, er genoss lieber das, was war.

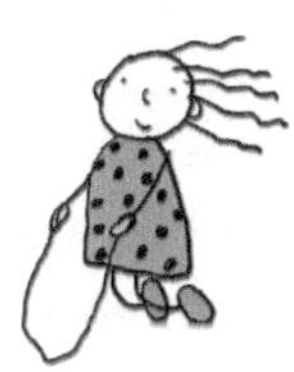

Achtung, Stolpersteine!

Ganz am Rande bemerkt: Wahrscheinlich ist dir aufgefallen, dass fast alle meine Helden in den Happy-Ends gerne zu Stift und Zettel greifen. Du weißt natürlich, dass das kein Zufall ist. Ich halte diese beiden simplen Werkzeuge für wahre Zauberinstrumente, die ich immer bei mir habe. Und hier bin ich altmodisch, denn sie sind mir viel lieber als jede Handynotiz. Um zu erfahren, wie machtvoll es sein kann, Gedanken festzuhalten sowie Fragestellungen und Ziele genau auszuformulieren, reicht es nicht, es ein- oder zweimal auszuprobieren. Je öfter du es machst, umso mehr Kanäle werden sich öffnen und umso verblüffender werden die Ergebnisse sein.

Manuel hat also die Herausforderung angenommen und seinem Leben wirklich eine komplette Wendung gegeben. Und ich hoffe von Herzen, dass es hier – beim letzten Beispiel – nun niemanden mehr gibt, der anzweifelt, dass das möglich ist.

Wie geht es dir? Ist es dir schon zur Selbstverständlichkeit geworden, solche Happy-Ends zu lesen und dir vorzustellen, dass das so tatsächlich passiert sein könnte?

Oder rebelliert immer noch irgendetwas in dir und wirft Argumente aus, warum das nicht realistisch sein kann?

Wenn ja, dann mach dir doch einmal die Mühe, dir selbst ausführlich zu erklären, warum etwas, das in jemandes Leben gekommen ist, nicht auch wieder gehen können sollte. Und warum es einfacher, wahrscheinlicher oder sonst was sein sollte, dass sich ein Horror-Szenario abspielt.

Und stell dir vor allem die Frage, die ich dir in diesem Buch schon öfter gestellt habe: Willst du das wirklich auch künftig so beibehalten?

Den unverbesserlichen „Das-ist-aber-nicht-so-einfach-Sagern"
sage ich jetzt zum letzten Mal: Fühl dich doch mal in den Worst-
Case ein. Glaubst du wirklich, das wäre der einfachere Weg?

Noch einfacher wäre nur gewesen, bei den allerersten Anzeichen einer Verschlechterung der Lebensumstände sofort die
Bereitschaft aufzubringen, die eine oder andere kleine Veränderung in der eigenen Haltung einzuleiten. Es kommt ja
nur richtig dicke, wenn man davor hunderte kleine Hinweise
ignoriert hat – meist über Jahre. Doch wenn es erst einmal
soweit ist, hilft es nunmal nichts mehr, darüber zu klagen und
den Kopf weiter in den Sand zu stecken. Es wird dann nur
mit jedem Tag unaushaltbarer werden, während es enormes
Engagement erfordert, alles umzukrempeln, doch gleichzeitig
fühlt es sich mit jedem Schritt besser an.

Dass ich das hier noch einmal schreibe, ist im Grunde
genommen eine völlig übertriebene Sicherheitsmaßnahme für
die ganz Resistenten unter den Lesern. Eigentlich bin ich mir
sicher, dass DU längst verinnerlicht hast, dass es genauso leicht
ist, Lösungen zu kreieren wie Probleme, schöne Geschichten
zu spinnen wie dramatische, Argumente zu finden, warum
etwas genau das Richtige ist, wie es zu beklagen, bereitwillig
hinzuschauen, wie die Augen zu verschließen, dem Leben zu
vertrauen, wie sich immer verfolgt zu fühlen, glücklich zu sein
wie unglücklich.

Wenn dir das vorher schon völlig klar war, gratuliere ich dir,
dass du trotzdem dieses Buch gelesen hast. Dann gehörst du
zu den wenigen Menschen, die sich auch dann für die Meinung und Herangehensweisen anderer öffnen, wenn sie nicht
in Schwierigkeiten stecken. Bist du aber – wie ich – jemand,

der das konstruktive Denken nicht im Blut hat, sondern erlernen durfte oder noch dabei ist, es zu lernen, wirst du jetzt viele Übungsmöglichkeiten in deinem Alltag entdecken. In den letzten beiden Kapiteln möchte ich dir hierzu noch ein paar Anregungen mitgeben und ich möchte dich in eine sehr besondere Community einladen.

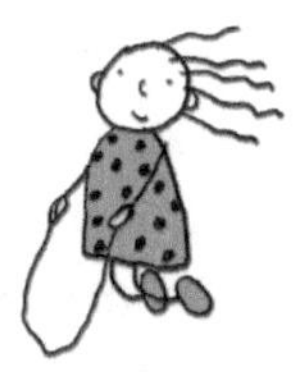

Zusätzliche Spielaufgaben:

- Gibt es Dinge in deinem Leben, die du hinnimmst, weil du sie für absolut unabänderlich hältst, ohne dass du alles dafür gegeben hast, doch daran zu drehen?
  Wo resignierst du und möchtest du das so beibehalten?

- Wie reagierst du, wenn jemand sich hängenlässt? Gelingt es dir, andere zu motivieren, und wenn ja, wie machst du das?

- Was kann dich retten, wenn du ganz im Drama versunken bist?
  Was tust du selbst, um dich besser zu fühlen, und was wünschst du dir von den Menschen in deiner Umgebung?

- Noch einmal möchte ich eine Frage an dich richten, die ich dir schon im ersten Beispiel gestellt habe:
  Was entdeckst du für Gemeinsamkeiten zwischen dir und Manuel und was ist bei dir ganz anders?
  Was bedeutet das für dich?

- Was ist deine wichtigste Erkenntnis, die du durch das Lesen all dieser Fälle gewonnen hast?

- Was bedeutet das für dein Leben? Was wirst du anders machen als bisher?

Das Heilungsspiel im Alltag integriert

Nachdem ich vor vielen Jahren beschlossen hatte, meine Erfahrungen durch das Schreiben mit anderen Menschen zu teilen, war einer meiner ersten Schritte, mir Bücher von Schreibcoaches zuzulegen. Dabei stieß ich auf Julia Cameron, die mich sehr inspiriert hat. Einer der vielen Sätze, die mir von ihr in Erinnerung geblieben sind, hat tatsächlich mein Leben verändert, und zwar dieser hier: „Gib dem Drama den Raum, den es braucht. In deinen Texten.“

Mein Leben war immer voller Aufregungen. Von meinem Grundnaturell her bin ich sehr emotional, und ich habe – ganz ohne es zu wollen – stets stark auf äußere Einflüsse reagiert. Um ganz offen zu sein, solche Kleinigkeiten, wie wenn mir jemand kurzfristig einen Termin absagt, ich eine negative Kritik von einem Leser bekomme oder mein Mann mich im falschen Moment auf die falsche Weise anspricht, können mich immer noch völlig aus der Bahn werfen und meine Laune von einer Sekunde zur nächsten zum Kippen bringen, wenn ich es zulasse. Außerdem kann ich die Gefühle anderer gut spüren und bin tagtäglich damit konfrontiert, dass Menschen ihr Leid mit mir teilen.

Lange Zeit hatte das zur Folge, dass meine Tageslaune permanent auf und ab schwankte, je nachdem, was ich gerade hörte, sah und erlebte. Sehr oft hielt ich mich selbst stundenlang von wichtigen Erledigungen ab, weil meine Gedanken um ein Thema kreisten und meine Aufmerksamkeit sich nicht woanders hinlenken lassen wollte. Ich musste also einen Weg für mich finden, aus meiner Gewohnheit, mich in Gefühlsregungen hineinzusteigern und mir meine Handlungen davon diktieren zu lassen, auszusteigen, und sie durch eine andere zu ersetzen.

Ich durfte lernen, auch dann so zu agieren, wie mein Verstand es beschlossen hatte, wenn ich mich nicht danach fühlte, und ich spürte, wie frei mich das machte. Gleichzeitig nahm ich die Gefühlsflut in mir trotzdem an, erlaubte mir hinzuspüren, zwar nicht immer sofort, aber in jedem Fall relativ zeitnah. Nur ließ ich nicht mehr zu, dass ich darin hängenblieb und unendlich die immer gleichen Gedanken in meinem Kopf herumwälzte. Stattdessen wurde ich aktiv, baute das Erlebte mit den dazugehörigen Regungen zum Beispiel in Blog-Artikel oder Buchkapitel ein. Vieles von dem, was in solchen Stimmungen im Laufe der Jahre entstand, wird nie jemand zu lesen bekommen, und trotzdem war es für mich extrem hilfreich, es auszuformulieren.

Als mich ein Expartner vor Jahren zum x-ten Mal an einem gemeinsam geplanten Wochenende spontan alleine sitzen ließ, um einem der absurden Befehle seiner Exfrau Folge zu leisten, die ihn ständig über die Kinder erpresste, hatte ich plötzlich keine Lust mehr, mich – wie die vielen Male davor – dem Selbstmitleid hinzugeben. Ich bastelte aus den Geschehnissen und Dialogen eine Kabarett-Szene über dutzende Seiten und konnte gar nicht anders, als schallend darüber zu lachen.

Als mein Mann durch sein Verhalten einmal richtiggehende Mordgelüste in mir weckte, entstand ein Plot für einen Psychothriller, der zwar derzeit noch in der Schublade liegt, vielleicht aber doch irgendwann an die Öffentlichkeit kommt. Anschließend war ich überhaupt nicht mehr böse auf ihn und hatte nicht einmal das Bedürfnis, das Streitthema noch einmal anzusprechen.

Wenn Menschen oder Tiere sterben, verfasse ich sehr persönliche Nachrufe und formuliere alles aus, was ich nicht mehr sagen konnte. Das bringt mich natürlich zum Weinen, zusätzlich aber auch in Kontakt mit der tiefen Liebe, die hinter der Trauer liegt, sodass sich das Drama meist sehr schnell in tiefe Dankbarkeit verwandelt und das Vertrauen zurückkommt, dass Verbindungen auf der Seelenebene ewig sind.

Ich schreibe also bei weitem nicht immer nur Lösungs-Szenarien, sondern beginne bei dem, was ist, und dem, was ich fühle. Ich lasse alles raus. Erst danach kann ich mich auf eine Lösung ausrichten, manchmal kommt sie aber sogar von allein oder die Belastung löst sich einfach in Luft auf.

Natürlich gibt es auch tausende Situationen, in denen ich nicht die Gelegenheit habe, etwas aufzuschreiben, und sehr oft ist es auch gar nicht nötig, denn ich bin nun schon seit Jahren dabei, mir ein fixes Denkmuster anzugewöhnen, das mittlerweile recht konsequent zur Umsetzung kommt: Ich gestehe mir zunächst ehrlich ein, was ich fühle, und male mir anschließend aus, wie ich mich fühlen möchte. Danach stelle ich mir vor, wie sich die Herausforderung auflöst.

Meine Vorstellungskraft habe ich immer dabei und man wundert sich wirklich, wie viel Zeit man zur Verfügung hat, um sich wunderschöne Filme im Geist zu drehen. Mit der Zeit laufen sie ständig im Hintergrund, sogar dann, wenn man sich gerade unterhält. Genauso wie früher das ständige Lamentieren, Diskutieren, Bewerten und Schuld zuweisen. Viel öfter als früher ist da jetzt auch ein leerer Raum, in dem echtes Zuhören und Mitgefühl Platz finden. Die innere Stille, die viele Glaubensrichtungen als so erstrebenswert ansehen, war für mich leichter zu erreichen, indem ich die beunruhigenden negativen Gedanken und Bilder zunächst einmal durch positive ersetzt habe, dadurch ändert sich die Grundstimmung, sodass Ruhe einkehren kann. Noch einmal betone ich aber auch explizit, dass ich negative Emotionen und Horror-Szenarien, die in mir hochsteigen, nicht einfach unterdrücke und mit rosa Wolken überlagere. Sie bekommen genauso ihren Raum und werden in irgendeiner Form ausformuliert, damit sie weiterziehen können und sich nicht unbemerkt irgendwo anstauen müssen. Was da ist, ist da. Wir sind alle keine Heiligen und je größer unser Anspruch ist, dazu zu werden, umso weniger wird es wahrscheinlich klappen. Locker geht alles besser.

Ein Verdrängen von Negativität wird bis zu einem gewissen Grad auch völlig unnötig, wenn man erst richtig Freude daran entwickelt hat, aus dem, was momentan beängstigend aussieht, etwas Kreatives zu basteln. Es ist so ähnlich, wie wenn man aus Müll ein Kunstwerk herstellt. In dem, was das Auge so manches Menschen beleidigt, sehen andere eine verborgene Schönheit, die sie herauskitzeln und einem größeren Kreis an Personen zugänglich machen können.

Wenn du möchtest, kannst du alles für dich nützen.

Konstruktives Denken sollte zur Gewohnheit werden und nicht nur dann eingesetzt werden, wenn ein Problem da ist. Denn mit der kontinuierlichen Anwendung können mit ziemlicher Sicherheit viele schwierige Situationen im Vorfeld verhindert werden. Und natürlich erhellt es auch ohne Schwierigkeiten den Alltag, sich lustige Dinge vorzustellen.

Es gibt kaum etwas, was mich mehr reizt, als die beliebig zu vervollständigende Frage: „Was wäre, wenn ...?"

Was wäre, wenn ich mich bei der Stallarbeit einfach ganz problemlos mit meinen Pferden unterhalten könnte? Wir könnten uns immer erzählen, was wir erlebt haben, und uns gegenseitig bei Problemen raten. Womöglich hätten sie sogar geniale Geschäftsideen für mich, weil sie genau wissen, was die Menschen brauchen.

Was wäre, wenn mir geistige Helfer beim Schreiben meiner Bücher helfen könnten, verstorbene Autoren aus dem Jenseits und diverse Fachleute, wie zum Beispiel Paracelsus, Hildegard von Bingen oder Rudolf Steiner?

Was wäre, wenn ich den erfolgreichen Kollegen, den ich so bewundere und mit dem ich so gerne einmal zusammenarbeiten würde, in einer Talkshow kennenlernen würde, zu der wir beide eingeladen sind? Wir würden uns sofort blendend verstehen und das erste gemeinsame Projekt planen.

Was wäre, wenn ich so lange leben könnte, wie ich wollte? Wenn mein Mann und ich es schaffen würden, die Beziehung zu führen, die wir uns beide wünschen?

Ich steuern könnte, wie viel Geld ich verdiene?

Was wäre, wenn mich die Pflanzen beim morgendlichen Spaziergang im Wald begrüßen würden, und ich meinem Hund nur ein einziges Mal erklären müsste, warum es keine gute Idee ist, einem Hasen nachzulaufen?

Was, wenn ich alles Wissen der Welt ohne ein technisches Gerät einfach aus dem Äther abzapfen könnte, und wenn alle anderen das genauso könnten wie ich?

Was, wenn jeder selbständig wäre und von dem, was er am allerbesten kann, wunderbar leben könnte, ganz egal ob es Witze erzählen oder Wellenreiten ist?

Es gibt so unendlich viele schöne Dinge, die man sich vorstellen kann, und wenn man erst einmal damit angefangen hat, kann es schnell zur Sucht werden. Ja, natürlich könnte man das als naiv, kindisch und als völlig sinnlose Zeitverschwendung betrachten, doch was, wenn es allerhöchste Zeit ist, endlich ein Gegengewicht zu dem ganzen inneren Geschimpfe und Gejammere zu erschaffen, das in den Köpfen der meisten Leute in Endloswiederholung läuft?

Und was, wenn all diese Dinge nur deswegen nicht in der Realität stattfinden, weil sie sich niemand vorstellen kann?

In Wahrheit ist es doch schon lange nichts Neues mehr, dass sich unser Denken auf unser Erleben auswirkt. Ganz einfach deswegen, weil unser Erleben in erster Linie aus unserer Wahrnehmung resultiert und daraus, wie wir das Wahrgenommene interpretieren. Doch so viele, wie jetzt wahrscheinlich denken werden „Ja, das weiß ich schon", so wenige werden dieses Wissen wirklich konsequent im Alltag anwenden.

Was, wenn das Geschichtenerzählen, das früher selbstverständlich in jeder Familie stattgefunden hat, eine ganz wichtige Funktion hat, auf die wir jetzt verzichten müssen, wenn wir uns diese Gewohnheit nicht einfach zurückholen?

Menschen in meinem Alter haben es wahrscheinlich noch erlebt, dass ihnen die Eltern beim Einschlafen eine selbsterdachte Geschichte erzählt haben. Heute ist das so gut wie ausgestorben. Die Geschichten werden vom Fernseher erzählt. Ist ja auch kein Unterschied, oder?

Doch, das ist es. Die erzählende Mutter hatte die Möglichkeit, die Lebenselemente des Kindes in die Geschichte einzuweben. Das Kind konnte sich also viel leichter im Protagonisten wiedererkennen. Außerdem wurde damit vermittelt: Jeder kann sich Geschichten ausdenken, du kannst es auch, nicht nur die Über-Instanz Fernseher. Du kannst dir dein eigenes Leben ausmalen. Das macht Spaß und es gibt keinerlei Grenzen dabei.

Die Fähigkeit, uns Geschichten auszudenken, ist gleichzusetzen mit der Fähigkeit, in schwierigen Situationen Lösungen zu erkennen. Über das Sichtbare einfach hinwegzusehen und sich darüber zu erheben. Im Moment sieht es so und so aus, gut. Aber das ist nur die Start-Situation. Das Ziel-Szenario gilt es zu entwerfen. Ist es nicht so, dass alle Erzählungen, die mit einem Happy-End enden, mit vielen Schwierigkeiten begonnen haben? Sonst hätten sie uns niemals gefesselt.

Der Held kann sein Potential nur entfalten, wenn er sich Herausforderungen stellen muss. In einer schwierigen Lage wird er mit der Notwendigkeit konfrontiert, sich zu entscheiden, was ihm wirklich wichtig ist. Dann muss er seine Ängste und inneren Grenzen überwinden und wird zu dem, was wir uns eigentlich unter einem Helden vorstellen. Wir beginnen, ihn zu lieben.

Was wäre, wenn wir uns wieder selbst lieben würden, weil wir selbst zu Helden unserer eigenen Geschichte werden? Was wäre, wenn wir unsere Potentiale entfalten und gewohnheitsmäßig über uns hinauswachsen, anstatt Problemen aus dem Weg zu gehen?

Stattdessen fällt es uns unglaublich schwer, an unser eigenes Happy-End zu glauben. Wir haben verlernt, es uns vorzustellen. Schöne Geschichten zu malen, überlassen wir talentierten Autoren, die womöglich auch noch weltbekannt sind. Was sind wir schon dagegen?

Genauso wie wir auch die Verantwortung für unsere Gesundheit komplett an Ärzte, Therapeuten, Medikamente und die Krankenkasse abgeben.

In vielen Bereichen haben wir das Steuer komplett aus der Hand gelegt und spüren nun das einzig logische Ergebnis dieser unbewusst getroffenen Entscheidung: Wir fühlen uns hilflos, sehen keine Auswege mehr und können gar nicht mehr aktiv und effektiv in die Prozesse eingreifen, auch wenn wir wollen. Wenn andere keine Lösung für uns sehen, gibt es keine.

War das eine bewusste Entscheidung? Soll das so bleiben? Oder schreiben wir die Geschichte unseres Lebens doch lieber wieder selbst?

Was wäre, wenn wir mit unserem Geist Türen zu bisher völlig unbekannten Welten aufstoßen könnten?
Und was, wenn wir das gemeinsam tun würden?

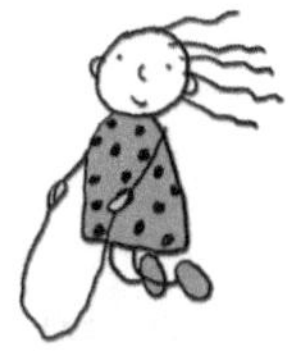

Achtung, Stolpersteine!

Einige von euch sind vielleicht darüber gestolpert, dass ich geschrieben habe, es mache mich frei, in meinem Tun meinem Verstand zu folgen. Da gibt es doch dieses weit verbreitete esoterische Konzept, dass nur diejenigen glücklich sind, die auf ihr Bauchgefühl hören. Ich finde jedoch beide Instanzen gleich wichtig. Ich bin aus der Position gestartet, dass es mir – trotz eines durchaus scharfen Verstandes – kaum gelungen ist, Emotionen auch mal auszublenden. Auf diese Weise habe ich mich oft gründlich selbst sabotiert und immer wieder Dinge, dir mir wirklich wichtig waren, aufgrund von Befindlichkeiten aufgeschoben. Dadurch war ich unzufrieden mit mir selbst und hatte dann gleich die nächste Emotion an der Backe, wegen der ich nicht vorwärts kam. Später erlebte ich es als großen Befreiungsschritt, die Fähigkeit zu entwickeln, mich an die Verabredungen mit mir selbst zu halten und meine Pläne umzusetzen. Auch dann, wenn mir gerade nicht danach war. Dazu gehören auch ganz private Vorhaben, wie zum Beispiel gelassen zu reagieren, obwohl mir der Sinn eher nach explodieren steht.

Und noch einmal: Hier besteht ein feiner Unterschied, ob das gelingt, indem die Gefühle nur unterdrückt werden, oder ob sie einen Raum und entsprechende Aufmerksamkeit durch einen konstruktiven Umgang damit bekommen. Im ersten Fall brodeln sie weiter im Untergrund und können sich in Form von Beschwerden auf die körperliche Ebene verlagern. Im zweiten, oben beschriebenen Fall werden sie umgewandelt und ihre Energie darf sich entladen.

ZUSÄTZLICHE SPIELAUFGABEN:

- In welchen Bereichen sind sich bei dir Kopf und Bauch nicht einig? Auf wen neigst du eher zu hören? Und was wäre, wenn du es einmal auf andere Art probieren würdest?

- Wann lässt du dich von Emotionen von wichtigen Handlungen abhalten?
Wie könntest du in solchen Fällen deinen Gefühlen auf konstruktive Art Raum geben?
Was hilft dir, momentane Befindlichkeiten hintan zu stellen und dich dem zu widmen, was du geplant hast?

- Welche Geschichten hast du in deiner Kindheit geliebt und wer waren deine Lieblingshelden? Möchtest du etwas davon in dein Leben zurückholen?

Das höhere Ziel des Heilungsspiels

Unter einem höheren Ziel verstehe ich etwas, was über meine ganz persönlichen Pläne weit hinausgeht und auch für andere einen Gewinn darstellt.

Weißt du eigentlich, warum wesentlich mehr Schüler schlecht in Mathematik sind als in Englisch oder Geschichte? Weil es wesentlich mehr Kreativität erfordert, den Lösungsweg für eine Matheaufgabe zu finden, als nur Dinge wiederzugeben, die man auswendig gelernt hat. Und das große Problem dabei ist, dass Angst die Kreativität komplett blockieren kann. Was sie jedoch fördert, ist Freude und natürlich Übung. Alles, was uns im Alltag zu einer natürlichen Gewohnheit geworden ist, können wir sukzessive auch in stressbeladenen Situationen immer besser abrufen. Je mehr wir uns also an kreatives Lösungsdenken gewöhnen, umso besser können wir es auch da einsetzen, wo wir uns bisher völlig hilflos und gelähmt gefühlt haben.

Um von meiner Seite her alles zu tun, was ich kann, damit du das Buch nach dem Lesen nicht zur Seite legst und einfach so weitermachst wie bisher, möchte ich dir eine Plattform bieten, auf der du dich mit anderen Lesern austauschen kannst. Aber wenn ich ganz ehrlich bin, wünsche ich mir viel mehr.

Gemeinsam mit dir möchte ich den Grundstein für ein neues Feld des Lösungsdenkens und der Kreativität legen.

Das Heilungsspiel ist mir eingefallen, als ich immer wieder die Frage formuliert habe, wie ich meine Klienten dazu bringen könnte, mehr Freude an ihren Herausforderungen zu entwickeln. Es beschäftigt mich ständig, wie ich es ihnen erleichtern kann, dauerhaft aus der Opferhaltung auszusteigen und nicht – oft trotz bereits beachtlicher Erfolge – bei jedem neuen auftauchenden Hindernis zurück in das alte Drama zu rutschen. Ich kann dir gar nicht sagen, wie sehr ich davon träume, etwas zu kreieren, womit ich Menschen nachhaltig vermitteln kann, wie leicht alles sein kann, wenn man die Kraft des eigenen Geistes nützt. Oder sagen wir besser: wenn man sie auf konstruktive Weise nützt, denn zum Dramen inszenieren setzen wir sie ja vortrefflich ein.

Vielleicht kennst du ja meine Facebook-Gruppe[1], in der die Leser meiner bisherigen Bücher alle Fragen stellen können, die nach dem Lesen noch offen sind. Meine Assistentin und ich deuten Symptome, teilen unser Wissen rund ums Entgiften und geben Tipps zur praktischen Umsetzung angestrebter Veränderungen. Anfangs konnte ich nicht verstehen, warum es manchmal passiert, dass wir jemanden massiv verärgern, obwohl wir die ehrliche Absicht haben zu helfen. Auch zwischen den Mitgliedern kommt es trotz des insgesamt außergewöhnlich liebevollen Umgangstons immer wieder zu Missstimmigkeiten. Nämlich dann, wenn jemand etwas gesagt bekommt, was er einfach gerade absolut nicht hören will. Gerade letzte Woche hat sich Folgendes zugetragen: Eine Leserin von meinem Buch „Natürliche Nährstoffversorgung – Was der Körper wirklich braucht" erklärte in einem Statement, dass sie nicht damit kon-

---

[1] Körperwissen einmal anders mit Alexandra Stross

form gehe, wie ich mich über den Gebrauch von Sonnencreme äußerte. Es sei sehr wichtig für sie, sich vor Verbrennungen zu schützen. Ich dagegen hatte im Buch geschrieben, dass die Sonnencreme nicht nur die Vitamin D-Bildung verhindert, sondern durch das Ausbleiben der Rötung in der obersten Hautschicht völlig unbemerkt viel gefährlichere Schäden in tieferen Schichten überhaupt erst ausgelöst werden. Der eingeschmierte Mensch spürt ja nicht mehr, wann er aus der Sonne gehen sollte. Mein Rat war also der, die Haut sehr langsam und vorsichtig – je nach Hauttyp – an die Sonne zu gewöhnen.

Wer meine Bücher kennt, weiß, dass ich sämtliche Reaktionen des Körpers als sinnvoll erachte, während es oft nach hinten losgeht, diese einfach chemisch zu unterdrücken.

Ich beantwortete also den Kommentar der Dame sinngemäß in etwa so, dass es natürlich wichtig sei, ihrem eigenen Gefühl zu folgen, und dass es völlig normal sei, wenn man nicht in allem die gleiche Meinung habe. In einem zweiten Kommentar erinnerte ich daran, dass es hier um mehr gehe als nur um die Frage: Sonnencreme oder nicht? Vielmehr ginge es für mich um das grundsätzliche Vertrauen dem Körper und der Natur gegenüber.

Unter uns gesagt: Wenn mir jemand Sonnencreme verkauft, halte ich es zumindest für möglich, dass er dies aus Eigeninteresse tut und mir vielleicht sogar einen Nutzen in Aussicht stellt, den es tatsächlich gar nicht gibt.

Auch andere Gruppenmitglieder äußerten sich, schrieben von eigenen negativen Erlebnissen mit Sonnencreme und von guten Erfahrungen mit dem Weglassen. In anderen Worten: Es fanden sich etliche, die zwar ausnahmslos freundlich, aber doch deutlich kundtaten, dass sie die Ansicht der Dame nicht teilten. Diese hatte den Post jedoch wahrscheinlich gar nicht gesetzt, weil sie diskutieren oder eine andere Meinung hören wollte. Vielleicht hatte sie sich einfach ein wenig Zustimmung erhofft, die sie in den meisten anderen Gruppen wahrscheinlich auch bekommen hätte, nur eben nicht in dieser.

Sie wurde ziemlich wütend, beschimpfte mich wüst und verließ schließlich die Gruppe, obwohl sie davor mehrere meiner Bücher gelesen hatte und schon ziemlich lange zu den Gruppenmitgliedern gehörte. Innerhalb weniger Minuten war sie also von einem Fan zu jemandem geworden, der künftig wahrscheinlich kein gutes Gefühl bekommt, wenn er meinen Namen hört.

Ähnlich unangenehme Situationen können auch entstehen, wenn jemand eine gewisse Zeit die von mir propagierten Entgiftungsmaßnahmen anwendet und der gewünschte Erfolg ausbleibt. Dann wird in der Gruppe die Frage gestellt, woran das liegen könnte, und ich antworte, dass vielleicht ein geistig-seelisches Thema noch angeschaut werden möchte, bevor die Symptomatik verschwinden kann. Vom größten Teil der Ratsuchenden würde ein solcher Hinweis mit Sicherheit dankbar aufgegriffen werden, er kann jedoch auch ins Auge gehen. Nämlich dann, wenn derjenige bei sich selbst entweder keine geistig-seelische Problematik wahrnimmt oder glaubt, all seine Konflikte erfolgreich bearbeitet zu haben. Er oder sie hat seine Frage vielleicht in der Absicht gestellt, einen Hinweis auf etwas zu bekommen, was im Zusammenhang mit den praktischen Entgiftungsmaßnahmen womöglich vergessen wurde, und nun wird ein seelisches Problem unterstellt. Nebenbei gesagt käme mit Sicherheit auch gar keine emotionale Gegenreaktion, wenn da nicht etwas Wahres dran wäre, doch das ändert nichts daran, dass ein Tipp so gar nicht helfen kann, wenn keine Aufnahmebereitschaft vorhanden ist. Nur ist es eben nicht ganz leicht, die Antwort zu erraten, die das Gegenüber hören möchte, und zudem ist fraglich, ob das Erwünschte auch tatsächlich die beste Hilfestellung ist. Ich sehe es nicht unbedingt als meine vordergründige Aufgabe, andere in ihren Ansichten zu bestätigen. Viel lieber biete ich alternative Sichtweisen an.

Nun hätte ich mich natürlich einfach damit abfinden können, dass man es nicht jedem rechtmachen kann, doch nachdem ich herausfordernde Situationen gerne als Auftrag annehme, reizte es mich, nach Wegen zu suchen, eine Art von Hilfe anzubieten, die allen gleichermaßen guttut. Logisch, dass sich da gleich ein paar innere Stimmen meldeten, die wussten, dass so etwas gar nicht möglich sei. Ich denke aber mittlerweile, dass ich mich mit dem Heilungsspiel dieser Idee zumindest annähern kann.

Ich habe eine weitere Facebook-Gruppe gegründet, die gemeinsam mit dem Buch in die Öffentlichkeit gehen wird und in der genau das passieren soll, von dem du beim Lesen nun schon eine Idee bekommen hast:

Menschen können dort ihre Probleme beschreiben, von all den Situationen berichten, die sie im Moment belasten. Und sie sollen nicht nur ein offenes Ohr finden, sondern auch etwas bekommen, das weit über jeden Ratschlag hinausgeht:

Sie bekommen Geschichten mit einem Happy-End, in denen sie die Hauptrolle spielen, weil die anderen Mitglieder ihre Fantasie spielen lassen, diese Geschichten für sie sch-reiben und damit genau das tun, was sie selbst gerade nicht schaffen: sich vorzustellen, dass sich alles auch ganz einfach auflösen und ein wirklich gutes Ende finden kann.

Sie bekommen Inspiration und als Soforthilfe erst einmal ein gutes Gefühl beim Lesen. Sie hören kein: „Ich würde das so und so machen" oder gar ein „Wenn du das und das gemacht hättest, wärst du jetzt nicht in dieser Lage", von dem sie sich degradiert fühlen könnten, sondern sie werden zum Held oder zur Heldin erhoben.

Das heißt, jedes Mitglied der Gruppe ist – wie hier im Buch – eingeladen, sich Lösungs-Szenarien für die Herausforderungen anderer auszudenken. Ganz egal, ob sie Prinzen auf dem weißen Pferd vorbeischicken, um die Welt wieder geradezurücken, oder ob sie ein recht nüchternes Bild skizzieren, am Ende soll alles wieder im Lot sein. Jede andere Form der versuchten Hilfestellung ist schlichtweg verboten. Für den Fall, dass man in der Vergangenheit etwas ganz Ähnliches erlebt hat, ist es nicht einmal erlaubt, die eigene Geschichte wiederzugeben. Nur der Betroffene darf Held der Geschichte sein. Man zeigt sich selbst ausschließlich über die Erzählungen, die man um die anderen herumspinnt, oder wenn man eine eigene Problemsituation schildert. Und zwar, weil es meiner tiefen Überzeugung entspricht, dass man dann am meisten profitiert, wenn man sich selbst komplett zurücknimmt.

In diesem Zusammenhang hatte ich ein ganz wichtiges Schlüsselerlebnis. Ich besuchte das Seminar eines Lehrers, den ich schon lange sehr bewundere, und bei dem die Teilnehmer lernen sollten, ihr Einfühlungsvermögen und ihre Intuition zu schärfen. Erstaunlicherweise gab es nicht – wie bei anderen Seminaren üblich – gleich zu Beginn eine Vorstellungsrunde. Ich fand das sehr schade, weil ich nicht nur gerne weiß, mit wem ich da mein Wochenende verbringe, sondern auch selbst ganz gern von mir erzähle. Es kam sogar noch viel dicker. Man teilte uns mit, dass wir uns untereinander nicht über persönliche Dinge austauschen sollten. Die Erklärung, die man uns dafür lieferte, war die, dass wir ja üben sollten, intuitiv etwas über die anderen Teilnehmer zu erfahren, was natürlich umso schwerer ist, je mehr man bereits über sie weiß.

Doch bald schon bemerkte ich, dass etwas noch viel Größeres dahintersteckte. So fand ich es zum Beispiel wunderschön, vielleicht zum ersten Mal in meinem Leben ein völlig unvoreingenommenes Feedback über mich von Menschen zu bekommen, die gar nichts über mich wussten. Als wir das erste Mal zu zweit zusammensaßen und intuitiv erspüren sollten, was unser Gegenüber für ein Typ ist, berührte es mich sehr, dass meine Partnerin sagte: „Du fühlst dich für mich so frei an." Umgekehrt musste ich feststellen, dass es mich empfindlich störte, als jeder von uns reihum versuchen sollte, herauszufinden, ob sein rechter Sitznachbar in einem Haus oder einer Wohnung wohnte, und die Frau neben mir mich in einer Zweizimmerwohnung vermutete. Noch schlimmer wurde es in der Mittagspause, als ein Kollege mich echt prüfte, indem er mir ausführliche Vorträge darüber hielt, dass er nun herausgefunden hätte, dass Gedanken den Körper beeinflussen und man sich selbst heilen könnte. Außerdem wäre er der Meinung, dass Chemotherapie gar nicht gut sei bei Krebs.

Kannst du dir in etwa vorstellen, wie es mir ging, als ich mir das eine halbe Stunde lang schweigend angehört habe? Ich wiederholte dabei im Geiste immer wieder den Satz: *Ich bin hier, um zuzuhören.* Und danach war ich sehr stolz, dass ich es geschafft hatte, mich nicht zu äußern.

Richtig augenöffnend war eine junge Frau, der es partout nicht gelang, sich an die Regeln zu halten. Obwohl sie immer wieder gebeten wurde, sich zurückzuhalten, platzte sie alle paar Minuten mit irgendeiner Erzählung aus ihrem Leben heraus. Am zweiten Seminartag betrat sie morgens den Raum und begann umgehend damit, den bereits anwesenden Personen davon zu berichten, worüber sie sich gestern mit ihrem Freund gestritten hatte, und dass sie jetzt sogar über eine Trennung nachdenke. Anschließend musste sie auch noch loswerden, was sie in der Nacht geträumt hatte. Während ihres Redeschwalls standen die anderen Gruppenmitglieder alle schweigend um sie herum und starrten sie betreten an, doch das fiel ihr nicht auf. Sie war nicht in einem Modus, in dem sie etwas wahrnehmen konnte, sie war rein auf Senden eingestellt.

Das konsequente Zurückhalten sämtlicher meiner Geschichten war für mich lehrreicher als alles, was wir sonst an diesem Wochenende lernten. Mehr noch, es war eine heilsame Erfahrung. Mir fiel auf, dass ich viel mehr wahrnehmen konnte, wenn ich mich weniger äußerte und wenn das Wenige, was ich sagte, nicht so stark persönlich eingefärbt war. Es fiel mir auf, dass das gewohnheitsmäßige viele Reden eine gewisse Bedürftigkeit nach Aufmerksamkeit zum Ausdruck bringt und eine Art der Kontrollausübung darstellt. Ich glaube, dass es ein Versuch ist, in möglichst hohem Maße das zu beeinflussen, was andere über uns denken.

An diesem Wochenende durfte ich jedoch die Entdeckung machen, dass es mich mit Vertrauen in mich selbst und mein jeweiliges Gegenüber erfüllte, völlig darauf zu verzichten. Ich vermute, dass die wahrscheinlich wichtigste Motivation der Seminarveranstalter die war, unsere Augen, Ohren und unser Herz zu öffnen, indem unser Mund nur sehr eingeschränkt zum Einsatz kam, weil er nur das sagte, was wir von anderen wahrnahmen und nicht das, von dem wir wollten, dass andere es bei uns ins Auge fassten.

Tatsächlich habe ich einige Bekannte, die sehr gern und sehr viel reden, dafür aber den Eindruck erwecken, gar nicht richtig zuzuhören, wenn andere sprechen. Sie scheinen nur auf ihren Einsatz zu warten. Und ich habe Grund zu der Befürchtung, dass ich früher auch so ein Mensch war. Insofern habe ich die Idee der Zurückhaltung sehr gerne mit nach Hause genommen und verstärkt in meinen Alltag, aber auch in meine eigenen Seminare integriert. Nun möchte ich sie auch in die Heilungsspiel-Gemeinschaft integrieren.

Derjenige, der sich gerade mit einem Problem zeigt, steht im Mittelpunkt, und niemand, der sich in Form einer kleinen Geschichte rund um dessen Geschichte äußert, kann Gefahr laufen, denjenigen vor den Kopf zu stoßen, wie es zum Beispiel ganz schnell mit einer Äußerung à la „Ach ja, dieses Problem hatte ich früher auch" passiert.

Nicht zuletzt bin ich ein riesengroßer Freund davon, Dinge auf ganz neue Art zu tun, weil es bei der Heilung immer in erster Linie darum geht, aus Mustern auszubrechen. Auch in diesem Sinne wird es für alle in der Gemeinschaft heilsam sein, eine völlig andere Form der Hilfestellung zu etablieren beziehungsweise zu erfahren. Was könnte es Schöneres geben, als in einer schwierigen Lage eine Reihe von Lösungs-Szenarien zur Verfügung gestellt zu bekommen? Das ist extrem inspirierend, richtet den Blick vom Problem weg, auf eine positive Entwicklung hin und bringt einen sofort auf andere Gedanken. Während man sonst eher vorsichtig abwägt, wem man von seinen Konflikten erzählt, weil man sich damit bisweilen schmerzhaftes Unverständnis der Sorte „Ich weiß gar nicht, wo dein Problem liegt" oder sogar Kritik einhandelt, kann das in der Gruppe gar nicht passieren. Gerade die banalsten Probleme werden vielleicht die faszinierendsten Geschichten hervorbringen. So wird auch eine Kultur der Offenheit gefördert. Niemand muss sich mit dem, was ihn beschäftigt, alleine auseinandersetzen.

Als ich begann, am Heilungsspiel zu tüfteln, hatte ich die Vision von einem großen Automaten. Wenn man ein Problem oben hineinwirft, rumpelt und scheppert es ein wenig, und dann kommen unten Lösungen raus – dutzende, später vielleicht sogar hunderte oder gar tausende, je nachdem, wie groß die Gemeinschaft ist. All das komplett kostenlos. Das Allerbeste daran ist aber wahrscheinlich, dass bei weitem nicht nur diejenigen profitieren, die gerade Hilfe suchen, sondern auch alle anderen.

Die Schreiber finden wieder verstärkt Zugang zu ihrer Kreativität, gehen dadurch konstruktiver mit eigenen Problemen um und entdecken womöglich sogar ihre Freude am Schreiben, die in den meisten Menschen schlummert, aber nur von ganz wenigen gelebt wird. Sie werden zu richtig guten Zuhörern und entwickeln ihre Intuition und ihr Einfühlungsvermögen, sodass ihre Beziehungen an Qualität gewinnen werden.

Die Hilfe, die jemand gewährt, wird auch außerhalb der Gruppe vervielfacht den Weg zu ihm zurückfinden, dafür sorgt das Leben ganz automatisch. Und jeder, selbst der stumme Mitleser, wird auf der Plattform motivierende Unterhaltung in einer ganz speziellen Atmosphäre finden.

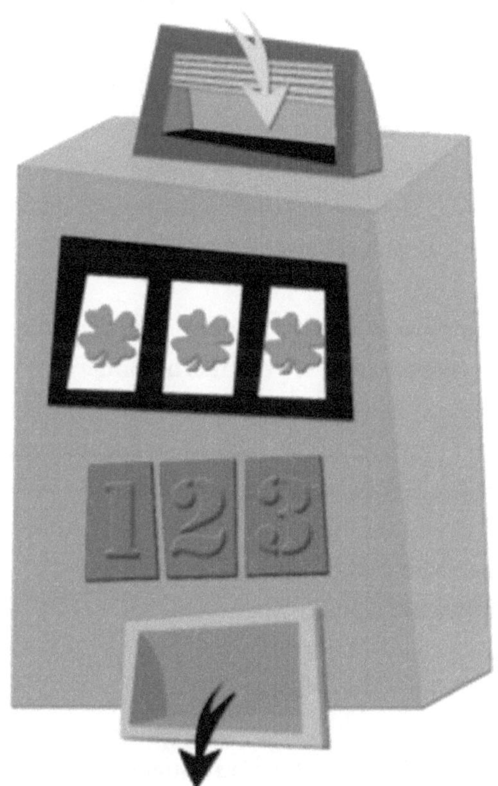

SYMPTOME
GESUNDHEIT

Die Herangehensweise des Heilungsspiels und der Community vereint also wichtige Prinzipien von nachhaltiger und effektiver Hilfe:

- Die Verantwortung wird beim Betroffenen belassen, der sich jedoch umfangreich inspirieren lassen kann.

- Es entwickelt sich ein Lösungsbewusstsein, das das vorhandene Problembewusstsein verdrängt.

- Es werden schöne geistige Bilder produziert, die sich im Falle einer Resonanz tief verankern können.

- Nach einer gewissen Zeit etabliert sich spielerisch eine neue Art des Denkens.

- Es ergeben sich positive Auswirkungen auf alle Lebensbereiche.

- Die Kreativität wird gefördert.

- Die Kommunikation erfolgt auf Augenhöhe. Ratschläge können so viel leichter angenommen werden.

- Es wird aufgezeigt, dass es nicht nur eine Lösung gibt, sondern unzählige.

- Es zeigt sich sowohl eine schnelle als auch eine langfristige Wirkung.

- Helfer und Hilfesuchender profitieren gleichermaßen.

Ich freue mich, dir in der Gruppe zu begegnen. Die Gruppe braucht dich. Du bist der- oder diejenige, die einem Menschen da draußen genau das sagen kann, was er so dringend für seine Heilung benötigt. Wahrscheinlich wirst du sogar ganz viele Menschen retten.

Und wenn du so willst, braucht dich die ganze Welt. In deiner vollen Kraft und deiner vollen Größe.

Lass deine Kraft jeden Tag größer werden, indem du sie teilst.

Hier ist der Link zur Community:
https://www.facebook.com/groups/525114407957096/

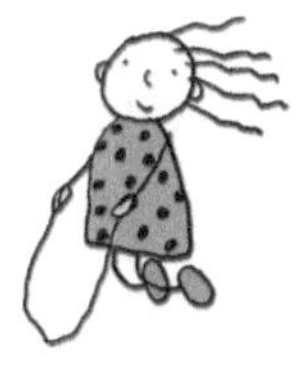

DIE AUTORIN

Alexandra Stross ist Tierärztin, bezeichnet sich aber selbst gerne als Körperdolmetscherin.

Als sie selbst chronisch erkrankte und in der Schulmedizin keine Hilfe fand, trennte sie sich nicht nur privat, sondern auch beruflich von der klassischen Medizin.

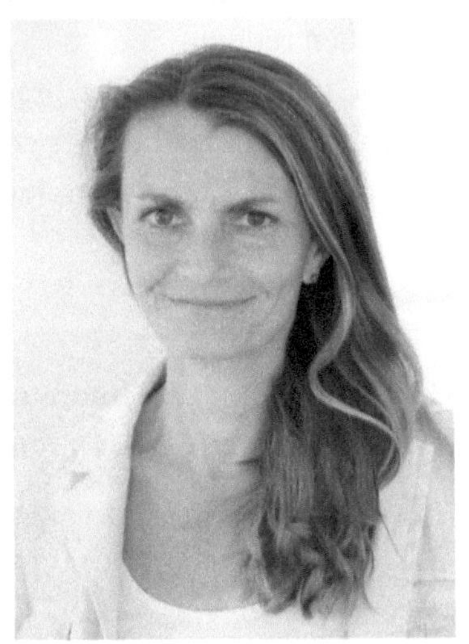

Sie ist Expertin für natürliche Entgiftungsmethoden sowie für punktgenaue Symptomdeutung und zeigt praktikable Wege auf, wie notwendige Veränderungen wirklich dauerhaft im Alltag umgesetzt werden können.

Seit 2005 gibt sie Menschen mit chronischen Beschwerden in ihren Vorträgen, Büchern und Onlineprogrammen wertvolles Wissen und praktische Werkzeuge an die Hand, mit denen sie sich wirkungsvoll selbst helfen können.

www.alexandrastross.com

Weitere Bücher von Alexandra Stross:

- Natürliches Entgiften – Freiheit für Körper, Geist und
Seele
Riva Verlag

- Hör auf deinen Körper und werde gesund
Riva Verlag

- Gesundheit ist Kopfsache – Aktivieren Sie Ihren inneren
Arzt
Riva Verlag

- No Drama – Vom konstruktiven Umgang mit mächtigen
Emotionen
Eigenverlag

- Geschlossene Kreise und unendliches Glück – Mein Weg
aus der Krankheit
Eigenverlag

- Natürliche Nährstoffversorgung – Was der Körper
wirklich braucht
Eigenverlag

- Natürliche Darmsanierung – Den Darm reinigen und
entgiften, Beschwerden bekämpfen und erfolgreich
abnehmen
Riva Verlag, Erscheinungsdatum: Frühjahr 2019